U0211208

Routledge
Taylor & Francis Group

情绪取向家庭治疗

恢复联结与促进韧性

Emotionally
Focused
Family
Therapy:

Restoring Connection
and
Promoting Resilience

（美） 詹姆斯·L.弗罗　　盖尔·帕尔默
　　　　（James L. Furrow）　（Gail Palmer）
（加） 苏珊·M.约翰逊
　　　　（Susan M. Johnson）　　　　　著
（美） 乔治·法勒　　莉萨·帕尔默－奥尔森
　　　　（George Faller）　（Lisa Palmer-Olsen）
蔺秀云　荀梦钰　邱辰琰　译

化学工业出版社

·北　京·

北京市版权局著作权合同登记号：01-2024-4657

图书在版编目（CIP）数据

情绪取向家庭治疗 ： 恢复联结与促进韧性 ／（美）詹姆斯·L. 弗罗（James L. Furrow）等著 ； 蔺秀云，荀梦钰，邱辰琰译. -- 北京 ： 化学工业出版社，2025. 1.
ISBN 978-7-122-46644-0

Ⅰ . R749.055

中国国家版本馆 CIP 数据核字第 2024TR8998 号

责任编辑：赵玉欣　王　越　高　霞　　装帧设计：尹琳琳
责任校对：李雨晴

出版发行：化学工业出版社
　　　　　（北京市东城区青年湖南街13号　邮政编码100011）
印　　装：三河市航远印刷有限公司
787mm×1092mm　1/16　印张21¼　字数367千字
2025年1月北京第1版第1次印刷

购书咨询：010-64518888　　　　售后服务：010-64518899
网　　址：http://www.cip.com.cn
凡购买本书，如有缺损质量问题，本社销售中心负责调换。

定　　价：128.00元　　　　　　　版权所有　违者必究

内容简介

　　《情绪取向家庭治疗：恢复联结与促进韧性》是一本心理健康从业者的权威指南，它将情绪取向治疗（Emotionally Focused Therapy，EFT）的核心理念和实践策略巧妙地融入复杂的家庭治疗之中，充分考虑心理咨询实践中经常会遇到的各种问题和不同的家庭类型，为从业者提供了一个理论框架，以提升他们对家庭动力的概念化能力。

- 第一部分重点介绍如何将 EFT 理论和原则应用于家庭治疗实践。
- 第二部分详细阐述了情绪取向治疗的过程，以及将 EFT 应用于家庭的相关干预措施。
- 第三部分，作者精心挑选了一系列情绪取向家庭治疗的实践案例，覆盖了从创伤性丧失到重组家庭，再到外化障碍和内化障碍等多种情况，为读者提供了生动的示范。

　　本书整合了最新的研究、丰富的临床记录和案例示范，对于希望利用 EFT 原则促进家庭关系发展或重建的心理咨询师和治疗师来说，这是一本必读之作。

作者介绍

詹姆斯·L.弗罗（James L. Furrow），哲学博士，是 *Becoming an EFT Therapist: The Workbook*，*Emotionally Focused Couple Therapy for Dummies* 的合著者，以及 *The EFT Casebook: New Directions in Couple Treatment* 的联合编者。

盖尔·帕尔默（Gail Palmer），社会工作硕士，注册婚姻家庭治疗师，是国际情绪取向治疗中心（International Centre for Excellence in Emotionally Focused Therapy）的联席主任，也是渥太华伴侣与家庭研究所（Ottawa Couple and Family Institute）的联合创始人。盖尔是 *Becoming an Emotionally Focused Therapist: The Workbook* 的合著者，并在全球主持 EFT 培训。

苏珊·M.约翰逊（Susan M. Johnson），教育学博士，是情绪取向治疗（EFT）的主要创始人。她是渥太华大学的临床心理学名誉教授、圣地亚哥阿兰特国际大学婚姻与家庭治疗项目杰出教授，以及国际情绪取向治疗中心的主任。

乔治·法勒（George Faller），注册婚姻家庭治疗师，是纽约情绪取向治疗中心（New York Center for Emotionally Focused Therapy）的主席。他在阿克曼家庭研究所（Ackerman Institute for the Family）教授 EFT 课程，同时也是康涅狄格州格林威治希望与新生中心（Center for Hope and Renewal）的培训主管。

莉萨·帕尔默－奥尔森（Lisa Palmer-Olsen），心理学博士，注册婚姻家庭治疗师，是一名经验超过 15 年的认证 EFT 培训师和督导师，也是圣地亚哥阿兰特国际大学情绪取向伴侣培训与研究所（Emotionally Focused Couples Training and Research Institute）的共同创始人和联席主任。

目录

引言

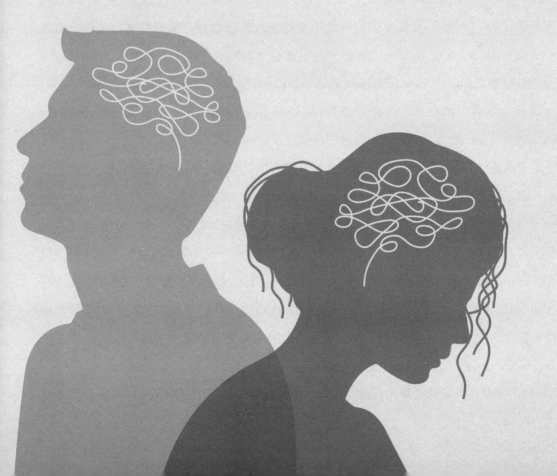

情绪取向家庭治疗（EFFT）积极促进家庭关系中依恋联结的恢复与发展。持久的冲突和关系创伤会给家庭关系带来情感疏远且痛苦的互动模式。EFT治疗师致力于转变这些常常破坏家庭的安全性和幸福感的问题模式。治疗师依据实证支持的实践，通过创造带有信任和脆弱性的新体验来重塑亲子关系，从而恢复联结的灵活性和回应性，这两者是维持健康的家庭情感联结所必备的要素。在面对家庭成员不断变化的发展需要和家庭生活中不可预测的需求或挑战时，这些联结能增强家庭的耐挫力。

EFFT实践以过去数十年来的心理治疗研究成果为基础，这些研究表明，共同的情绪体验仍然是获得成长和治疗性改变的强大催化剂。情绪取向伴侣治疗（Emotionally Focused Couple Therapy）（Johnson，2004）和情绪聚焦疗法（Emotion Focused Therapy）（Greenberg，2002）的先驱们通过实证研究一再地支持了聚焦于情绪的治疗对成人抑郁、焦虑和伴侣困扰（couple distress）的作用。苏珊·约翰逊在其著作《依恋与亲密关系：情绪取向伴侣治疗实践》（*The Practice of Emotionally Focused Couple Therapy*: *Creating Connection*）中首次探讨了情绪取向治疗在家庭中的应用（Johnson，1996）。约翰逊指出，EFT的伴侣理论和干预措施对于处于困境中的家庭关系也有相似的前景。一项试点研究测试了EFFT对于患有暴食症的青少年及其家长的有效性，该研究支持了这一看法（Johnson，Maddeaux & Blouin，1998）。约翰逊在《婚姻治疗的九个步骤》（*The Practice of Emotionally Focused Couple Therapy*: *Creating Connection*）（第二版）（Johnson，2004）和《成为情绪取向治疗师：工作手册》（*Becoming an Emotionally Focused Therapist*: *The Workbook*）（Johnson et al.，2005）中进一步阐述了这一方法。

本书所描述的临床过程主要基于《婚姻治疗的九个步骤》（Johnson，2004）、《成为情绪取向治疗师：工作手册》（Johnson et al.，2005）以及《实践中的依恋理论》（*Attachment Theory in Practice*）（Johnson，2019）中所概述的情绪取向治疗的基本实践。约翰逊及其同事们强调了三个核心原则，这些原则说明了依恋理论对于这一关系改变模型的贡献，以及在伴侣和家庭干预中的前景（Johnson，Lafontaine & Dalgleish，2015）。这些原则也在基于依恋的治疗（Attachment-based Treatment，ABT）中得到了体现，ABT被用于各种治疗和教育的实践中，它可以指导临床工作者与青少年及其家庭的工作（Kobak，Zajac，Herres & Krauthamer Ewing，2015; Steele & Steele，2018）。

·将治疗师作为依恋对象和探索的资源。治疗师在情绪上的"在场"（presence）是有响应的、可及的，与每个人都有接触，并能接纳和肯定个人在关系困境中的不同体验。治疗师在与伴侣和家庭建立治疗联盟（therapist alliance）时，依恋过程会影响该联盟的焦点与质量。在EFT中，治疗师是过程的顾问（a process consultant），是来访者在探索深层体验和需求时的安全基地，在出现关系困境的时刻，这些体验和需求往往是被否认或被忽视的。科巴克（Kobak）和他的同事们（2015）强调了治疗师在ABT中能对安全依恋的行为做出内隐的示范。当治疗师能调谐地追踪、反映和探索家庭中关系创伤（relational injuries）和同理失败（empathic failures）的情况时，就能促进个体在更具适应性的情绪水平上探索自我和他人，这样的情绪深度才能与这些关系在来访者生命中的重要性相一致。在EFFT中，EFT治疗师的角色是由安全联结的核心要素来定义的：可及性（accessibility）、回应性（responsiveness）和情感投入（emotional engagement）（Johnson，2019）。

· 依恋和情绪是改变的催化剂。EFT治疗师用依恋的视角来定位和组织关系中的过程。情绪是首要的，作为一个高级信息系统，情绪会影响伴侣和家庭成员的行为、归因、体验以及想建立的联结。治疗师对这些体验的处理可以为调节情绪体验提供独特的资源，也能对那些处于痛苦中的各种关系体验做出正常化与肯定。对于与关系困境相关的更极端的情绪反应，依恋理论提供了一个逻辑清晰的，或者说可预测的模式。在依恋的框架中，具有高反应性互动模式的关系问题是"有意义的"，这些反应在个体面对分离痛苦（separation distress）时是可预测的，是这些痛苦导致了失调的情绪反应（例如，原始的恐慌感）。

科巴克及其同事们（2015）指出，在转变青少年与家长的关系时，情绪处理和依恋叙事在提升安全感方面发挥着重要的作用。"安全脚本"（security script）是指青少年对家长可亲性（availability）的信心，这种信心是通过处理原发情绪而建立起来的。处理这些更脆弱的情绪可以为家庭转向更安全的模式或"安全的循环"（secure cycle）提供动力和资源。在EFT中，情绪既是改变的目标，也是改变的催化剂（Johnson，2004）；在EFFT中，关系阻碍背后的深层情绪既是治疗师的目标，也是治疗师在对孩子与依恋相关的需求进行现场演练、恢复其对家长可亲性的信心时所需要的动力和工具。这种通过在伴侣和家庭中创造有回应性的情感投入来恢复安全性和安全感的对话，被约翰逊（2008，2019）称为"抱紧我"（Hold me tight）的对话。

· 修正性情绪体验。依恋理论为关系修复、改善和进一步成长提供了基础。要重建伴侣和家庭关系中的情感联结，就需要清楚地了解与感受到的安全感（felt security）相关的关系过程是什么样的，例如可及性、回应性和情感投入的情况如何。在 EFT 的具体实践中，干预的重点是通过接触、处理和调动与依恋相关的情绪和需求来重建僵化的互动位置，这样做不仅会让个人体验有所转变，还会创造一个新的环境，为成长提供心理催化剂（Mikulincer & Shaver，2016）和耐挫力资源（Wiebe & Johnson，2017）。

在 ABT 治疗中，反思性对话（reflective dialogue）可以促成基于依恋的改变，这些对话的目标是让家长和孩子能够看到彼此，使孩子的需求和家长的反应都能够被更敏锐、更精确地理解（Kobak et al.，2015）。亲子关系的安全感可以在一定程度上加深脆弱，在这样的关系中，隐含的反应变得明确，并在关系中被分享。这些对话的特点是情绪稳定，家长和孩子能够正视和处理差异与变化，从而克服发展中的混乱时刻，即从同步、不同步到再同步（Tronick，2007）。这些对话也让家庭成员在这些非常重要的关系中，有机会"看到"和"被看到"。

总的来说，在以依恋为基础的家庭治疗（Attachment-based Family Treatment，ABFT）中，改变是一个有逻辑性的进程。正如科巴克及其同事们（2013）指出的，治疗的重点首先是处理与依恋和照料相关的具体情况，并在这些关系中关注与痛苦相关的情绪。之后，治疗师会利用这些情绪体验促进家庭对关系创伤和同理失败的觉察与理解，因为这些创伤和失败导致了关系中的痛苦。这就让家庭能准备好新的依恋/照料互动，在这样的互动中，治疗师会促进有回应性和可及性的照料行为来修复破裂、补救创伤，从而使情感联结的恢复成为可能。这是 EFT 治疗师所熟悉的逻辑，情绪是治疗师关注的焦点，它是修正性情绪体验的基础，这种情绪体验能激发和促进新的家庭模式，进而为个体的健康幸福（human flourishing）打下安全、牢固的地基。

正如约翰逊（2019）指出的，作为一种 ABT，EFT 提供给治疗师的是一个经过充分研究的过程，这个过程能驾驭情绪的力量来转变关系，激励个人成长。治疗师会带着可及性和回应性来引领 EFT 过程，随时对依恋相关的动力作出反应，这些动力组织起了家庭在人际和内心层面的过程。通过情绪的组合与加深，治疗师会针对来访者在自我保护反应下的情绪进行情绪调节与探索。治疗师也会将家庭的关注点从问题转移到消极互动和僵化的互动位置上，这种僵化是在不安全模式中由情绪失衡的情况导致的。这些做法能创设一个环境，让 EFT 治疗师能通过加深孩子的脆弱性，促进家长接纳和满足孩子未被承认和未被满足的需求，从而利用情绪来转变这些模式。之后，经由现场演练，家庭便能有效地分享依恋需求，给予调谐的照料反应，这些能够在会谈中给家庭带来修正性情绪体验，使家长、伴侣和孩子能够获得更多信心，对家庭有更多安全感。在会谈中，通过在家庭生活基本层面调节、探索和调动情绪，EFT可以唤醒并生动地展现依恋过程，这些依恋过程指引了家庭关系中的爱，并为家庭提供了修复和更新情感联结的机会。有了牢固的情感联结，家庭才有可能变得安全并充满爱意。

目的

《情绪取向家庭治疗：恢复联结与促进韧性》为EFFT的发展与实践提供了必要资源，是一本将EFT原则应用于家庭治疗的手册。EFFT为家庭治疗师提供了一个独特的框架，这一框架基于由实证支持的实践，旨在转变情绪体验，重建关系模式。EFFT的重点是将家庭恢复为安全港和安全基地，在这里，家庭成员能更有效地做出情绪反应，并能带着重新建立的信心、凝聚力和归属感进行修复。本书的主要目的是为家庭治疗中的EFT实践提供实质性的理论依据、方便实践的资源以及可靠的指南。

关于本书

本书分为三部分。在第一部分，我们介绍了应用于家庭治疗的EFT理论和实践，这些内容侧重于EFT以及它与家庭系统理论和其他依恋相关的家庭治疗模型之间的关系（第一章）。第二章回顾了依恋和情绪调节方面的研究对理解家庭功能的作用，以及对EFT治疗的影响。在第三章，我们将EFT的改变过程应用于家庭治疗，而且会特别关注EFT探戈（EFT tango）的元框架（Johnson, 2019），它可以用来总结EFT过程中的核心舞步。通过第一部分，我们将阐明EFT治疗师在对家庭环境中的情绪过程进行概念化和干预时，有哪些关键的差异。

第二部分通过EFT模型的九个步骤描述了EFFT的过程，我们通过第二部分的各章节来回顾EFT家庭治疗中的具体步骤，并讲述相关的过程与实践，包括这些步骤的目标和治疗师的切入点，这些切入点可以提醒治疗师在治疗过程中可以用到的临床干预。我们也描述了与这些步骤相关的EFT干预通常是如何使用的，并用一个案例来说明EFT在工作中的实际过程。第二部分包括如下内容。

· 第四章，步骤1和步骤2：EFFT的评估和建立联盟，本章概述了治疗师在双人、三人和整个家庭出席的会谈中做出评估、建立联盟的具体步骤，在此期间，治疗师可以了解到家庭的构成和当前的问题有怎样的特点。

·第五章，步骤3和步骤4：处理关系阻碍，本章特别关注了那些依恋与照料反应都受到干扰的家庭关系，描述了治疗师如何在更广泛的家庭负向互动模式的背景下处理这些阻碍。

·第六章，步骤5和步骤6：探索和调动家庭的脆弱，这两步将治疗的焦点转向孩子未被满足的、与依恋相关的情绪和需求上，也会关注家长如何靠近和回应孩子表达出来的这些担忧。在这一过程中，由于家长的可亲性和依恋的脆弱性有了新的转机，治疗师会进行更深层的情绪工作，以便重塑家长和孩子对自我、对他人的看法。

·第七章，步骤7：重建家庭的互动位置，这一步侧重于编排基本的现场演练，以促进家庭获得修正性情绪体验。本章通过一个家庭的案例来概述和阐明现场演练的各个阶段，在该案例中，这个家庭与依恋相关的需求变得清晰一致，并且家庭也积极地作出了照料反应。

·第八章，步骤8和步骤9：巩固家庭中的安全感，治疗师在这两步的工作焦点是帮助家庭从新的、带有安全感的互动位置重新审视过去的问题，并从这些迈向联结与支持的转变中萃取意义，看到它们如何影响了家庭的效能感和身份认同感。

这一部分描述了EFT常见的干预方法，并通过临床实录展现了这些干预是如何通过EFFT过程的步骤和阶段应用于家庭的。同时，介绍了EFFT关键的改变事件（change events），强调了EFT探戈过程中的五个关键舞步。值得关注的是，在一段家庭关系中出现的修正性体验，往往会激发家庭对家里的其他关系也进行回顾，从而让家庭有机会处理其他关系阻碍，增强整个家庭的安全感。

最后一部分通过案例给出了EFFT的实用说明。这四章阐述了EFFT针对创伤性丧失、重组家庭、外化障碍和内化障碍的实践，展示了将EFFT应用于这些临床表现时重要的EFT原则和实践方法。并通过详细的案例突出了治疗师如何运用EFT干预方法成功地对特定的家庭应用EFFT。

在本书中，我们会交替地使用"家长""照料者"和"父母"这几个词。因为家庭的组成方式是多种多样的，而单一的表述可能会将某些形式排除在外。我们发现，要把所有可预见的家庭组成方式都罗列出来或解释清楚是不切实际的，因此，我们选择使用这些一般性的表述。我们也认识到，某些对于家长的表述，包括"母亲""父亲"等可能代表了传统的家庭形式，这种家庭形式可能会在性别和性取向方面推动特定的文化习俗发展。通常情况下，这些表述反映的是我们用来说明EFFT治疗的这些案例，它们代表这些家庭特有的情况。此外，照料的功能对于理解家庭功能中的分离痛苦至关重要，我们发现，照料的功能最好由依恋对象所发挥的作用来界定，而不是该照料者的生理状况。我们主要通过亲子关系的例子来说明EFFT的治疗过程，这些临床案例表明EFFT广泛应用于各种家庭，对象包括从学龄期到成年早期的孩子。此外，EFFT也有望成为代际关系的一种资源，因为依恋需求与照料过程在整个生命周期中一直是息息相关的。

我们主要依靠临床案例来尽量呈现EFFT在实践中的样貌，这些案例来自来访家庭，这些家庭允许我们将其材料用于专业培训、演讲和写作。有一些案例包括逐字稿，另有一些案例的材料则是由相似的案例汇编而成。为保护这些家庭的隐私，所有可辨认身份的信息均已被修改。

我们要感谢那些带着勇气和承诺走进治疗室的家庭，我们携手创造了更美好的未来，而且这些家庭慷慨地给我们提供了学习机会，他们努力地成长，并为所爱之人付出，我们也从这些努力中获益良多。我们衷心感谢我们的导师、同事以及勇于创新的人们，他们热情投身于研究和临床实践，影响并指导着EFFT实践的发展。最后，我们要对自己的家庭表示最深的感谢和感激，是他们给予的爱和付出激励着我们，也让我们对这项工作拥有不竭的热情。

参考文献

Greenberg, L. S. (2002). *Emotion-focused therapy: Coaching clients to work through their feelings*. Washington, DC: American Psychological Association.

Johnson, S. M. (1996). *The practice of emotionally focused marital therapy*. New York: Brunner/Mazel.

Johnson, S. M. (2004). *The practice of emotionally focused therapy: Creating connection*, 2nd Ed. New York, NY: Brunner/Routledge.

Johnson, S. M. (2019). *Attachment theory in practice: Emotionally focused therapy with individuals, couples, and families*. New York: Guilford Press.

Johnson, S. M., Bradley, B., Furrow, J., Lee, A., Palmer, G., Tilley, D., & Wooley, S. (2005). *Becoming an emotionally focused couple therapist: The workbook*. New York: Brunner-Routledge.

Johnson, S. M., Lafontaine, M.-F., & Dalgleish, T. L. (2015). Attachment: A guide to a new era of couple interventions. In J. A. Simpson & W. S. Rholes (Eds.), *Attachment theory and research: New directions and emerging themes* (pp. 393-421). New York: Guilford Press.

Johnson, S. M., Maddeaux, C., & Blouin, J. (1998). Emotionally focused family therapy for bulimia: Changing attachment patterns. *Psychotherapy, 25*, 238-247.

Kobak, R., Grassetti, S. N., & Yarger, H. A. (2013). Attachment based treatment for adolescents: Repairing attachment injuries and empathic failures. In K. H. Birsch (Ed.) *Attachment and adolescence.* (pp. 93-111). Stuttgart, Germany: Klett-Cotta Verlag.

Kobak, R., Zajac, K., Herres, J., & Krauthamer Ewing, E. S. (2015). Attachment based treatments for adolescents: The secure cycle as a framework for assessment, treatment and evaluation. *Attachment & Human Development, 17,* 220-239.

Mikulincer, M., & Shaver, P. R. (2016). *Attachment in adulthood: Structure, dynamics, and change*, 2nd Ed. New York: Guilford Press.

Steele, H., & Steele, M. (2018). *Handbook of attachment-based interventions.* New York: Guilford Press.

Tronic, E. (2007). *The neurobehavioral and social-emotional development of infants and children.* New York: W.W. Norton.

Wiebe, S. A., & Johnson, S. M. (2017). Creating relationships that foster resilience in Emotionally Focused Therapy. *Current Opinion in Psychology, 13,* 65-69.

第一部分
理论与实践

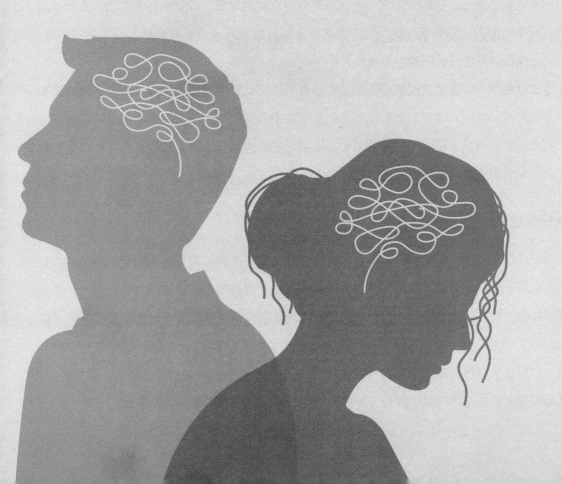

▌第一章　情绪取向家庭治疗

情绪是家庭关系生活中的核心。情感联结是一个家庭的基石，而一个人对这些联结的安全性所拥有的信心，不但是个人耐挫力的资源，而且是整个家庭耐挫力的资源。在家庭中，这些情绪不仅是一种主观感受，还是一个复杂的信号系统，这个系统能快速地对威胁到个体幸福感的事物做出反应，同时也是传递重要意义和价值信息的信号资源。在界定"归属"和"家庭"的含义时，情绪是要被优先考虑的。正如 T. S. 艾略特（1970）所提出的："家是一个人的起点。"这意味着家不仅仅是一个地理位置，当我们说"像在家一样"的时候，指的是一种情绪感受以及一种对归属感的体验。

家是一个起点，一个方向，是一种从人类对归属感的基本需求中延伸出来的持续渴望。依恋理论的先驱约翰·鲍尔比认为，这种内在需求对人的终生幸福都是至关重要的。"我们所有人，从摇篮到坟墓，一生中最幸福的事就是能从依恋对象提供的安全基地出发，把生活过成一连串或长或短的旅行"（Bowlby，1988）。然而，家本身以及它在情绪层面提供的安全感都是无法得到保证的，因为家庭面临着发展转变、日常生活的挑战和意想不到的危机等不断变化的需求，每一项需求都要求家庭找到并维持一种情感上的平衡和一致，这样才能促进其成员的归属感和成长。

父母和孩子对彼此之间情感联结的信心可以增强他们的耐挫力，即便他们之间的关系会随着时间和发展而改变。面对这些变化和生活中的其他挑战，家庭需要不断地找到方法来投入并参与到这些重要的情感联结中，以巩固基本的家庭纽带。那些苦苦支撑或是没有机会和能力维持这些联结的家庭，则会陷入心理与关系上的困境。

认识情绪取向家庭治疗

家庭在面临混乱和痛苦时最需要的资源就是关系，而情绪取向家庭治疗（Emotionally Focused Family Therapy，EFFT）正是利用关系来提升家庭成员在情绪上的可亲性，并增强情感联结的有效性（Johnson，2004）。治疗中的修正性情绪体验可以让家庭获得更多"感受到的安全感"（felt security），从而让父母和孩子在爱的联结中更有信心获得支持和力量，同时让家庭拥有联结感和耐挫力。EFFT 的过程使家庭能够恢复和重建这些情感联结，从而促进家庭成员的探索和成长，并在整个生命周期中维持至关重要的关系。

苏珊·约翰逊在她的著作《婚姻治疗的九个步骤》中首次提出将情绪取向疗法（Emotionally Focused Therapy，EFT）应用于家庭中。约翰逊强调了EFT取向在面对伴侣和家庭时是相似的，因为在原则上，EFT在两者中的关键过程和目标是相同的。

EFT治疗师以情绪体验为工作对象，寻找背后有问题的互动模式，而这些模式通常集中在问题表现者（IP，identified patient）——孩子遇到的问题上。这些问题通常体现了在特定的二元关系中（例如母子关系），双方的依恋动力有哪些潜在的困扰，同时，这些问题也会对整个家庭的依恋关系网络产生影响，从而削弱家庭的幸福感（Sroufe & Fleeson，1988）。负面情绪状态具有强大的吸力，让家庭很难为共同利益而一起努力，从而形成僵化的行为模式。这些僵化模式的出现表明，当家庭成员失去与依恋对象之间安全的联结感时，通常会陷入与依恋相关的困境中（Bowlby，1973）。这一点在亲子关系中最为明显，但这些困境在同胞关系中也会出现。

EFFT治疗的重点是转变负向的互动循环，治疗师通过深入探究隐藏在问题模式背后的情绪现实（emotional realities），并了解其如何阻碍家庭回应儿童或青少年的核心依恋需求来实现这一目标。约翰逊（Johnson，2004）总结了在处理家庭模式时发生的关键转变，包括：

· 接触隐藏在互动位置背后的未被觉察的深层情绪；

· 从深层情绪和互动模式的角度重新界定问题；

· 鼓励家庭认同被否认的需求和个人特点，并将这些新认识应用于关系中的互动；

· 促进家庭接纳彼此的体验和新的互动回应方式；

· 推动家庭表达需求和渴望，并增进情感的投入。

EFFT最显著的效果在于IP与家庭的关系发生了变化，并且新的回应方式带来了更多既开放又灵活的互动，这些互动以情绪回应性为特征，而这也是安全联结的核心。由此，家庭得到了重组，能够回应IP的依恋需求，并能提供更充分的照料资源。

EFT治疗师是家庭的过程顾问，其目标是向父母和孩子提供一个安全的地方，让他们能面对在家庭关系中所经历的挑战和困境。治疗师通过同理的反映和肯定，让家庭有机会参与到新的情绪体验中，进而转变那些通常集中于某一个家庭成员的负向互动模式。治疗师使用同理的反映、唤起情绪的问题以及加强等干预技术来动用情绪体验，引出与依恋相关的情绪，并把这些新体验转化为新的关系经历。因此，新见解和新知识，或者在特定技巧和养育策略上的指导都不太能在EFT中引发改变，与之相反，EFT治疗师提供的是一种资源，让家庭成员能够共同面对困境，更有效地回应彼此的情感需要，面对未被觉察的体验和未被满足的依恋需求，并培养新的共同解决问题的能力。

情绪取向治疗——理论和实践概述

EFFT的实践是以情绪取向伴侣治疗（Emotionally Focused Couple Therapy，EFCT）中的原则和干预技术为基础。EFCT拥有长达30年的研究支持，这些研究涵盖了疗效试验和过程研究。其中有一项元分析研究（Johnson，Hunsley，Greenberg & Schindler，1999），该研究基于四项随机的临床试验，发现在EFT治疗后，有70%～73%的夫妻能从关系困境中恢复过来。其他临床试验也表明，EFT能够有效地治疗抑郁及慢性疾病，缓解创伤后应激的症状等（Weibe & Johnson，2016）。还有一系列研究表明EFT能有效解决依恋创伤，包括伴侣间信任背叛和有外遇的情况（Halchuk，Makinen & Johnson，2010; Makinen & Johnson，2006; Zuccarini，Johnson，Dagleish & Makinen，2013）。这些研究者证实了EFT能有效地影响伴侣，让他们能够解决创伤并原谅伴侣造成的伤害。那些修复了这些创伤的伴侣在治疗结束后的三年内表现出关系满意度的持续改善。

最近的研究结果表明，EFT在治疗结束后对关系满意度有持续的积极影响，能够减少不安全依恋的标志性行为，并增加提供安全基地、使用安全基地的行为（Wiebe，Johnson，Lafontaine，Burgess Moser，Dalgleish & Tascam，2016）。EFT的过程研究结果强调了情绪体验深度的重要性，以及让伴侣间的互动成功地再现出来并表达依恋相关的情绪和需求的重要性（Greenman & Johnson，2013）。并且，过往研究的结果都突出了互相分享脆弱的重要性，因为这样做可以让情感的投入达到一个新的水平，并唤起伴侣的同理心和同情心（Burgess Moser，Dalgleish，Johnson，Weibe & Tasca，2017; Johnson & Greenberg，1988; Weibe et al.，2016）。

EFT 的原则

EFT是针对伴侣困境的一种系统性（systemic）和经验性（experiential）的治疗取向，其五大基本原则强调了依恋理论在其中的关键作用。约翰逊（2004）用这些原则总结出了情绪和依恋的内在联系，以及EFT治疗师如何利用这两者来转变关系中的情感联结。接下来本书会阐明每个原则，并通过伴侣关系举例说明。

情感联结

首先，伴侣间的亲密关系是一种情感联结，每一方在依恋中都意义非凡。在亲密关系中的伴侣为彼此提供了一定的舒适感和安全感，每个人都依赖着这些感受，就像孩子在与父母的依恋关系中所寻找的安全感一样（Hazan & Shaver, 1987）。在伴侣治疗中，这些互惠的联结对伴侣双方都有影响，因为每一方都充当了照料者。亲子联结的等级性则更强，因为家长在家庭中是安全感的缔造者，提供照顾是家长独有的作用和责任，并不涉及孩子。EFT关注的不仅是如何有效沟通，也不仅是建立积极而稳固的信任和营造良好的体验，EFT最关注的是伴侣在有需要的时候，如何相互依赖以获得关怀和安慰。

在希拉最近流产后，希拉和史蒂夫寻求了治疗。他们俩用"震耳欲聋的寂静"来形容在关系中逐年变远的距离。希拉发觉自己陷入了失去孩子的悲伤中，而当史蒂夫试图靠近希拉时，他却感到自己孤独而无力。用她的话说，"这么多年你都没有陪在我身边，我现在怎么会突然相信你真的在乎我，真的关心我的感受呢"。

情绪优先

EFT治疗师会在依恋理论的指导下找到伴侣困境的潜在逻辑，以及在他们感到不安全的时刻，情绪是如何占主导地位的。当伴侣们的依恋需求受到威胁时，情绪及情绪的表达会影响到行为和互动。情绪是依恋的信号系统，伴侣们在感知到威胁时会防御性地用表层情绪进行回应，在感到安全时则可以表达更深层的脆弱情绪。EFT治疗师提供了一个安全的关系空间，让伴侣们可以探索那些情绪如何影响了对自我、他人以及关系的行为和体验。在EFT中，情绪既是改变的目标，又是改变的催化剂。治疗师关注每位伴侣的情绪，将情绪作为一种资源来转变僵化的不安全模式，并通过积极地调动、处理过程、分享情绪以及其中的依恋信息等方式达到这一目标。

希拉对史蒂夫态度冷淡，因为她在这段关系里经历了痛苦和丧失，她想划定一个安全距离用来保护自己。她言辞尖锐，责备史蒂夫没有看到她的需要，并在她直接向他表达时显得漠不关心。她的指责某种程度上是对他缺席的抗议，她强烈的消极情绪是内心发出的痛苦的呐喊，也暗示着她害怕他实际上并不关心自己。而史蒂夫在回应中小心翼翼，这让他的安慰看起来软弱无力、缺乏热情。因为他害怕失去希拉，于是他试着绕开她的愤怒，希望能找到一种更安全的方法靠近她。史蒂夫把希拉的愤怒看作她在拒绝，在他的小心翼翼之下，是他对希拉的关心以及对失去她的恐惧。

僵化模式

EFT的第三大原则突出了在关系困境中僵化的、模式化的行为。消极的情绪状态让人难以自拔，伴侣会由此陷入一种可预见的模式，而这种模式会引发并加深他们在关系中的不安全感。伴侣间的痛苦是双方共同参与、相互影响的结果，如果在回应中只是努力让关系转向关怀和安慰，却没有直接触及幕后的深层依恋需求和情绪，这种重复上演的被动回应只会加深伴侣们的痛苦，加强恐惧感和徒劳感，并让关系进一步恶化。

当两人在讨论重要或敏感的话题时，史蒂夫的小心和希拉的防卫构成了一种典型的互动位置和互动行为。在他们关系发展过程中，"对质－小心"的循环不断上演，如今已影响到他们建立联结的能力，这让两个人都感到很挫败。尽管每一方都能从对方的行为和反应中挑毛病，但EFT治疗师会找到让双方感到痛苦的互动，并把他们在一轮轮互动中的行为和情绪联系起来。这样做可以让伴侣不再把彼此看作问题，而是把僵化的模式看作问题。

依恋需求

第四大原则强调的是，如果治疗师用依恋理论的视角看待伴侣间的反应模式，就能够把这些情绪和双方的深层依恋需求联系起来。当关系被负面情绪所占据时，彼此身上至关重要的需求就被扭曲，因而僵化的互动位置得以成形。EFT治疗师利用这些深层情绪和深层需求，把他们从僵化的互动位置上转移出来。当伴侣们能够调动这些情绪时，他们就更有能力从希望和安全感的新视角看待彼此。

面对希拉伤人的指责，史蒂夫让自己离得远远的，他的行为在这些年已经变成了一种本能反应，大多数时候他都不假思索地退缩，同时也失去了觉察自己感受的机会。史蒂夫是一个一心解决问题的人，他经常努力在希拉变得失望和愤怒之前搞定问题。归根结底，史蒂夫之所以退缩，是因为他害怕自己失败，并且害怕希拉嫌弃他。他从来不会说出这些害怕，就算在治疗师的帮助下也很难让自己变得脆弱以体会这些感受。同样，对于希拉来说，她仍然深爱且渴望着这个伤害过她的人，如果希拉想让史蒂夫感受她的痛苦和她受到的伤害，她也会面临类似的风险，她害怕放下指责和愤怒会让自己失去保护，却又渴望得到他的关怀和安慰。

转化体验

最后一条原则强调了情绪对转化伴侣间僵化模式的作用。治疗师通过接触情绪、处理过程和调动伴侣双方的深层情绪及依恋需求，帮助伴侣克服在依恋安全感方面的障碍。当情绪被接纳，可亲性得到增强，伴侣对爱的信心提升时，EFT治疗师就能激发并调动与依恋相关的情绪和需求，从而编排和指挥一场修正性情绪体验之舞。

对于史蒂夫和希拉来说，完成这些转变需要史蒂夫冒着失去希拉的风险，并且承认自己的弱点和在关系中的疏离。治疗师帮助史蒂夫整合自己的情绪体验，以便他能够脆弱地、真诚一致地分享自己的深层感受和需求。而希拉面临的风险在于，她既害怕被史蒂夫拒绝，又需要他的安慰。

同样地，治疗师也为希拉提供了一个安全基地，让她可以探索自己的需求，并冒险向史蒂夫寻求安慰。治疗师与伴侣建立了有效且合拍的工作同盟，并审慎地进行引导，帮助这对伴侣找到了一种资源，让他们可以带着新的"感受到的安全感"去探索情感联结并投入其中。

EFT 的实践

情绪取向疗法作为一种短程的系统性疗法，对关注负向互动模式的人际层面和聚焦个人依恋体验的内心层面进行了整合。在理论上，EFT综合了人本主义体验式的以及系统式的假设（e.g.，Minuchin & Fishman，1981; Rogers，1951），基于这些假设，EFT通过动态地使用情绪而让伴侣们参与到新的、更具适应性的关系模式中。从创立之初起，EFT就通过提高可亲性和回应性来着重强化伴侣间和家庭成员间的情感联结。EFT的治疗遵循九个步骤的改变过程，可以展开为三个阶段：稳定和降级，重建互动位置，巩固。

稳定和降级

在初始阶段，治疗师重点对伴侣的负向互动模式进行稳定和降级。伴侣们呈现的主诉往往围绕着问题行为、消极归因以及/或者关系创伤而展开。在承认这些问题的同时，EFT治疗师也会注意到，当伴侣双方都采用了一些不当的策略来应对与日俱增的不安全感时，这些负面体验如何造成了两极化的模式。

在EFT中，治疗师建立的工作同盟提供了一个安全基地，用来探索每个人的体验，尊重个人对伴侣困境在内心层面和人际层面的认识。治疗师会鼓励伴侣探索当下，追踪互动中的体验并处理即时的回应，这些回应往往提示了每个人在个人和关系的经历中被否认的部分。

情绪体验的整合涉及到多个方面，包括由事件所引发的反应、即刻形成的自动感知、经常导致躯体感受的一些感觉体验、对体验赋予的意义，以及针对这些情绪线索所采取的行动等。整合情绪体验的这一过程可以系统地梳理负向互动模式，并把隐含在伴侣关系中的深层情绪凸显出来。随着治疗的展开，伴侣或家庭以及治疗师能够更清晰地看到并体验到他们的反应模式、深层依恋情绪，以及经常对彼此掩饰的渴望。深层情绪的出现标志着每个人都具有适应性的意图和动机，这些依恋动力也为从僵化的互动模式以及情感联结断裂的角度重新界定当前的关系困境奠定了基础。通过降级，伴侣和家庭能够更加尊重他们在关系中的力量和未被满足的需求，同时努力处理那些威胁到他们联结感的负面体验。

在整个初始阶段，治疗师会针对伴侣最煎熬的时刻去追踪情绪和行为的模式。第一阶段中使用的典型干预侧重于建立安全的工作同盟、接触情绪和重构体验。治疗师通过同理的反映和肯定来创造安全感，并为探索更脆弱的体验打下基础。情绪是EFT的首要关注点，不过治疗师更倾向于以当下的或"此时此地"的体验为工作对象，而不是给情绪贴标签。治疗师利用唤起情绪的问题、同理的猜测以及增强的情绪体验，让每个人都能在体验层面探索自己的互动位置（如逃避退缩者、指责攻击者），治疗师也会利用这些体验让每个人更能接触自己的脆弱。新体验的出现可以让伴侣或家庭对困境产生新的理解：是不良的互动模式让他们的关系陷入了僵局。治疗师会以此重构对一个人行为和体验的认识，也能看到这些新体验会帮助来访者对关系中未被满足的依恋需求产生更多领悟。重新界定那些接连不断的关系冲突所带来的影响，正是一个EFT治疗师所做的事。

当争吵激烈到一定程度，这种争吵就会接管关系，让你们站在彼此的对立面孤军奋战，但自始至终，你们都是在为了让那个最重要的人真正地看到自己、听到自己而斗争。

约翰逊（2019）认为，EFT的治疗过程可以用五个基本舞步来概括。"EFT探戈（EFT tango）"展示了在伴侣和家庭成员中，治疗师如何利用情绪来增进了解、加深体验、促进投入，并把更深层的理解和联结整合到关系中。这五个舞步是：

（1）镜映当下的过程。第一个舞步聚焦于伴侣或家庭在当下这一时刻的体验。这时的治疗不仅关注关系，也关注个人的体验。

（2）情绪的组合与加深。在第二个舞步中，治疗师会接触个人对不同情绪的感知，并摊开（expand）这些情绪，来组合个人的情绪体验。在这个过程中，治疗师会关注情绪的五个元素：触发情绪的刺激源、身体反应、基本感知/初始评估、意义形成/重新评估、行动倾向，进而整合特定的体验。通过情绪的摊开和处理，深层情绪得以被识别和体验。

（3）编排新舞步。第三个舞步是分享这些新的情绪体验。需要强调的是，伴侣们要"带着"体验互相分享，而不只是"谈论"情绪。

（4）处理新经验：治疗师会让先前共同参与到新舞步中的分享者与聆听者做出回应，从而展开第四个舞步。治疗师会作为一个安全且坚定的存在，帮助伴侣或家庭成员探索他们这段共同的脆弱体验所带来的影响。

（5）整合与肯定。EFT探戈的最后一个舞步是整合这段经历的意义并评估其影响。这一步的重点是帮助伴侣或家庭成员积极反思这些新的共同体验，并领会每个人如何从关系的角度看待彼此、理解自身。

EFT探戈很好地诠释了EFT治疗师如何利用与依恋相关的情绪将来访者的情感投入提升到新的水平，以及如何处理这些新层次的共同体验。EFT的三阶段和九步骤为这一过程提供了指南，而EFT探戈则展示了这一过程本身是如何展开的。

重建互动位置

在第二阶段，治疗师更侧重于引导家庭或伴侣从那些形塑了负向互动模式的行为转移到新的、更具脆弱性和情感联结的互动位置。当关系中的反应性减少时，治疗师就能调动来访者与依恋相关的深层情绪体验来接触潜在的需求，这些需求往往在充满防御的负向互动模式中被回避或被不当地利用了。通过稳定和降级的过程，伴侣和家庭成员更能意识到这些潜在的情感需求，治疗师也会引导来访者在他们最依赖的人面前表达和探索这些需求。当来访者深入思考自己对自我、对伴侣、对父母或子女的看法时，能深刻感受到这些主题。这一过程让逃避退缩者和指责攻击者都能够看清自己的恐惧，正是这些恐惧让他们难以有效地参与和回应这些依恋需求。

在EFT伴侣治疗中，治疗师与伴侣一起面对和处理这些恐惧，帮助他们克服参与的阻碍，治疗师还会邀请伴侣冒险与对方分享这些新澄清的需求。首先，当逃避退缩者能重新参与互动，而指责攻击者的态度有所软化时，治疗师就能使用唤起情绪的问题增强伴侣的情绪体验，并邀请伴侣转向彼此，把这些对关怀和安慰的基本需求呈现出来。对家庭来说，在帮助父母接纳与回应孩子的需求之前，首先要关注孩子脆弱的一面以及被否认的依恋需求。亲子之间在依恋与照料方面的互动得到修复，是EFFT第二阶段发生的主要改变事件。

所有的这些改变事件会共同促成一种新的、基于情感可亲性的关系纽带，当伴侣和家庭成员在面对这些被表达出来的需求时，能够表现出更高的可及性、回应性和情感投入水平。这些转变是通过治疗中的修正性情绪体验实现的。当治疗能把关系从消极的转为脆弱的，并调动起更深层的情绪交流时，伴侣和家庭成员就能创造新的正向情感循环，进而扩大并增强每个人所体验到的"感受到的安全感"。

巩固

当"感受到的安全感"在关系联结中重新建立后，伴侣和家庭成员就能更好地应对那些引发分歧的常见问题和情况。治疗师会引导来访者依靠彼此间更加安全的情感联结来面对彼此的不同或遇到的困难。虽然来访者经常会发现，自己旧有的模式可能在痛苦的时刻会再次浮现，但是治疗师会利用这些时刻引导伴侣或家庭转向新的互动模式，并给来访者赋能，帮助来访者依靠彼此来获得更强的耐挫力。

在EFT的最后阶段，治疗师会邀请伴侣和家庭用一些仪式和惯例继续巩固他们重新建立的安全感，这些仪式和惯例可以向彼此表明大家在为了重新找回亲密的关系而共同努力。这些与依恋有关的仪式代表了伴侣或家庭为加深彼此间的信任感和安全感而有意做出的选择。

EFT 在伴侣治疗与家庭治疗中的差异

无论是对伴侣还是对家庭，这些基本原则和实践都为治疗师在EFT的工作中提供了指导。治疗师利用情绪来转变僵化的关系模式，通过依恋理论来理解互动并指导互动的重建，让爱、关怀和承诺成为关系的内在目的。

亲子间和恋人间的依恋动力本质上是双向的，伴侣、父母和子女在这些关系中体验到的基本需求会引导他们彼此靠近，尤其是在面临痛苦的时候。依恋和照料的视角为治疗师提供了一幅预测情绪动力的地图，治疗师能据此增进伴侣和家庭关系的幸福感。不过，在进行家庭治疗时还需要考虑一些额外的因素，我们将逐一检视这些差异，以明确它们对治疗的影响。

家长的责任

陷入困境的家庭和伴侣有着相似的互动特征：愤怒抗议的青少年和疏远排斥的家长，这样的情况与伴侣间的"追-逃"（demand-withdraw）模式如出一辙。然而，这两种关系的目标有着本质的不同。在伴侣关系中，双方对亲密有着共同的向往，并且每一方都对关系的承诺负有同等的责任。而亲子关系虽然也是互惠的，但却是有等级的，因为提供照顾的责任是家长独有的。一直以来，家庭治疗的模型都在强调家长的角色在结构（Minuchin，1974）、功能（Haley，1991）和责任（Boszormenyi-Nagy & Krasner，1986）的重要性。

从依恋的角度来说，这种责任意味着家长要充当照料者的角色，成为孩子的依恋对象，做孩子"更强大更智慧的另一半"。尽管亲子之间的互动是一个相互的过程，包括调谐和反思性沟通，但父母自身被养育的经历以及由此产生的依恋叙事也是一个重要的影响因素。一位家长的依恋历史虽然会对亲子互动有影响，但却是独立于亲子关系的（Kobak，Zajac，Herres & Krauthamer Ewing，2015）。因此，在考虑家庭关系中的互动循环和模式时，EFT治疗师要认识到这些有问题的模式以特有的方式反映出亲子间的依恋过程和双方使用的依恋策略，这些过程和策略是每一对亲子关系所独有的，而且与父母自身的过去或者父母对自己被养育的经历所形成的心理表征有关。在针对浪漫关系的伴侣治疗中，治疗师是针对两个相互关联的依恋系统进行工作，而在面对家庭时，EFT治疗师会校准父母的照料反应，使之与孩子的依恋需求保持一致。

发展的差异

家庭在发展方面的情况会影响治疗师在关系中处理情绪的方式。家庭关系的社会发展差异会影响人际功能，进而影响到家庭治疗。认知和社会发展的情况会导致家庭关系在情绪调节和依恋功能方面的差异（Rutherford，Wallace，Laurent & Mayes，2015）。在整个生命周期中，家庭面临着不断变化的发展任务，应对这些任务所必需的资源也各不相同，而且，随着家庭完成发展任务以及在社会化方面的变化，每个人在关系中的需求和角色也会改变（Carter & McGoldrick，2005）。EFT治疗师可以通过评估孩子的发展能力及发展需求来找到治疗方向，而这些方面的差异在家庭治疗中非常关键。

1.年幼的孩子

　　幼儿在发展上的能力和局限是需要加以考虑的。威利斯（Willis）及其同事（2016）提出，对于有四至六岁儿童的家庭，治疗师可在EFFT中使用基于游戏的活动进行治疗。对于学龄前儿童和学龄儿童，治疗师在调整治疗方法时要特别注意现场演练技术的使用和促进孩子的情绪投入，可以通过不同的策略和物品帮助孩子以象征性的方式或直接的方式表达他们的情绪。调整治疗以适应个体在发展方面的差异有助于提升安全性，并加强治疗师和孩子及整个家庭的治疗联盟。同时，整合游戏治疗的方法可以支持孩子的情绪并将其整合到关系中（Schaefer & Drewes，2011），也可以改善父母对孩子情绪体验的共同调节。

　　在EFFT中，治疗师会评估儿童在维持注意、觉察情绪以及运用抽象概念互动等方面的能力（Willis et al.，2016）。与年幼的孩子工作时，EFFT比较推荐的做法是与父/母（或双方）进行初始会谈，以明确问题行为及其关系背景，后续的会谈则与家庭和孩子（IP）一起进行。这样一来，治疗师就对家庭有了更全面的了解，能在接下来的治疗中更好地评估孩子自身独立于家庭环境的发展能力，也能增强治疗师与孩子之间的治疗联盟。在家庭治疗中，EFT治疗师会使用非指导性游戏和半指导性游戏相结合的方式，以便更深入地观察情绪和相应的家庭关系动力。治疗师可以从游戏治疗的各种策略中获得丰富的信息，促进父母对孩子依恋需求的觉察，进而识别和反映出有问题的家庭模式（Wittenborn et al.，2006）。

2.青春期孩子

　　青少年步入成年的过程往往也是一个家庭处于关键性变化的时期，因为青少年要通过个体化的过程来定义自己以及自己拥有的关系。随着青少年逐渐形成新的同伴关系模式，并在寻求自主和保持联结这两种需求之间取得平衡，整个家庭也必须加强合作和探索来应对这个转变。这些发展性转变涉及关系的变化，表现在青少年与父母的关系愈发疏远，与此同时，青少年会加大对同伴关系的投入，包括走进伴侣关系或寻找性伴侣（Scharf & Mayseless，2007）。青少年依恋的研究者认为，父母在这一阶段的养育目标将发生变化，即在满足青少年依恋需求的同时帮助他们获得更多的自主性（Kobak & Duemmler，1994）。这一变化对家长来说可能非常具有挑战性，因为青少年更有可能将家长去理想化，并且更依赖于他们的社交网络来调节情绪（Allen & Manning，2007; Steinberg，2005）。父母在对青少年孩子所主张的目标提供支持时，要兼顾孩子的探索和安全感这两种需求（Kobak, Sudler & Sudler，1991; Kobak, Cole, Ferenz-Gillies, Fleming & Gamble，1993）。在不安全感较强的家庭中，青少年容易产生更严重的心理困扰，因为他们往往对父母的照料缺乏信任，对自我有更多的负面看法，并且会限制自己更具自主性的行为（Moretti & Holland，2004）。

在EFFT中，治疗师提供了一个安全可靠的治疗联盟，让父母和青少年能够面对联结和自主这两个明显互相冲突的目标。尽管研究结果显示，即使孩子到了青春期，父母也仍然是重要的依恋对象（Rosenthal & Kobak，2010），但如果孩子的依恋呼唤和父母的照料反应受到阻碍，一个家庭就很难在依恋和探索这两种不断变化的需求中取得平衡。EFT治疗师会把父母作为照料者的角色置于首位，并且非常重视照料者身上不可或缺的情感资源，以让父母有效发挥照料者的功能。由于这些基本目标（例如，自主和联结）的潜在方向并不一致，治疗师需要帮助父母克服由此引发的阻碍。与此同时，随着父母能够更加积极、敏锐地为孩子提供照顾，治疗师会邀请青少年在探索自己新出现的需求时向父母寻求支持。在亲子双方的共同努力下，父母和青少年能找到一种情绪平衡，这有助于支持双方的共同目标——不断提升青少年的自主性。

3.成人的关系

在孩子成年后，良好的代际关系能帮助家庭获得持续的成长和疗愈。成年子女与父母之间的关系问题可能由家庭变迁（例如结婚、离婚、再婚、照顾老人）或危机（例如慢性病、失业、经济困难）引发。过去有些人认为，成年子女会减少对父母作为依恋对象的依赖（e.g.，Weiss，1982），然而，越来越多的研究表明，这些依恋联结虽然在子女成年后有所变化，但仍具有重要意义（Krause & Haverkamp，1996），并且这些联结也会对晚年的照料关系产生影响（e.g.，Crispi, Schiaffino & Berman，1997）。在成年期，与安全依恋相关的可亲性更具象征性或抽象性，而不仅仅是身体上的亲近（Cicirelli，1993; Koski & Shaver，1997）。比起当前发生的日常交流，"感受到的安全感"这一体验更多地与孩子对父母的积极记忆有关，而且这些记忆会因持续的接触而不断强化。在父母健康状况不佳的情况下，已经成年的子女可能会做出"保护性"的反应，这种反应可能源自家庭中持续存在的成人依恋的动力。成年子女在对健康状况欠佳的父母提供支持时，可能展现出可亲性，也可能在支持力度上有所衰减，而依恋动力能为这些情况的概念化提供方向，因为家庭当前的需求是以成年子女的受到照料的经历为背景而产生的。

成年子女向家长这一角色的转变也可能使他们在养育方面遇到挑战，包括与孩子相关的矛盾情感和消极期望。宾-霍尔（Byng-Hall）在2002年的研究强调了影响伴侣和家庭关系的代际模式，在这种模式下，依恋关系的不安全感会增加孩子亲职化（parentification）的风险。当父母自身的依恋史导致其对父母或伴侣的角色产生矛盾情感时，纠正这些代际关系就能为伴侣困境和养育困难提供一种修正性的资源。随着成年子女开始为人父母，处理那些源于他们及其父母的过往经历所带来的不安全感，能让整个家庭更好地看到下一代孩子的需求。

在与成年子女及其父母工作时，EFT治疗师着眼于来访者当前的依恋体验，这些体验往往反映了来访者过去的依恋历史。关系困扰的诱因可能来自于当前关系中的需求变化（例如，照顾生病的父母），也可能间接地与伴侣以及扮演了父母角色的子女所面临的困扰有关（例如，亲职化）。当治疗师识别出影响了父母可亲性和照料能力的问题模式时，评估和治疗的焦点就可能会从一个代际的二元关系转移至另外一个。以增强安全感为目标来重建依恋关系，可以让家庭通过感受到的安全感获得新的资源，进而对后代产生积极影响。

代际的影响

通常而言，评估原生家庭关系的影响对于了解伴侣的依恋历史非常重要。EFT治疗师通常会评估每位伴侣过去的依恋经历，以便更好地认识和理解双方的次级依恋策略（例如，焦虑地追求、回避地退缩）。在EFFT中，代际的影响对于治疗师理解父母的照料反应也很重要。父母在养育过程中的自我认知更有可能受到自身被养育经历的影响，而非来自子女的反馈。这一点可以从父母采取的行动中看出来，这些行为可能与他们在孩童时期所接受的养育方式一致，也可能是为了纠正过去负面的被养育体验。这两种动机都是由父母在原生家庭中的依恋体验所构建的，因此他们不太能敏感地察觉到孩子即时的需求。

EFT治疗师要认识到这些代际影响的重要性，也要意识到父母在面临孩子的需求时，可能会浮现出相似的、父母自己在童年时期未被满足的期待。要理解父母在养育中遇到的障碍，首先要了解父母双方的依恋历史，以及这些过往经历对当前养育过程所产生的影响。

治疗的过程

鉴于每个家庭的构成和当下的困扰都各不相同，治疗师需要采取灵活的治疗方法。在二元的伴侣治疗中，EFT治疗师主要是专注于一对关系间的互动，而在EFFT中，治疗师往往遵从特有的治疗原理（例如，EFFT的决策指南），针对关系的不同组合进行治疗，通常聚焦于特定的二元关系或三元关系。由于治疗师要优先考虑当前的治疗进程和治疗目标，会谈的参与者可能不尽相同。例如，在一次冲突升级的治疗中，父母因为青少年的不良行为各执己见，那么治疗师可以在此之后与父母会面，以帮助父母探索自己的反应模式以及导致他们在养育中难以互相支持的情感诱因。治疗师需要保持灵活，并且对整体的治疗过程持有清晰的认识，才能在不同的会谈形式间灵活转换。

典型的EFFT治疗通常只需要有限次数的会谈。家庭会谈的重点是调整父母和子女之间的互动，这些互动集中体现在家庭对问题表现者（IP）的担忧上。因此，家庭治疗比伴侣治疗包含了更多内容，虽然对伴侣进行工作可能是EFFT的一个方面，但转变亲子的互动模式才是EFFT的首要治疗目标（Johnson，2004）。EFT治疗师可能会发现，即使在单次的治疗会谈中，家庭也能够经历不止一个进展阶段，这也是与伴侣治疗有所不同的。因为父母在开放性和可及性上的转变可能会快速地移除孩子在表达依恋时的阻碍，所以家庭可以较快地从第一阶段的降级走向第二阶段，开始重建亲子互动。因而，家庭能够在EFFT中更加迅速地取得阶段性的进展。

EFFT 模型的发展

如前所述，大量的实证研究支持了EFT伴侣治疗的有效性。一项试点研究以患有暴食症的女性青少年及其父母作为研究对象，以评估EFFT的有效性（Johnson，Maddeaux & Blouin，1998），研究结果表明，EFFT能有效减少青少年的暴饮暴食和呕吐行为，并能降低抑郁和敌对水平。这项研究的结果也强调，对于青少年而言，能够表达自己的依恋需求、澄清自己对关系的期望，并能以新的方式向家庭成员表达更积极的自我看法，是大有裨益的。

还有许多研究描述了EFFT针对家庭呈现出的各种问题所进行的实践，包括使用EFFT治疗儿童的情绪障碍（Johnson & Lee，2000; Stravianopoulos，Faller & Furrow，2014）和非自杀性自伤行为（Schade，2013）。另有一些EFFT的临床研究关注了面临婚姻转变的家庭，包括离婚（Hirschfield & Wittenborn，2016; Palmer & Efron，2007）以及重组家庭的适应（Furrow & Palmer，2007）等情况。EFFT的应用也包括针对幼儿的案例，这些案例探索了EFFT如何整合必要的游戏治疗策略，以确保治疗在发展方面具有回应性、适当性（Hirschfeld & Wittenborn，2016; Willis et al.，2016; Wittenborn et al.，2006）。虽然上述案例体现了EFFT的成功应用，但治疗的效果并未得到系统的评估，要确定EFFT这一取向在家庭治疗中的效果，还需要进一步研究。

EFFT 的侧重点与假设

随着EFFT的不断发展，该模型在处理与家庭相关的困境时所独有的方法得以凸显。虽然这些也是EFT在伴侣工作上固有的进展，但在与家庭工作时，治疗师需要格外关注一些特别的重点，包括：依恋是耐挫力的资源；关注照料者面临的阻碍和家庭的困境；关注当下的过程；治疗师作为过程顾问的角色。

依恋与关系中的耐挫力

家庭成员间的依恋关系是家庭耐挫力的关键资源。大多数的家庭行为，哪怕是那些看起来有问题的家庭行为，也都是为了重建情感联结或纠正另一个人的行为。依恋理论提供了一个参考框架，帮助人们看到他人的问题行为背后的积极动机。EFFT是一种基于优势的视角，当父母不断尝试那些无效的照料措施时，这种视角可以用于识别和肯定他们潜在的积极意图，进而帮助治疗师意识到，即便父母有意投入情感，却仍可能加剧孩子的痛苦或问题行为。父母的行为失当往往是因为对孩子的需求反应过度或反应不足，相应地，面对父母的行为失当，孩子也会忽视或否认他们对父母支持的需要，或者在父母缺位的情况下做出过于尽责的行为。这些相应的行为体现出双方为了在一个日益不稳定的关系系统中恢复平衡而做出的努力，这些尝试是符合逻辑和可预见的。治疗师需要理解这个系统，并提供方法来修正当前的情况，才能通过最重要的关系向家庭系统注入新的资源，以增强整个家庭的耐挫力。

依恋系统具有适应性，当家庭成员能够保持感受到的安全感时，他们就拥有了能够提升个人内在与社会交往中的幸福感的耐挫力资源（Mikulincer & Shaver，2015）。依恋中的安全感能够促进亲社会行为，减少防御性自我保护的需要，从而释放出一些利他的和关怀的资源，来帮助那些有需要的人提升幸福感。家庭生活的需求会面临发展上的变化和环境中的挑战，而拥有安全依恋的个体能够通过他们所依赖的关系更好地应对这些需求（Sroufe，2016）。这些关系资源有助于增强家庭在面临逆境时的耐挫力，并增加家庭从困境中反弹、朝着成长方向前进的可能性（Walsh，2003）。正如韦伯（Wiebe）和约翰逊（2017）所观察到的，促进安全的情感联结可以培养共同的耐挫力，使伴侣能够在稳固的关系中更有效地共同调节情绪，从而面对压力并保持健康。EFFT 能够增强家庭关系中的安全感，以促进家庭成员彼此的支持和成长，并提升家庭的耐挫力。

12 岁的艾莉西亚（Alicia）最近接受的教育评估显示，她的学业进度又落后了，这让她的母亲西尔维亚（Silvia）觉得自己很难支持女儿。尽管艾莉西亚在学习上的困难得到了学校服务部门的理解和支持，但这却对艾莉西亚的自尊和社交活动造成了影响。西尔维亚既为女儿的未来担忧，又因为自己曾在求学过程中遇到过类似的问题而感到责任重大，因此她的情绪常常处于波动中。

母亲一直是西尔维亚生命中的依恋对象，通过向母亲求助，西尔维亚从母亲自身的经历及其对女儿和孙女的关切中找到了支持和安慰。她们之间的关系让西尔维亚更有信心与艾莉西亚一起经受学业不确定性的考验，也让她能以女儿的需要为重，而非聚焦于自己作为母亲的担忧。

照料中的阻碍

家庭关系是一个自然系统，依恋和照料反应是其中固有的组成部分，是它们构成了外显的关系系统。在不同的文化背景下，表达这些依恋的外显行为可能各不相同，但在生物行为学的意义上，每一种依恋行为都普遍存在于不同家庭中。鲍尔比（1969，1988）认为，照料系统是对孩子依恋系统的一个补充。当孩子质疑自己能否得到父母的照料，并随之产生负面情绪（如害怕、悲伤）时，如果父母反应过度或反应不足，亲子关系就会出现问题（Kobak & Mandelbaum，2003）。随着防御性互动模式的逐渐形成，在父母尝试回应孩子的依恋需求却遭遇失败时，父母和孩子都更有可能做出自我保护的反应。当这种充满负面情绪的模式不断发展，关系中的痛苦会进一步扭曲彼此的反应，此时，孩子就会面临既焦虑又回避的照料过程，他们对父母在可及性和回应性上的信心也会被削弱。而父母在回应孩子的消极反应时，也会因为同理失败而失去灵活性（Kobak et al., 2015）。

西尔维亚非常担心女儿的未来，并且因自己在教育过程中可能犯下的错误而自责，所以她一直对女儿的努力情况及其学业表现很警觉，很难容忍艾莉西亚逃避学习和不够勤勉。艾莉西亚在谈论自己在学校的感受时也变得更加小心翼翼，因为西尔维亚经常用自己的经历来教训她，而避开了艾莉西亚所寻求的慰藉。除非两人都对这个话题避而不谈，否则西尔维亚会焦虑地监督着，而艾莉西亚则回避着，这种消极的模式主导了她们之间的互动。这个情况让西尔维亚的担忧有增无减，她害怕自己是一个失败的母亲，也害怕失去与女儿的情感联结。

EFT治疗师会将这种僵化的、有问题的亲子互动模式进行概念化，将其视为依恋和照料沟通受阻导致的分离痛苦。当痛苦模式不断升级，这些负面循环就"牢牢吸住"了家庭关系，让关系中的情绪平衡岌岌可危（Kobak, Duemmler, Burland & Young-Strom, 1998）。EFFT的治疗过程始于稳定负向模式，在家庭发生照料过程和依恋关系的破裂时，治疗师会关注潜在的深层情绪，从而对反应性的回应进行降级。在EFFT中，治疗师不仅会处理这些阻碍，也会处理那些强化了这些阻碍的负面情绪。EFT治疗师会移除那些卡住了父母、让他们难以探索的阻碍，并对父母在回应孩子时的努力进行肯定和正常化，而不是把这些阻碍看作父母无法提供关怀。

关注当下

EFT治疗师提供了一个强有力的治疗联盟，这个联盟可以被父母和孩子当作安全基地，以探索和调动那些造成了家庭困境的、"此时此地"的情绪体验，这些真实情绪是家庭关系中意义和动力的重要来源。在会谈中，EFT治疗师会追踪家庭成员的情绪模式或关系的发展情况，也会追踪情绪体验，因为这些情绪体验影响了家庭成员的行为，就像音乐引导着舞者的动作一样。在家庭成员经受负向互动循环的破坏性影响时，治疗师会持续觉察并保持情绪层面的在场，以便能够向他们提供回应和理解。

治疗师在处理这些被动的情绪反应时，会接触到家庭成员一直否认的，或者潜藏在防御性反应之下的深层情绪。以好奇的心态去理解和尊重父母或孩子的防御，会让他们在面对家庭中未被觉察的害怕和受伤时打开新的思路。当情绪信号的意义逐渐变得清晰起来，家庭就能施展自身的智慧。EFFT会邀请并帮助家庭成员就归属感和互相关爱的需求进行更有效的沟通，通过接触共同的脆弱来提升家庭在依恋方面的交流能力，并通过调谐、情绪调节以及对可及性和回应性的共同体验来增强家庭的安全感。

EFT治疗师在会谈中扮演着过程顾问的角色，帮助家庭成员理解并处理在共同的关系互动中所产生的体验，进而帮助他们在家庭中找到新的互动位置，而不是向父母传授具体的策略或技巧。通过这样的方式，治疗师也能对家庭中的互动位置进行编排和重建，以建立更安全的情感联结和更有效的照料方式。作为一位过程顾问，EFT治疗师会提升自身与家庭成员的协作关系，调动他们进入体验中，并通过这些体验为他们和子女、父母的关系找到新的意义和动力。

EFFT 在家庭治疗领域的创新

脱胎于EFT的治疗原则和治疗实践，EFFT为家庭治疗师提供了一种经验性的治疗方法，这种方法聚焦于家庭系统中的情绪和依恋。因此，EFFT对系统性的家庭治疗做出了三点创新，它们分别是聚焦情绪、分离痛苦以及修正性情绪体验。

对情绪的聚焦

EFT治疗师关注的是情绪在互动模式的形成中所起到的作用，这些互动模式凸显了家庭中的关系困扰。在治疗师眼中，有问题的养育方式其实是家庭为了应对不安全感带来的破坏性影响，以及在家庭成员之间不断演变的负向互动循环所作出的反应。与侧重沟通技巧和问题解决（Morris，Miklowitz & Waxmonsky，2007）或者情绪辅导和自我调节策略（Gottman，Katz & Hooven，1997）的治疗不同，经验性的EFFT把重点放在情绪的接触和处理上，在这里，情绪的调节既不是干预对象也不是干预本身，而是干预的结果。

情绪可以帮助治疗师在EFFT会谈中决定要优先工作的方向，治疗师会引出、提炼并加深那些在家庭关系中组织起问题互动的情绪体验。这些负面体验是一扇门，为家庭成员获得更有条理、情绪更受控制的体验提供了通道，也为其获得更多的觉察、更深的理解和更有效的回应奠定了基础。对关系中的痛苦和情感联结中的阻碍进行处理，可以为家庭更安全的互动开辟新的路径，在这种互动中，"依恋-照料"关系在情感上是可及的、有响应的，并且是投入的。

总体来说，家庭治疗中的系统式取向更注重内嵌于家庭模式的结构和策略，并将家庭过程的重要性置于个人体验之上（Merkel & Seawright，1992）。行为主义和沟通理论带来的影响让家庭成员之间的行为和互动得到了特别的重视，而那些潜藏其下并影响了这些行为的情绪动力则很少得到关注。直至20世纪70年代，在应用了家庭系统理论的家庭治疗中，情绪的作用还没有充分地得到发展（Diamond & Siqueland, 1998; Madden-Derdich, 2002）。

鲍恩（Bowen）对家庭情绪系统的重视可以说明这一趋势。对鲍恩来说，一个家庭系统维持着一种情绪气氛，这种气氛能引导并影响家庭成员的"运作位置"（Kerr & Bowen, 1988），就像引力场影响着太阳系中行星的运行一样。鲍恩对于分化（differentiation）的关注（分化即"一个人在情绪上既与他人接触，又仍然保持自己情绪功能自主性的能力"，Kerr & Bowen, 1988），说明了他的理念更重视系统的而非个人的功能。他还认为，当一个人能够用理智来客观地处理现状时，才拥有做出更多自主选择的自由。

对鲍恩来说，情绪是家庭系统中不可或缺的一部分，并且在精神病理学模式中占有重要地位。不过，鲍恩对情绪的处理侧重于模式和过程，而不是个人的体验和关系性的投入。从依恋的角度来说，分化是一个发展的过程，它是由一个人与他人的关系、而不是由一个人与他人的分离来定义的。因此，一个人的分化是自然而然的结果，若一个孩子拥有安全的情感联结，她或他在与家长的关系中能够被理解、被接纳，并且被鼓励去探索自己的独特性，那么分化就会随之而来（Johnson, 2019）。

萨尔瓦多·米纽庆的理论和技术专门聚焦于互动过程，以及与功能失调的家庭系统相关的模式。米纽庆认为治疗师要着重观察家庭模式，并把"表现出那些互动"（make the how）作为改变过程的重点。这种对家庭系统中问题互动的关注，说明米纽庆认为系统/过程/互动的重要性是高于个人体验的，这也强化了米纽庆最终更倾向于把家庭看作一个组织的观点。在这一观点下，家庭的功能障碍更多被看作是缺乏界线导致的，包括缺乏适当程度的分离，而这和依恋相关的假设形成了鲜明的对比，即家庭的功能障碍和失调是缺乏联结的表现。具有讽刺意味的是，尽管米纽庆的许多技术（Minuchin & Fishman, 1981）已被证明是EFT实践中必不可少的一部分（Johnson, 2004），但有一次米纽庆在与苏珊·约翰逊讨论他的工作时反思道："忽视情绪是我们在家庭治疗中犯下的最大错误"（Johnson, 2019）。

人本主义和体验式治疗师在进入家庭治疗的领域时，显然更注重价值和个人体验，并且会被渗透其中的情绪所吸引。维吉尼亚·萨提亚（Virginia Satir）的理念最能说明共同的情绪体验在成长、自我发现和真诚交流方面的促进作用（1964）。在萨提亚看来，开放和滋养是一个健康家庭的特征，"任何事情都可以谈，就像喜悦和成就一样，失望、恐惧、受伤、愤怒和批评也可以谈"（Satir，1972）。

肯普勒（Kempler）认为（1981），家庭的功能障碍与情感疏离和情感交流受限有关。他提到，在一个无人了解对方、同时也无人了解自己的世界里，家庭要表达亲密是很有挑战性的。肯普勒观察到，通过回避感受，家庭交流本身也成了回避亲密的手段。卡尔·惠特克（Carl Whitaker，1975）强调了个人体验和共同体验对于促进家庭恢复关心和关怀的作用，一个家庭扩展其体验的能力可以带来治愈和成长。直面情感对家庭成员来说是一项挑战，他们需要在审视自己的行为之前，先去检查自己的感受（Keith & Whitaker，1982）。

对分离痛苦和关系破裂的重视

从历史上看，家庭系统的取向会从权力和控制的角度对家庭模式进行概念化，并制定干预措施来挑战和打破这些关系联盟（Minuchin & Fishman，1981）。而 EFFT 的重点则是有问题的互动模式，以及随着时间的推移，这些模式对家庭共有的安全感所造成的损害。通过将家庭成员引导向脆弱的情感联结时刻，EFFT 为这些破裂的关系提供了解药。边界和家长的权威并不是联结感和安全感的基础，对它们的处理是建立在安全感已经重新建立的背景下。

家庭系统中的不安全感源于分离痛苦，当家长和孩子试图应对这种痛苦时，这些尝试会影响到常见于儿童身上的症状表现，比如产生问题行为。丧失安全感时，人们对此的反应有一个可被预期的顺序。首先，与依恋对象失去联结会引发一个人的愤怒，也会让人对这种感知到的缺失提出抗议。如果这些信号没有收到有效的回应，就会出现更加绝望和更加控制的反应，这些反应都是为了与缺失的部分重新建立联结。在此之后，人们会"穷追不舍"并做出控制性的行为，继而体验到一种泛化的绝望感（Johnson，2004）。对于寻求联结的人来说，依恋联结的丧失是创伤性的，一个人会为了修正这个情况而做出相关的努力，这些努力的强度也可以反映出这种丧失的严重程度。

对情绪体验的表现和投入

让情绪得以表达出来是 EFT 的一个显著特点。接触和调动情绪体验被看成是改变家庭中有问题的互动的基本资源。一旦情绪能够被接触、被调节，它就能发挥一种适应性的功能，可以促进家庭关系中更深层次的亲密和信任。重建父母和孩子以及伴侣之间的情感联结，使之朝着具有可亲性和"感受到的安全感"的模式发展，是EFFT的基石。

现场演练技术可以促进家庭成员之间的关系，并以此作为一种改变的机制（Davis & Butler，2004）。米纽庆（Minuchin）用该技术促进家庭成员觉察自己在家庭中所扮演的角色，从而转换到家庭中更具适应性的位置。在结构式家庭治疗中，现场演练技术可以对家庭中的交流路线重新定向，故而可以用于设置界线（Minuchin，1974）。该技术更多地聚焦于家庭过程，是一种促进互动的手段，而不只是让家庭成员参与或分享关系中的体验。此外，现场演练技术也可以用作评估，以显示家庭中的角色和规则，以及这些角色和规则如何构造了互动。

小结

本章为我们之后探讨家庭治疗的EFT取向奠定了基础。EFFT为治疗师提供了处理家庭困扰的实用方法，其基础是解决伴侣困扰的有效实践，并得到了实证研究的支持。原则上，EFT在治疗家庭时遵循相同的路径来转化和改变，干预中的关键点始于依恋联结，也终于依恋联结，这些联结为家庭提供了贯穿一生的认同感、归属感和具有耐挫力的关系。关系本身就是归属感和成长的基础，而情绪正是促进这一过程的核心。

参考文献

Aiken, N., & Aiken, P. (2017). *The hold me tight let me go program: Facilitators guide.* Ottawa, Canada: International Centre for Excellence in Emotionally Focused Therapy.

Allen, J. P., & Manning, N. (2007). From safety to affect regulation: Attachment from the vantage point of adolescence. *New Directions for Child Development, 117,* 23-39.

Boszormenyi-Nagy, I., & Krasner, B. R. (1986). *Between give and take: A clinical guide to contextual therapy.* New York, NY: Brunner Mazel.

Bowlby, J. (1969). *Attachment and loss: Vol. 1. Attachment.* New York: Basic Books.

Bowlby, J. (1973). *Attachment and loss: Vol. 2. Separation.* New York: Basic Books.

Bowlby, J. (1988). *A secure base*. New York: Basic Books.

Byng-Hall, J. (2002). Relieving parentified children's burdens in families with insecure attachment patterns. *Family Process, 41,* 375-388.

Carter, B. A., & McGoldrick, M. (2010). *The expanded family life cycle: Individual, family and social perspectives,* 4th Ed. New York: Allyn Bacon.

Cicirelli V. G（1993）. Attachment and obligations and daughters' motives for caregiving behavior and subsequent effect on subjective burden. *Psychology and Aging,8,*144-155.

Crispi, E. L., Schiaffino, K., & Berman, W. H. (1997). The contribution of attachment to burden in adult children of institutionalized parents with dementia. *The Gerontologist, 37,* 52-60.

Davis, S. D., & Butler, M. H. (2004). Enacting relationships in marriage and family therapy: A conceptual and operational definition of an enactment. *Journal of Marital and Family Therapy, 30,* 319-333.

Diamond, G., & Siqueland, L. (1998). Emotions, attachment, and the relational reframe: The first session. *Journal of Systemic Therapies, 17*, 36-50.

Efron, D. (2004). The use of emotionally focused family therapy in a children's mental health center. *Journal of Systemic Therapies, 23*, 78-90.

Eliot, T. S. (1970). *T. S. Eliot reading Four Quartets*. New York: Cademon.

Furrow, J., & Palmer, G. (2007). EFFT and blended families: Building bonds from the inside out. *Journal of Systemic Therapies, 26*, 44-58.

Furrow, J. L., Bradley, B., & Johnson, S. M. (2004). Emotion focused family therapy with complex family systems. In V. Bengston, A. Acock, K. Allen, P.Dilworth Anderson, & D. Klien (Eds.) *Sourcebook of family theory and research* (pp. 220-222). Thousand Oaks, CA: Sage.

Gottman, J. M., Katz, L. F., & Hooven, C. (1996). Parental meta-emotion philosophy and the emotional life of families: Theoretical models and preliminary data. *Journal of Family Psychology, 10*, 243-268.

Greenman, P. S., & Johnson, S. M. (2013). Process research on emotionally focused therapy (EFT) for couples: Linking theory to practice. *Family Process, 52,* 46-61.

Haley, J. (1991). *Problem solving therapy, 2nd Ed.* New York: John Wiley.

Hazan, C., & Shaver, P. (1987). Conceptualizing romantic love as an attachment process. *Journal of Personality and Social Psychology, 52,* 511-524.

Hirschfeld, M. R., & Wittenborn, A. K. (2016). Emotionally focused family therapy and play therapy with children whose parents are divorced. *Journal of Divorce and Remarriage, 57,* 133-150.

Johnson, S. (1986). Bonds or bargains: Relationship paradigms and their significance for marital therapy. *Journal of Marital and Family Therapy, 12,* 259-267.

Johnson, S. M. (1996). The practice of emotionally focused therapy: Creating connection. New York: Brunner/Routledge.

Johnson, S. M. (2004). *The practice of emotionally focused therapy: Creating connection, 2nd Ed.* New York: Brunner/Routledge.

Johnson, S. (2008). *Hold me tight: Seven conversations for a lifetime of love.* New York: Little Brown.

Johnson, S. M. (2019). *Attachment theory in practice: Emotionally focused therapy with individuals, couples, and families.* New York: Guilford Press.

Johnson, S. M., & Greenberg, L. S. (1988). Relating process to outcome in marital therapy. *Journal of Marital and Family Therapy, 14,* 175-184.

Johnson, S. M., & Lee, A. (2000). Emotionally focused family therapy: Restructuring attachment. In C. E. Bailey (Ed.), *Children in therapy: Using the family as resource* (pp. 112-136). New York: Guilford Press.

Johnson, S. M., Maddeaux, C., & Blouin, J. (1998). Emotionally focused family therapy for bulimia: Changing attachment patterns. *Psychotherapy, 25,* 238-247.

Johnson, S. M., Hunsley, J., Greenberg L. S., & Schindler, D. (1999). Emotionally focused couples therapy: Status and challenges. *Clinical Psychology Science and Practice, 6,* 67-79.

Johnson, S. M., Bradley, B., Furrow, J., Lee, A., Palmer, G., Tilley, D., & Wooley, S. (2005). *Becoming an emotionally focused couple therapist: The workbook.* New York: Brunner-

Routledge.

Kallos-Lilly, V., & Fitzgerald, J. (2014). *An emotionally focused workbook for couples: The two of us*. New York: Routledge.

Keith, D. V., & Whitaker, C. A. (1982). Experiential/symbolic family therapy.In A. M. Horne and M. M. Ohlsen (Eds.), *Family counseling and therapy* (pp. 43-74). Itasca, IL: F.E. Peacock.

Kempler, W. (1981). *Experiential psychotherapy with families*. New York: Brunner/Mazel.

Kerr, M. E., & Bowen, M. (1988). *Family evaluation*. New York: Norton.

Kobak, R., & Duemmler, S. (1994). Attachment and conversation: Toward a discourse analysis of adolescent and adult security. In K. Bartholomew & D. Perlman (Eds.), *Attachment processes in adulthood* (pp. 121-150). London, PA: Jessica Kingsley.

Kobak, R., & Mandelbaum, T. (2003). Caring for the caregiver: An attachment approach to assessment and treatment of child problems. In S. M. Johnson and V. E. Whiffen (Eds.), *Attachment processes in couple and family therapy* (pp. 144-164). New York: Guilford Press.

Kobak, R. R., Sudler, N., & Gamble, W. (1991). Attachment and depressive symptoms during adolescence: A developmental pathways analysis. *Development and Psychopathology, 3,* 461-474.

Kobak, R., Duemmler, S., Burland, A., & Youngstrom, E. (1998). Attachment and negative absorption states: Implications for treating distressed families. *Journal of Systemic Therapies, 17,* 80-92.

Kobak, R., Zajac, K., Herres, J., & Krauthamer Ewing, E. S. (2015). Attachment based treatments for adolescents: The secure cycle as a framework for assessment, treatment and evaluation. *Attachment & Human Development, 17,* 220-239.

Kobak, R. R., Cole, H. E., Ferenz-Gillies, R., Fleming, W. S., & Gamble, W. (1993). Attachment and emotion regulation during mother-teen problem solving: A control theory analysis. *Child Development, 64,* 231-245.

Kosiki, L. R., & Shaver, P. R. (1997). Attachment and relationship satisfaction across the lifespan. In R. J. Sternberg & M. Hojjat (Eds.), *Satisfaction in close relationships* (pp. 26-55).

New York: Guilford Press.

Krause, A. M., & Haverkamp, B. E. (1996). Attachment in adult child-older parent relationships: Research, theory, and practice. *Journal of Counseling & Development, 75,* 83-92.

Madden-Derdich, D. A. (2002). The role of emotions in marriage and family therapy. *Marriage and Family Review, 34,* 165-179.

Makinen, J. A., & Johnson, S. M. (2006). Resolving attachment injuries in couples using emotionally focused therapy: Steps toward forgiveness and reconciliation. *Journal of Consulting and Clinical Psychology, 74,* 1055-1064.

Merkel, W. T., & Seawright, H. R. (1992). Why families are not like swamps, solar systems or thermostats: Some limits of systems theory applied to family therapy. *Contemporary Family Therapy, 14,* 33-50.

Minuchin, S. (1974). *Families and family therapy.* Cambridge, MA: Harvard University Press.

Minuchin, S., & Fishman, H. C. (1981). *Family therapy techniques.* Cambridge, MA: Harvard University Press.

Mikulincer, M., & Shaver, P. R. (2015). Boosting attachment security in adulthood. In J. Simpson & W. S. Rholes (Eds.), *Attachment theory and research* (pp. 124-144). New York: Guilford Press.

Moretti, M. M., & Holland, R. (2003). The journey of adolescence: Transitions in self within the context of attachment relationships. In S. M. Johnson and V. Whiffen (Eds.), *Attachment processes in couple and family therapy* (pp. 234-257). New York: Guilford Press.

Morris, C. D., Miklowitz, D. J., & Waxmonsky, J. A. (2007). Family-focused treatment for bipolar disorder in adults and youth. *Journal of Clinical Psychology, 63,* 433-445.

Palmer, G., & Efron, D. (2007). Emotionally focused family therapy: Developing the model. *Journal of Systemic Therapies, 26,* 17-24.

Rogers, C. (1951). *Client-centered therapy.* Boston, MA: Houghton-Mifflin.

Rosenthal, N. L., & Kobak, R. (2010). Assessing adolescents' attachment hierarchies: Differences across developmental periods and associations with individual adaptation. *Journal of Research on Adolescence, 20,* 678-706.

Rutherford, H. J., Wallace, N. S., Laurent, H. K., & Mayes, L. C. (2015).Emotion regulation in parenthood. *Developmental Review, 36,* 1-14.

Satir, V. M. (1964). *Conjoint family therapy.* Palo Alto, CA: Science and Behavior Books.

Satir, V. M. (1972). *Peoplemaking.* Palo Alto: Science and Behavior Books.

Schade, L. C. (2013). Non-suicidal self-injury (NSSI): A case for using emotionally focused family therapy. *Contemporary Family Therapy, 35,* 568-582.

Scharf, M., & Mayseless, O. (2007). Putting eggs in more than one basket: A new look at developmental processes of attachment in adolescence. *New Directions for Child and Adolescent Development, 117,* 1-22.

Schaefer, C. E., & Drewes, A. A. (2011). The therapeutic powers of play and play therapy. In C. E. Schaefer (Ed.), *Foundations of play therapy* (2nd ed., pp. 15-25). Hoboken, NJ: Wiley.

Sroufe, L. A. (2016). The place of attachment in development. In J. Cassidy and P. Shaver (Eds.) *Handbook on Attachment*, 3rd Ed. (pp. 997-1011). New York: Guilford Press.

Sroufe, L. A., & Fleeson, J. (1988). The coherence of family relationships. In R. A. Hinde & J. Stevenson-Hinde (Eds.), *Relationships within fam*ilies*: Mutual influences* (pp. 27-47). Oxford: Oxford University Press.

Stavrianopoulos, K., Faller, G., & Furrow, J. L. (2014). Emotionally focused family therapy: Facilitating change within a family system. *Journal of Couple & Relationship Therapy, 13,* 25-43.

Steinberg, L. (2005). *Adolescence.* New York: McGraw-Hill.

Walsh, F. (2003). Family resilience: A framework for clinical practice. *Family Process, 42,* 1-18.

Weibe, S. A., & Johnson, S. M. (2017). Creating relationships that foster resilience in emotionally focused therapy. *Current Opinion in Psychology, 13,* 65-69.

Weibe, S. A., Johnson, S. M., Lafontaine, M., Burgess Moser, M., Dalgleish,T. L., & Tasca, G. A. (2016). Two-year follow-up outcomes in emotionally focused couple therapy: An investigation of relationship satisfaction and attachment trajectories. *Journal of Marital and*

Family Therapy, 43, 227-244.

Weiss, R. S. (1982). Attachment in adult life. In C. M. Parkes and J. Stevenson-Hinde (Eds.), *The place of attachment in human behavior* (pp. 171-184).New York: Basic Books.

Whitaker, C. A. (1975). Psychotherapy of the absurd: With a special emphasis on the psychotherapy of aggression. *Family Process, 14,* 1-16.

Willis, A. B., Haslam, D. R., & Bermudez, J. M. (2016). Harnessing the power of play in emotionally focused family therapy with preschool children.*Journal of Marital and Family Therapy, 42,* 673-687.

Wittenborn, A., Faber, A. J., Harvey, A. M., & Thomas, V. K. (2006). Emotionally focused family therapy and play therapy techniques. *The American Journal of Family Therapy, 34,* 333-342.

Zuccarini, D., Johnson, S. M., Dalgleish, T. L., & Makinen, J. A. (2013). Forgiveness and reconciliation in emotionally focused therapy for couples: The client change process and therapist interventions. *Journal of Marital and Family Therapy, 39,* 148-162.

▌第二章 家庭与情绪：倾诉依恋之语

从广义上来讲，家庭治疗源于治疗焦点发生了根本性的转变，家庭治疗将心理病理学及其治疗的概念化焦点从个体问题转向了家庭的互动模式（Nichols & Schwartz，2007）。家庭治疗的出现发生在控制论科学和自我调节系统正被广泛讨论的时代背景下。

一般系统理论（Bertalanffy，1968）试图把控制论所暗含的机械化隐喻扩展为更广泛的概念，强调它是生命系统普遍具有的特点。治疗焦点一经转变，家庭治疗理论如雨后春笋般大量涌现出来，人们越来越关注系统的力量而非个体的影响，这在一定程度上形成了虚假的二元分法（Nichols，1987）。虽然约翰·鲍尔比的名字不常在家庭治疗先驱的名册中出现，但他本人也遵循了一种类似的转变，即从个人转向家庭生活中的关系，这是他为后世留下的另一笔财富。

本章将探讨鲍尔比的依恋理论和家庭系统理论的核心原则及其与EFFT实践的关系，考查鲍尔比对家庭治疗的见解和几种以依恋为导向的家庭疗法的发展近况，以及它们对EFFT有怎样的贡献。简单来说，我们会回顾依恋理论的核心原则，并指出它们如何塑造了EFFT的实践。最后，由于EFFT致力于通过增强家庭的情感联结来恢复家庭的耐挫力，我们会简要回顾情绪在EFFT实践中的作用。

依恋与家庭系统理论

事实表明，家庭系统理论是大多数家庭治疗理论发展的核心。鲍尔比在发展依恋理论时借鉴了相关的成果，包括一般系统理论和控制论（Marvin & Britner，2008）。实际上，依恋理论是一种系统性的理论，它强调在亲密的关系中，情绪信息及回应所构成的反馈环路拥有巨大的力量，并且这些力量会影响到个体的功能（Johnson & Best，2003；Marvin，2003）。EFFT理论对家庭的评估和治疗遵循一些系统性的原则，这些原则勾勒出了症状与家庭互动结构之间的关系，以及如何通过一次次可被预测的关系过程维持这些互动。

依恋理论和家庭系统理论在以下几个方面相互呼应。

1.相互依赖（Interdependence）

在这两种理论中，家庭都被视为一个由个体及其之间的沟通模式所组成的系统。家庭作为一个整体，既不是各部的简单加总，也不仅是各成员之间的互动模式。尽管人们可以理解家庭内某一对独特的二元关系（比如母亲和孩子）之间的动力，但如果要理解家庭的运作，就必须把家庭作为一个整体来考虑它更广泛的功能。依恋理论和家庭系统理论都认为，人际关系和个人内心这两个层面的影响会共同塑造家庭中的个人体验和共同体验。

虽然传统的家庭系统取向可能更加强调三元互动而不仅是二元互动，但两种理论都认为，在家庭系统内的一对关系不仅仅代表处于这段关系中的特定个体之间的关系。EFFT治疗师认为，家庭中某一对二元关系的转变不仅可以解除不安全的回应模式，由此产生的积极情绪和感受到的安全感还会进一步影响到家庭中的其他关系和整个家庭的体验。

2. 循环因果（Circular Causality）

系统理论和依恋理论挑战了简单的线性因果关系，家庭系统中的影响由双向决定的循环模式产生，而不是被单向决定的（例如家长单方面影响了孩子）。一个人只有在他需要的时候可以亲近依恋对象（Cattachment figures），并由此不断地产生反馈系统，依恋上的安全感才得以确立并维持。反馈环路是人际系统固有的组成部分，它们会影响个体的行为，这些行为又会影响他人的行为，进而让系统维持稳定或产生变化（Watzlawick, Bavelas & Jackson，1967，2011）。

EFT治疗师认为，那些维持了家庭中不良模式的负面情绪状态是由家庭成员共同创造、互相强化的，因为家庭成员一直在试图单方面地应对家庭中的威胁和困境。对于过度卷入的父母和退缩的孩子，这样的负向互动模式是很稳定的，双方的问题行为应看作是这个模式的一部分，而不是家长或孩子各自单独的问题，但家庭成员往往没有意识到，或者会否认这一点。

3. 功能障碍（Dysfunction）

尽管在家庭中出现的症状经常被归咎于某个成员的行为和功能，但若将症状放到家庭关系系统的背景下则可以使其得到更好的理解。在界线过度混乱或过度僵化的情况下，适应不良的行为有其自身的逻辑，因为这些情况会加重被拒绝和被抛弃的威胁。在此背景下，功能不良的互动模式会阻碍家庭成员对情绪信息的接触和处理，以至于难以维持个体层面和关系层面的情绪平衡（Johnson & Best，2003）。

这种从问题到模式的转变并不意味着治疗师要把个体的障碍和适应不良归咎于家庭。EFT治疗师会识别出有问题的模式以及由此产生的适应不良的回应，在此期间，治疗师会重新界定治疗焦点，将其从问题转移到引发了这些负面回应的模式上。若把这些负向互动视为依恋的交流受阻，就能进一步加深我们对于症状在家庭系统中的功能的理解。

4.适应系统（Adaptive Systems）

家庭会对系统内不断变化的需求和需要做出具有适应性的回应，这些回应构成了大部分的家庭过程。依恋理论和家庭系统理论都采取了一种非病理化的方式来理解家庭的行为，这两种理论都承认家庭"自我平衡过程"（homeostatic processes）的作用，它会组织成员的行为以维护系统的平衡。

鲍尔比（1973）提出了一个发展路径模型，强调发展轨迹不仅受到早期经验的影响，个体在之后吸收的信息也会继续作用于发展的结果。依恋系统的作用包括在发展过程中塑造安全的联结，以及培养能维持生存和促进幸福感的技能及行为系统。EFFT治疗师会关注与依恋相关的情绪所包含的适应性资源，并且利用这些情绪改善家庭的自然系统，从而在家庭关系中对照料和依恋的回应做出引导。

在与家庭工作时，面对父母和青少年之间发生的冲突，治疗师会将焦点转移为关注双方自我保护的反应如何打乱了更具适应性的情感回应。例如，治疗师会反映青少年的挫败感，因为他恳求被父母倾听，却一再被忽视。他们之间竖立着一堵不可跨越的冷漠高墙，治疗师会让自己加入到孩子的抗议中，肯定这面墙的存在，然后探索他被排除在外、无法寻求支持的感受。当孩子的讲述中出现拒绝和受伤的主题，并且慢慢浮现出悲伤时，治疗师会加强这种悲伤，因为它不仅是孩子有需求的信号，这种悲伤也能凸显父母提供支持的重要性。

随后，更深层的悲伤情绪开始激发出父母对孩子的关切和关注，因为他们在这一刻感受到了孩子的脆弱。治疗师还会处理父母和伴侣在提供照料反应时的阻碍，同时也会面向那些需要照顾或支持的人，帮助他们接触与依恋相关的体验。通过这些资源和修正性体验，EFT治疗师帮助家庭成员调整他们的回应，并引导他们重新回到通往探索和成长的发展之路上。

家庭系统理论和依恋理论之间存在着显著的共同点——两种理论都受到贝塔朗菲（Bertalanffy，1968）有关生命系统功能和属性的观点的影响。这些理论对于个体的本质有着相同的理解，认为个体处总是处在关系的背景下，并认为在治疗个体和关系的功能障碍时会面临复杂的因果关系。家庭系统理论和依恋理论共同强调了人类发展变化的适应性本质，也强调了家庭在促进成员适应和发展等方面所扮演的关键角色。

依恋与家庭治疗

约翰·鲍尔比（1979）设想过依恋理论对日渐成熟的家庭治疗可能的贡献，当时，家庭治疗的关注点主要局限在沟通模式、行为互动和跨代结构上。其实，鲍尔比撰写了最早的家庭治疗论文之一（1949），他主张要从儿童和青少年的负面行为背后，看到潜藏的脆弱性与痛苦，比如害怕和孤独。对鲍尔比而言，家庭治疗提供了一个环境，能让家庭成员讨论那些即使注意到也鲜少谈论的体验，或者探索隐而未说的东西，了解它们如何阻碍了家庭原本具有的适应新需求和变化的能力。

鲍尔比（1979）发现，家庭访谈可以用于探索那些主导了家庭互动的防御性过程。他推断这个过程往往表现为"巨大的压力会导致遗忘、扭曲、压抑和撒谎，让一方免责，又让另一方受责"。因此，家庭治疗让成员们有机会关注那些几乎不被探讨的经验，至少能明确地了解自己在当下的体验和反应。鲍尔比假设家庭治疗师可以提供一个安全基地，让个体能够探索此时此地的体验，以便对自身和他人形成自己的理解。

这种探索将聚焦于日常生活体验的现实，尤其是那些联结良好和联结断裂的互动模式。治疗师还会留意每个个体在其关系历史中的典型反应，特别是表征了自我和他人的内在运作模式。治疗师还会关注与分离相关的关系反应，以及来访者如何应对这种压力。鲍尔比对于家庭评估和治疗的建议可概括为三个主题：

（1）关注家庭生活中此时此地的互动和体验。

（2）关注可预测的或模式化的反应，这些反应提示了关系的运作模式。

（3）关注与分离有关的痛苦，以及在面对不确定性时，爱与关怀的重要意义。

对于鲍尔比（1979）来说，这种对关爱的需求是人类的天性。"我认为渴望被爱和被关怀是人类天性中不可或缺的一部分，这种渴望贯穿了早年和成年后的生活，每个成年人都会表达这种渴望，尤其是在病痛或灾祸面前。"

与鲍尔比同时代的宾-霍尔（1999）进一步阐述了依恋理论在家庭治疗中的应用。他认为，依恋理论对二元关系的聚焦限制了其向主流家庭治疗模型的融入。针对这一点，宾-霍尔提出了"家庭安全基地"（secure family base）的概念，它代表了家庭内部的依恋关系网络，身处其中的每个家庭成员都要为了维护它而做出响应、承担责任（Byng-Hall，1995）。

照料者之间的协作仍然是发展这种依恋网络的关键因素，并且家庭成员都要意识到保护依恋关系是必需且重要的。照料联盟的范围和性质会因家庭和文化而异，但人们还是普遍期望在有需要时互相照顾。家庭冲突、亲职化、虐待以及对关怀的争抢可能导致家庭内部出现权力或关系远近方面的冲突，从而破坏家庭安全基地。

家庭治疗中与依恋相关的方法

有关研究在依恋及其对家庭功能的影响上取得了新的进展，这些进展促进了依恋相关的方法在家庭治疗中的发展。本章会回顾两种与EFFT相关的家庭治疗方法，每一种都展示了依恋理论在家庭干预中的应用。我们会看到这两种疗法与EFFT类似的原则和实践，并探讨不同的方法有哪些关键的差异。

依恋取向家庭治疗 / 双向发展心理治疗

心理学家丹尼尔·休斯（Daniel Hughes，2004、2007）对遭受虐待和忽视、常常被领养和寄养的儿童与青少年进行临床治疗，在此基础上发展出了双向发展心理治疗（Attachment Focused Family Therapy/Dyadic Developmental Psychotherapy，DDP）。这些孩子饱受严重的心理困扰，包括自我感觉的破碎以及由复杂性创伤体验导致的紊乱型依恋。休斯（2004）提出，DDP的目标是通过治疗师为孩子提供安全的依恋关系，支持孩子接触被否认的自我特点，拓展情感体验的范围，并增强其反思能力，从而把对自我和对他人的新理解整合到生活中。尽管DDP还不满足循证治疗的标准，但目前已发表的研究结果证明了它的前景（Hughes，Golding & Hudson，2018）。

在依恋取向家庭治疗（Attachment Focused Family Therapy，AFFT）中，休斯（2007）运用以DDP模型治疗儿童时的有效原则和实践，将DDP拓展到了一般的家庭治疗中。在AFFT中，治疗师通过玩乐（playfulness）、接纳（acceptance）、好奇（curiosity）和同理（empathy），即PACE，来建立与儿童之间牢固的治疗联盟，以促进情感反思对话（affective-reflective dialogue），这部分正是AFFT的核心过程（Hughes，2011）。AFFT取向旨在培养依恋安全感，并以此作为促进情绪调节和反思功能的资源，帮助儿童和照料者在情感调谐的关系中理解自己的体验。这些过程共同促进了儿童对自身体验的准确觉察、分享和回应，父母的反应也能与孩子相协调并富有情感地投入。

总的来说，休斯对于幼儿的工作彰显出治疗师在促进孩子的情绪调节和发展方面以及内在自我意识发展方面的重要作用。情绪的人际调节可以促进儿童内部调节的发展，从而帮助孩子形成更清晰的内在自我意识。休斯在AFFT中展示了治疗师如何与儿童的非言语线索相匹配，包括儿童在表达中的节奏、节拍、强度、持续时间和表情，这样的匹配体现了积极的养育反应所具有的特征。AFFT十分注重家长的情感状态，家长自身更受控制的情感状态会被孩子"吸收"，并能用于整理孩子的内心世界，为孩子的经历赋予意义。情感的调谐对AFFT至关重要，在情感同步的关系中，父母与子女的主体间体验可以让内在经历被觉察，双方还可以分享各自的意图、匹配彼此的情感，并将注意力和意识导向相同的体验（Hughes，2007）。在AFFT中，依恋和主体间性共同影响了治疗的改变机制，促进了儿童的发展与成长。

基于依恋的家庭治疗

基于依恋的家庭治疗（Attachment-based Family Therapy，ABFT）为临床工作者提供了一种基于家庭且实证支持的治疗方法，在照料者与孩子之间依恋联结发生破裂后，该方法侧重于重建和修复依恋关系。盖伊·戴蒙德和加里·戴蒙德（Diamond，Diamond & Levy，2014）通过一系列治疗患有抑郁及有自杀倾向的青少年的临床试验，将ABFT系统化并评估了该方法的效果。ABFT的主要目标是恢复孩子对照料者的信任，相信照料者是可亲的，并让照料过程更具回应性。通过培养修正性的依恋体验，ABFT治疗师改善了家庭中的情感调节和沟通过程，使家庭成员表现出更强的换位思考能力，以及在解决问题时能更有效地协作。于是，父母和孩子的情感调节和冲突解决的能力得以增强，家庭凝聚力也得到了提升，而这些都为家庭应对自杀想法、抑郁和青少年风险行为提供了重要的缓冲作用。

ABFT一共有五项治疗任务，它们起始于目标的界定，并朝向这些目标采取数个步骤来解决家庭当前的困扰。第一项任务是关系的改释（Relational Reframe），这一任务侧重于将家庭的意图转向重建关系而非管理行为，以减少家庭中的批评和敌意。改释可以将家庭成员的注意力引向关系需求，以及家庭已经拥有的解决方案。第二项任务是与青少年建立联盟（Adolescent Alliance），治疗师在见到青少年时会了解并探索依恋的破裂及其对孩子受到的照料和支持有何影响。第三项任务是与照料者建立联盟（Caregiver Alliance），治疗师会单独邀请父母来探讨他们在养育中经历的压力和困扰，并在过程中促使父母注意和关心孩子的需要，从而，父母在回应这些需要时会更多地投入，也能明确哪些养育策略更有效，治疗师还会对父母提供情绪方面的辅导。

前三项任务旨在让青少年和照料者做好准备，以便能开展第四项任务——依恋的修复（Repairing Attachment）来处理依恋的破裂。在这一步里，照料者和孩子会直接处理核心的关系挫折，治疗师会鼓励父母以同理和开放的态度回应青少年的不满，也会鼓励父母承认自身的行为并道歉。最后一项任务为自主性的促进（Promoting Autonomy），在这项任务中，治疗师的焦点转变为提升青少年的能力感和自尊心。治疗师会邀请父母挑战并支持孩子，让孩子增强自我责任感，并一步步向获得更强的自主性迈进。治疗师也会特别注意增强父母的觉察，帮助父母理解青少年情绪相关的问题与亲子依恋破裂之间的联系，这些破裂往往和孩子对爱和支持的需要得不到满足有关。

对 EFFT 实践的启发和注意事项

作为基于依恋的干预方法，上述这些取向有一个共同目标，即在父母和依赖于父母的孩子之间，修正依恋和照料的体验。这些模型都将依恋理论作为主要的资源，来指导对子女问题和家庭困境的概念化。每种取向都为受依恋影响的家庭疗法做出了独特的贡献，也为与家庭工作的 EFT 治疗师提供了丰富的洞察。

与 EFFT 的相似之处

EFFT 和 AFFT 都强调将依恋相关的情绪作为资源，以促进家庭中感受到的安全感。丹·休斯通过在治疗中关注情感的调谐以及与依恋相关的情感状态，出色地展示了情感反思对话的力量。与 EFFT 类似，AFFT 会谈也侧重在此时此地的互动中处理情绪，其中，那些最为关键的情绪体验会被注意、调节和理解。在对情绪工作时，这两种模型都依赖于治疗师对当前经验的调谐及对依恋情绪的觉察，以引导孩子和父母进入新的体验。在这些时刻，治疗师会说出自己对这些具体的情感体验有何推测，通常会表达出与依恋相关的情绪和需要。在 AFFT 和 EFFT 中，治疗师都会努力创造情感共鸣的时刻，这些时刻可以帮助家庭对自己、对他人形成新的理解。

这两种模型都强调了治疗联盟对于接触和拓展情绪体验至关重要。治疗师作为依恋对象，可以在孩子情绪的双向调节和意义建构中起到枢纽的作用。休斯（2007）倡导以一种开放和好奇的立场（PACE）进行与儿童和家庭的互动，以便促进家庭成员的探索和投入，这与EFFT强调治疗师要保持好奇、真诚和同理的立场相一致。两种模型中治疗师都会将问题行为和负面情绪置于不安全依恋体验的背景来理解，并为家庭创造机会来修复这些联结。

从概念上看，EFFT和ABFT（Diamond et al.，2013）在家庭治疗和依恋过程方面有一些共同的假设。ABFT和EFT都认为青少年时期的一个核心任务是在家庭关系中对自主性进行协商，从而让青少年获得自主性。这需要父母相互配合、共同努力，也需要在关系联结和自主性之间保持平衡（Allen，2008）。

两种方法都为父母和青少年提供了一种基于关系的资源，用于帮助家庭在发展性的探索阶段以及成人身份认同感的塑造过程中，应对那些对支持和安全感的需要（Johnson，2019）。确切地说，ABFT融入了EFT对脆弱情绪的关注和相应的治疗实践，以促进成员分享与依恋体验有关的脆弱情绪。在ABFT的第四项任务中，治疗师引导家庭就核心依恋主题进行更具脆弱性的交流，在此过程中，分享与关键依恋经历相关的情感体验可以对治疗的改变起到关键作用。EFFT和ABFT都注重使用与依恋相关的情绪来组织照料者和青少年之间的修正性体验。

ABFT和EFT都侧重把家庭的关注点从当前的问题转移到与这些症状相关的关系困扰上。这两种模型都把消极互动放到依恋沟通受阻的背景下重新界定，并且会主动提供修正这些关系互动的过程。在此框架下，ABFT和EFFT治疗师会增强父母的照料意图，并帮助父母更好地意识到孩子未被满足的依恋需求和脆弱性。这两种方法都遵循一个特定的过程，通过调整家庭中与依恋相关的沟通和接触来解决这些阻碍。

与EFFT的不同之处

尽管这些基于依恋的干预措施都有一个共同的顶层目标和相应的治疗方法，但EFFT的实践仍存在着明显的差异，这些差异凸显了EFFT对于当下情绪和关系的重视。EFFT的经验聚焦会让治疗师积极调动在当下发生的与依恋相关的情绪和关系，并且会帮助家庭接触和分享这些情绪，以促进更具安全感的互动。在这些模型和EFFT之间有两个最主要的差异，即EFFT是系统式和经验式的。

1. 系统聚焦

AFFT和EFFT都把接触和处理与依恋相关的情绪作为转化不安全感的核心。然而，EFFT注重不安全感在系统和关系中的影响，并且与ABFT类似，EFFT也关注不安全的家庭过程所浮现的系统模式，以及这些模式如何阻断了依恋过程。这种对系统的聚焦让EFFT与AFFT有三点不同。

首先，EFFT认为，依恋中的不安全感存在于个人和系统两个层面。AFFT则主要聚焦于孩子，更多地依赖治疗师与孩子的关系来促进新的安全体验，并以此作为让父母更具回应性的基础。而EFFT则强调家庭系统中的多个依恋过程，并且会从系统层面看到家庭困境和成员感受到的不安全如何组织了多个二元关系，以及孩子的个体体验。

其次，EFFT主动处理家长在参与到照料过程中遇到的阻碍，并且认为这种阻碍会与儿童自身在寻求关怀时的阻碍相互作用。而AFFT则侧重于引导家长处理那些阻碍了他们可亲性的议题，让父母能够展现出更高的可及性和回应性。系统地指导父母进行更安全的回应是AFFT改变过程中的关键元素。

最后，EFFT侧重于对家长和孩子之间共同的情绪体验进行现场演练，使亲子关系变得更加安全。治疗师与家长和孩子一起工作，追踪并投入到那些调谐、不调谐以及被修复的时刻中。AFFT会把调谐更广泛、更动态地应用于家庭关系中，而EEFT则更关注会谈中的具体互动，捕捉父母和孩子在相互调节依恋相关的情感和需求时，做过哪些成功和不成功的尝试。

2.经验聚焦

EFFT和ABFT都把关系阻碍和依恋破裂作为干预的重点。从这两种方法都遵循相似的轨迹：把焦点从问题转向关系，接触孩子的依恋体验和需求，提升父母的回应性，并通过修复性的现场演练来恢复依恋。尽管EFFT和ABFT在接触、处理和调动情绪上有相似的方法，但在使用情绪来经验性地转化关系这一方面存在三点不同。

首先，ABFT的任务重点是根据特定联盟（例如，青少年联盟或照料者联盟）的目标来组织会谈，而在EFFT中，会谈的焦点是由家庭的关系过程来确定的。ABFT和EFFT都会开展家庭的、家长的及个体的会谈，然而在EFFT中，这些会谈的形式会根据治疗过程以及家庭独特的需求来灵活确定。除初始会谈以外，EFFT治疗师会主动地处理孩子和父母在会谈中的体验，以便动态地发展和增强治疗师与父母及孩子的治疗联盟。这种对于过程的关注彰显了EFFT会谈对于体验和关系的重视。

其次，基于对经验性和关系性的强调，EFT治疗师在整个过程中都会使用现场演练技术，而不是专门组织一节用于现场演练的会谈。在EFFT中，现场演练是一种资源，可被用作移除关系阻碍、调动更深层的感受到的安全感，在这一点上，EFFT和ABFT的目标是一致的。不过，在EFT中，现场演练有多种功能，包括评估家庭成员对直接对话的回应、加强当下的体验、分享新的感受、在关系阻碍中调动僵化的互动位置等，现场演练也可以把更深层的情感体验转化为新的关系联结（Tilley & Palmer，2013）。

现场演练对于关系阻碍的识别和处理是必不可少的。例如，EFT治疗师可能会邀请父亲对女儿表达关怀，却发现女儿断然拒绝了父亲的安慰。这就是关系阻碍在会谈中的再现，治疗师会把它作为一个切入点，借此处理孩子的阻碍，即孩子对照料的防御性体验。在EFFT的改变过程中，情绪的处理和调动是能否有效进行现场演练的关键因素。

最后，EFFT和ABFT的不同还体现在处理情绪的方法上。尽管ABFT和EFFT都会促进家庭对脆弱情绪的接触，并支持父母用同理的方式回应孩子的依恋需求，但ABFT借助于辅导（coaching）的方式来帮助父母提高养育技巧，特别是和情绪有关的技巧。在ABFT中，治疗师充当了父母的教练，帮助父母练习各种情绪技巧，包括：肯定，接纳负面情绪，以及协商和妥协。而在EFFT中，治疗师则将情绪作为觉察、理解和行动的催化剂。EFT治疗师会帮助父母和孩子整理自己的情绪体验，并在安全的关系背景下探索情绪，将情绪和父母的照料意图，以及孩子与依恋相关的需求联系起来。在EFFT中，要转化家庭困境中的关系阻碍，关键在于父母和子女是否有能力在情绪层面去交流那些最要紧的需求和关怀。

以上这些方法的相似之处在于凸显了依恋理论的影响——依恋是转化家庭关系联结的强大资源。总的来说，这些方法都以依恋理论为指导，朝着一个相似的目标迈进。不同之处在于，EFT不仅将情绪作为改变的目标，也将其作为改变的催化剂，并且会在当下主动地使用依恋过程来增强家庭联结，以促进家庭的成长并提升其耐挫力。

依恋理论和情绪取向疗法

情绪取向家庭治疗认为，在对适应不良的家庭模式进行概念化和治疗时，依恋关系是首要的考虑因素。在EFT的发展中，约翰逊（1986）着重关注了依恋理论对于理解伴侣关系的作用，突出了这两种角度的不同：把关系问题看作待修复的联结，还是看作要讨价还价的谈判。EFT致力于推动对亲密和爱的关注，而非冲突和沟通，后两者一直是当时伴侣治疗的重点。

在EFT的发展过程中，约翰逊持续地推进了依恋理论在EFT的概念化和治疗中的

作用，这一点体现在约翰逊的《婚姻治疗的九个步骤》（第二版）（Johnson，2004）、
Attachment Processes in Couple and Family Therapy（Johnson & Whiffen，2003）、*Love Sense*（Johnson，2012）以及她对EFT实践的新近概述中（Johnson，2019）。因此，对EFT实践最恰当的理解也许是把它看作依恋理论的临床应用，不论治疗师是与个体、伴侣还是家庭工作。约翰逊在以前的著作中（e.g.，2004，2019）概述了依恋理论的核心原则及其与EFT实践的关联，下面我们将回顾一系列的核心假设，以及这些假设与EFT在家庭治疗取向的相关性。

（一）依恋是人类关系中的与生俱来的动力

人类繁荣的前提是一个人可以依靠他人来获得身心上的安全，人们渴望对关系的联结产生"感受到的感受"（felt sense），这一渴望对设定人类的目标和需求的优先级起到了根本作用。这一基本的动机系统贯穿了人的生命周期，推动并组织关系互动以满足人类社会性联系的需要，在面临不确定性或幸福感遭受威胁的时候尤为如此。这些基本的人类本能本身是普遍存在的现象，不过它们在特定文化中的表现方式可能有所不同（Mesman，IJzendoorn & Sagi-Schwartz，2016）。而依恋可以提供一种具有适应性的模型，帮助我们理解那些形塑了人类行为的核心动机。

因此，依恋作为一种关系性的动机系统，可以用来解释纷繁复杂的家庭互动。当家长对一个孩子疼痛与不适的非言语暗示进行回应时，便体现了孩子的依恋呼唤与家长的照料行为之间固有的联系。这些正常的或预期内的行为可以满足孩子的需求，在一系列这样的互动之后，孩子会了解自己的社交世界有怎样的价值以及自己在其中的位置。孩子哭泣，家长回应，这是预期内的互动。相反，当这一系统被破坏，孩子的期望没有得到满足时，痛苦就会产生，并且会启动一个不断增强的负向模式，这一模式传递的信息会削弱个人的幸福感和价值感。尽管伴侣关系更具相互性，但类似的照料模式也会渗透在伴侣关系中（Feeney & Collins，2001）。这些相互的关系支配着那些构建了家庭系统的依恋网络（Sroufe，1988），并为家庭治疗师提供了一个关系框架，用于在家庭系统的背景下理解个体的困扰和心理病理现象（Cowan & Cowan，2005）。在EFFT中，治疗师会理解父母和孩子的动机，知道双方会基于寻求照料和给予照料的内在动机行事。EFT治疗师会对这些潜在的动机保持调谐，正是这些动机影响了个体的行为，并组织起了更安全或更不安全的关系模式。

（二）建设性依赖和自主性相辅相成，并不互斥

个体幸福的前提是有能力与他人建立和维护互惠互利的关系。不论是从个体化（individuation）、自主性（autonomy）还是分化（differentiation）的假设来说，人格的发展都是以关系性的背景为前提的。依恋理论暗含了"依赖悖论"（dependency paradox），即当个体有能力对一个值得信赖的人保持有效的信任时，个体的自主性也更强（Feeney，2007）。对于一个孩子或成年人来说，如果有另一个人可以有效地依赖，那他们在这段关系中就有了一个力量和耐挫力的源泉（Johnson，2019）。安全依恋的基础是个体对另一人的可亲性具有感受到的（felt）信心，并且安全依恋与自我认同感的一致性和积极性的增加有关（Mikulincer，1998）。因此，安全的依恋关系为个体提供了一个有归属感的安全基地，让个体可以不断探索外部世界，并且成为一个完整的人。

鲍尔比（1975）提出，寻求亲近在本质上是一种适应性的反应，通常不会导致自我的丧失或情绪的融合。一个人的依恋联结是针对特定的人的，这个人就是依恋对象，可以是家长、兄弟姐妹、朋友、伴侣或宗教人物（例如，上帝）。鲍尔比认识到依恋系统始于婴儿期和童年早期，其活跃程度会随着发展的过程而降低。尽管如此，人对这些联结的需要一直存在，并且贯穿一生。这些情感联结的激活、维持和破裂会表现为情绪体验，尤其是当这种联结被威胁或者被修复时（Bowlby，1979）。透过安全的依恋，个体在亲密关系中展现出更高的效能感，更能表达自己的需求、回应他人的需求。在更为调谐和一致的互动中，依恋的安全感可以对压力形成缓冲，为积极的应对方式提供支持，从而增强耐挫力。

对于家庭治疗师来说，依恋理论提供了一个根植于行为系统的相互依赖模型，这个系统可以提供安全感，减少恐惧，并促进探索。作为一个既面向目标又修正目标的系统，依恋为治疗师提供了一个蓝图，描绘出家庭系统中的动机和意义如何决定了情感体验。家庭系统不仅为个体提供了安全性和安全感，同时也为他们的成长和发展提供了支持。鲍尔比在对养育的描述中阐明了这两者的平衡：

> 我有一个核心的养育理念在于，父母应该共同为儿童或青少年提供一个安全基地，让他们可以冒险迈向外部世界，并且在回来时确信自己会被欢迎，身心会被滋养，困扰会被宽慰，恐惧会被安抚。在本质上，这样的角色是可亲的，当孩子需要鼓励或者协助时可以随时准备好回应，而且在明确有必要时才会进行干预。（Bowlby，1988）

为了保持这种平衡，父母和子女在传递与依恋相关的情感和需要时，必须能够进行调谐的交流。家庭在整个生命周期中都要面对不断变化的需求和新的挑战，EFFT的改变过程能够使家庭在应对需求和挑战的过程中找到情感的平衡（emotional balance）。通过整理和调动情感体验，EFT治疗师引导父母、孩子和伴侣朝着更脆弱的情感走去，促使他们更清晰而直接地表达自己寻求关怀、给予关怀的需要。

（三）感受到安全感是依恋系统的首要目标

感受到的安全感是一种能带来保护、支持和成长的资源。作为一种心理状态，感受到的安全感是一种安全感的信号，它暗示着在一个人在面临威胁或需要支持时，暂缓了对亲近的寻求。当个体积攒了更多寻求到保护、安抚和安全的成功经验时，就会对他人的可亲性有更强的感知，情绪调节和有效参与亲密关系的能力也会随之提升。

随着信心的增加，感受到的安全感所带来的影响会不断得到巩固和扩大，个体被爱、被重视的感受也会一同加强，在浪漫关系中的依恋也是如此（Mikulincer & Shaver，2015）。感受到的安全感在安全依恋的两个基本属性——安全港和安全基地中得到体现。

1.安全港

在一个人有需要的时候，依恋对象是安抚和慰藉的来源。如果在痛苦的时候能找到一个可以给出回应的依恋对象，个体就找到了"安全港"（safe haven），能在面对不确定时得到宽慰，并感到幸福。而且，如果能从父母或伴侣的回应中一遍遍地得到安全和保障，这种反复的体验就能帮助个体抵御日常的挑战和生命里的不确定性（Mikulincer，Florian & Weller，1993）。归根到底，能否获得这种安全感取决于依恋对象的可亲性，以及个体是否对依恋对象有信心，相信自己在面临身心痛苦时可以得到有效的回应。

2.安全基地

在个体有需要时，依恋对象的可亲性和支持性给个体的探索和发展提供了源源不断的支撑。无论对儿童还是成年人，这个过程都带来了信心，让人相信在遇到困难时会有另一个人在身旁做出回应。这种信心让"探险家"可以自由地专注于自己的兴趣和活动，因为他们深知在自己背后，有一个坚实的基地总是可以在需要时出现。这种"安全基地"（secure base）的存在不仅促进了一个人对自我、对自己行为的投入和理解（Fonagy & Target，1997），也让一个人对内在世界更有觉察、更加开放（Mikulincer，1997）。

对于家庭而言，感受到的安全感始终是一个总体目标，鲍尔比专门把"可亲性"

（availability）看作依恋系统的"固定目标"（set goal）。一个人感知到的可亲性意味着个体相信自己与依恋对象之间存在着一条畅通无阻的沟通渠道，依恋对象近在身旁，只要发出信号表明自己有需要，依恋对象就会回应（Ainsworth, Blehar, Waters & Wall, 1978）。因此，对照料者可亲性的信念和信心是基于经验而产生的。这种认知上的信念代表了一个人真实地体验过自己在有需要时可以迅速找到另一个人。此外，感受到的安全感是一种互动性的存在，它是在关系中特定的需要和担忧被回应时产生的，在这样的关系里，依恋对象的日常举动至关重要（Kobak & Madsen, 2008）。

在EFFT的过程中，治疗师会创建一个可预期的、稳定的环境，这种特点体现在治疗联盟的可及性、回应性和情感投入上。EFT治疗师扮演着一个特定的依恋对象的角色，让伴侣、父母和子女得以共同探索在家庭中的体验，并携手冒险，面对彼此的脆弱。治疗联盟既是一个安全港，庇护那些陷入了家庭困境风暴的个体；也是一个安全基地，帮助家庭探索新的体验，探索那些和情感联结有关的深层情绪。治疗师可以为家庭打开新的局面，让每个成员都能够探索和拓展自己对他人的看法，也会帮助每个人正视自己与依恋相关的需求和反应，看到这些需求既是正当的，也是可以实现的。

（四）情绪上的可亲与投入是维持信任的必需品

家长对孩子的情感信号保持可亲性、做出回应，这对孩子发展感受到的安全感以及维持必需的关系联结十分关键。对情绪主动进行调谐是依恋交流的核心，也是个体在维系关键的关系联结时，辨明内在动机和意义所不可或缺的。因而，在一个人感到脆弱的关键时刻，情感的压抑或缺乏相应回应的行为从根本上说是具有破坏性的。鲍尔比（1980）指出了"防御性排斥"（defensive exclusion）在家庭中的作用，即某些特定的情绪反应和交流是不被家庭纳入的。"静止脸范式"（still face paradigm）展示了在与婴幼儿的互动中，家长的退缩所带来的负面影响（Tronick, Als, Adamson, Wise & Brazelton, 1975），当孩子试着恢复丢失的情感联结，而父母却没有展现预期内的投入和可亲性时，这一过程深刻地揭示了在最根本的关系中，情感的投入和可亲性的关键作用。

相较于"静止脸范式"中的转变，父母与孩子之间的关系阻碍发生得没有那么急剧。如果父母长期地忽视孩子的抱怨和抗议，而且把这些行为贴上"太矫情""不重要"的标签，关系阻碍便会产生，进而削弱孩子对父母的信任，以及孩子在父母眼中的价值。

在亲子互动中，父母的不投入，甚至未能意识到关系联结的丢失，都会对孩子在这段关系中感受到的安全感产生影响。孩子的情绪反应是一种和分离痛苦有关的信号，若依恋系统未能就此进行修正，那么亲子关系就会受到冲击。

家庭成员会用情感信号来表达自己的需求，EFT治疗师会通过这些信号来追踪家庭的互动过程，并寻找其中的关系阻碍。面对家庭成员各种各样的、在彼此之间经常相互竞争的体验，治疗联盟在调节和肯定这些体验的过程中起到了至关重要的支持作用。透过治疗师的可亲性以及家庭的情感投入，家庭成员能够探索新的情绪和体验，并能理解自己在痛苦时的行为和经历。例如，EFT治疗师会关注父母对孩子情感信号的忽视，并探索在这一互动中亲子双方的深层体验。治疗师会看到孩子因为感到自己缺乏价值、不重要而产生的担忧，也会看到父母因辜负孩子的期待而产生的羞耻感和无能感。治疗师的目标不仅仅是看到或理解这些与依恋相关的深层情感，还要通过互相分享这些体验，在家庭成员之间塑造更强的信任感。

（五）孤立与丧失是创伤性的体验

丧失、分离和被剥夺的体验对于理解依恋必不可少。在鲍尔比看来，这些沉痛的经历是儿童发展的决定性因素，并且会影响个体应对生活中其他挑战的能力。无论是儿童还是成年人，如果没有信心获得另一个人的支持，都会在面对威胁时陷入慢性的担忧之中（Bowlby，1973）。因此，依恋理论为治疗师提供了一个方向，探索那些在情感上让人被伤害、被拒绝和被遗弃的行为所蕴含的意义和影响。当依恋需求面临风险时，丧失和孤立会尤为突出地影响那些主宰关系互动的基本反应。这一点也能正常化儿童和成年人为了应对这些影响深远的创伤体验所做出的努力。

家庭的不安全模式让家庭成员变得更警觉并做出更多的保护性反应。这些过度的回应体现出一种对丧失和分离的恐惧，个体害怕自己寻求的人不能提供联结和关怀。在EFFT中，治疗师会重新界定这些比较偏激的行为，将父母和孩子在痛苦中的行为视作一种恐惧，即害怕自己陷入丧失、孤立无援和绝望的境地。这些恐惧也能帮助我们洞察关系的意义，让我们看到最害怕的东西，为何常常也是最被需要的。EFT治疗师会帮助孩子和父母接触并调动这些恐惧及其暗含的需要。

（六）分离所造成的痛苦是一个可预测的过程

家庭的互动过程遵循着一种"同步—不同步—再同步"的模式。没有哪一对亲子关系是完美契合的，"混乱"（messiness）是发展过程所固有的，在自我体验和自我调节的过程中更是如此（Tronic，2007）。亲子互动通常都会发生不匹配的情况，依恋系统可以通过反馈进行引导和修正。若未能从依恋对象那里得到安慰或联结，则会带来一种可预测的痛苦模式，例如愤怒和焦虑加剧，并伴随着可预测的负向互动反应，包括：愤怒地抗议、缠人地要求、沮丧地退缩，以及变得绝望（Bowlby，1979）。一个孩子身上所谓的"过度敏感"也可能是修正的信号，如果不被理会，负面情绪将会升级。

这些负面反应会引发父母更多的防御性行为，造成并加强亲子之间的关系阻碍。当这些阻碍不断加强，以及伴随而来的负面情绪不断加剧时，父母、伴侣和子女都更难保持情绪的平衡，更难相互建立联系，在依恋层面建立情感联结更是格外困难（Kobak，Duemmler，Burland & Youngstrom，1998）。依恋资源的隔绝和丧失对一个人的影响是创伤性的，会加剧无助、恐惧和绝望的感受（Mikulincer，Shaver & Pereg，2003）。EFT治疗师会追踪会谈中的情绪过程，因为孩子的深层需要和父母的照料反应经常会被分离痛苦所诱发的保护性反应所掩盖。一段关系和每个人的幸福感所受到的威胁越大，痛苦的反应就越激烈，往往表现为指责攻击或逃避退缩的行为模式。

（七）僵化的互动位置往往反映了潜在的应对策略

孩子态度不屑地抱怨、家长持续地退缩，以及在此互动中逐渐升级的防御性消极反应形成了一种可预测的模式，这种模式展现了不断增强的负面情绪如何维持了僵化的互动位置。在具有依恋意义的关系中，家庭困境的模式反映了父母和子女在情绪难以平衡和调节时，采取了怎样的互动位置或应对策略。当家庭直面与依恋相关的需求时，在可预测的种种行为及重复发生的情绪序列中，这些互动位置就会变得显而易见。一个孩子会逐渐相信自己的需求无关紧要，并且预料父母会对此漠不关心。同样地，父母也预期孩子会表现出负面行为，并且不管孩子的担忧到底是什么，父母已经对此有了反应定势。家庭成员对这样的互动越发熟练，越发能预测对方的行为，就会采取越发无效的策略来应对这些担忧，进而导致更强的不安全感，从而深深地阻碍了照料与依恋的沟通。

在一个更为安全的家庭互动中，孩子和父母会采用原始的（primary）依恋和照料反应，能在面对痛苦和担忧的时刻给以有效的支持和关怀。初级依恋策略是指父母主动地投入并从容地回应孩子对于关心、保护或支持的需要。这些互动提升了感受到的安全感，并提供了一种情感的平衡，在这种平衡中，家庭成员对他人的回应性以及自身的价值和重要性都产生了信心。如果在家庭互动里更多的是缺乏可亲性或支持性的不成功尝试，那么个体就更有可能借助次级的（secondary）依恋策略来应对，体现为依恋系统的去激活（de-activating）或过度激活（hyper-activating），而且会在回应中带有不同程度的回避和焦虑（Fraley & Waller，1998）。

在不那么安全的互动中，次级依恋策略的使用为父母、伴侣和子女在互动中僵化的互动位置打下了基础。在伴侣关系中，伴侣的互动位置常常被描述为"追逐者"（焦虑或过度激活策略）和"退缩者"（回避或去激活策略），这些次级依恋策略构成了伴侣关系困境中常见的"追-逃"模式。在亲子互动中，次级依恋策略也会受到焦虑和回避反应的影响，这些策略同样是为了处理依恋沟通过程中的障碍。

亲子关系的目标和伴侣关系的目标有所不同，因此，父母和孩子的互动位置更适合从给予照料与寻求照料相关的行为倾向来界定。通过聚焦于这些行为与潜在策略之间的联系，父母僵化的互动位置可能是过度反应的（焦虑）或反应不足的（回避），而子女的策略则可能被描述为把自己依恋相关的信号过分加强（焦虑）或过分削弱（回避）了。

1. 过度激活的策略

更偏向焦虑维度的策略旨在接触一个不可亲或者不提供支持的依恋对象。这样的反应是过度激活的，在关系困境中体现为苛刻或跋扈的反应、充满指责地追逐以及焦虑缠人的行为。这些行为本质上突显了个体对依恋对象的痴迷，个体常常绝望地试图处理与依恋相关的创伤和恐惧，却不能如愿。更愿意采用焦虑策略的个体更有可能对自己的价值持负面评价，并且倾向于自我怀疑（Mikulincer & Shaver，2015）。因负面自我评价而产生的这种反应性回应会让个体更有可能出现消极情绪，表现出指责与抱怨、情绪激动地争吵，或者一心专注在他人身上而在情绪层面做出侵入性的行为。

2. 去激活的策略

更偏向回避维度的策略旨在通过一些行为和努力让依恋系统达到去激活的状态。个体用来回避或远离依恋信号的行为包括忽视和压制与情绪有关的线索和反应。这种策略包含了一些工具性的尝试，即在不涉及问题的情感层面的情况下来处理和纠正问题。在物理意义和关系意义上的远离可以被用来应对问题的冲击和已然加剧的情绪强度，尤其是当另一方正表现出过度激活的反应时。回避策略的首要目标是让个体做到"自给自足"（self-reliance），与此同时，个体要保持关系的距离，淡化关系的需求，并让自己不那么重视来自亲密之人的关心（Mikulincer & Shaver，2016）。由于这样做回避了脆弱性，这些策略削弱了个体有效应对负面经验的能力，也损害了其对负面情绪的调节能力。

3.混合的策略

第三种策略是在依恋交流中混合了回避反应和焦虑反应。这种依恋风格在成年人依恋关系中被描述为恐惧回避型依恋（Bartholomew & Horowitz，1991），在聚焦儿童个体的评估中被描述为紊乱型依恋（Main & Hesse，1990）。这样的个体可能感到很难决定自己应该焦虑地追逐还是回避地退缩，因此体现为更加混乱或无序的风格（Simpson & Rholes，2002）。创伤性的经历往往是这种策略的前兆，在这样的关系中，一个人获得依恋支持的来源同时也是产生威胁或痛苦的来源。这些相互矛盾的体验使这一策略不能保持一致和连贯，并且对依恋和照料的互动也产生了冲击。使用混合策略的个体会被困在两种倾向之间，既想要对他人保持冷漠与疏远，又渴望得到他人的爱与支持，在使用恐惧回避的策略时，个体心里往往隐含着一种惋惜之感（Mikulincer & Shaver，2016）。

上述策略可以被称为一个人"习惯性的参与形式"（habitual forms of engagement）（Sroufe，2016），因为它们在人际关系中已经被反复练习，会例行出现。

在家庭生活中，这些次级依恋策略影响了伴侣和父母做出反应的有效性，使其在面对他人的依恋呼唤时，难以提供既有意义又安全的回应。在成年人的关系中，更焦虑的反应会导致个体做出与伴侣的需要不匹配的照料反应，在极端情况下，个体会表现出控制或者在情感上有侵入性。类似地，更偏回避的策略抑制了有效的照料反应，导致情感联结更不敏感、不充分。而且，当次级依恋策略主导了整个亲子互动时，父母在提供照料时也会反映出类似的困难。在与子女互动时，父母的不安全感会破坏他们有效调节自身情绪的能力（Mikulincer & Florian，1998），进而让父母难以通过宽恕、关怀和同理来修复关系中的破裂（Jones，Cassidy & Shaver，2015）。

EFT治疗师通过追踪有问题的互动模式中人们的行为，揭示了那些可被预测的潜在依恋策略，这些策略组织了个人内在的和关系之中的体验，尤其是在痛苦的时刻。人们认识到，这些模式降低了家庭在面临重大的需求时为彼此提供支持和关怀的有效性。这些次级策略代表了家庭在竭尽全力地应对和管理家庭困境，因此，这些策略也指向了家庭成员的潜在动机，即他们希望摆脱这种破坏家庭情绪平衡的消极模式。

（八）依恋中包含了对自我和对他人的内在运作模式

随着时间的推移，依恋的经验会在一个人的关系世界中构建出关于自我和他人的心理表征。这些心理表征是基于依恋历史而产生的，在情绪调节、亲密关系、探索和照料中发挥着重要作用。鲍尔比（1973，1980）提出了"内在运作模式"（internal working model）的概念，用以描述这些心理表征是如何通过提供独特的程序性脚本，在互动中塑造和组织了个体对自我和他人的预期。拥有安全依恋的个体更有可能将自己的关系世界视为有响应、有支持的，同时也认为自己值得被爱、被重视。由于这些运作模式会预测他人的行为和个体自己的反应，因而它们包含了个体对自己和对他人的看法，这些看法会引导并塑造家庭内外的互动。

这些运作模式会渗透到一个人对于自己是否被爱、能否依赖他人的预期上。这些与依恋相关的隐含担忧可以总结为两个最基本的问题：我能依赖你吗？我值得你的爱吗？一个人在依恋关系中的预期会塑造期待、自动化的感知偏差、情景记忆、信念和态度，也会形成一个人的程序性知识并对亲密关系产生影响（Collins & Read，1994）。鲍尔比（1980）认识到，这些运作模式在人的一生中是可以被重新审视的，因为其他的依恋关系为个体反思和重新审视自己过去的依恋经历的意义提供了基础。除亲子关系外，同伴依恋、恋爱关系/婚姻，以及心理治疗所带来的影响，也能有力地帮助个体审视自己被依恋历史所塑造的期望。

这些充满情绪的"热"运作模式（"hot" models）正是EFT取向在调整依恋倾向时的首要关注点。EFT会通过以下方式寻求伴侣关系的改变：接触并调节依恋需求和依恋恐惧，帮助伴侣塑造新的方式来投入到与依恋相关的需求中，启动调整后的运作模式，强调伴侣的可亲性，帮助个体明确自己在与他人的关系中既是脆弱的，但也是有能力的和有效的（Johnson，Lafontaine & Dalgleish，2015）。同样，EFFT取向也注重接触与依恋相关的需求和情绪，并促使照料的反应变得更能响应和更加调谐，从而增强感受到的安全感，帮助家庭渡过难关。

EFT治疗师会侧重于接触深层情绪，并且会细致地描绘出与这些情绪相关的依恋渴望和需求是什么。这些体验可以帮助塑造调谐的依恋互动，让感到不安全的父母和孩子清晰地看到彼此隐而未说的期待。这些内在运作模式让个体形成对他人的预期，也会决定个体如何看待自己。例如，面对儿子的漠然和无动于衷，父亲在反应严厉的背后，可能有着孩子排斥自己、自己没能做好父亲的羞耻感。同样，儿子用冷漠来抵御父亲的疏远和愤怒，是因为害怕自己被拒绝，同时也认为父亲是不可信赖的。

（九）照料系统

提供照料与关爱是一种内在的动机系统，它使家长优先关注孩子的幸福感，无论是在帮助孩子应对伤害和威胁的情况下，还是在支持孩子成长与发展的机会时。作为依恋系统的补充，照料反应与依恋相关的需求是协同进行的（George & Solomon，2008）。鲍尔比（1980）提出，父母的保护性反应给孩子提供了安全港，安斯沃斯（Ainsworth）（1991）指出，照料会以一种类似安全基地的方式，促进他人的探索和成长。作为一种先天存在的系统，照料行为会在有危险或威胁的情况下，或者在有成长机会时被触发。照料的行为包括对他人的问题表现出浓厚的兴趣并提供支持，或认可个体在应对这些困难时付出的努力。表达爱意和情感、提供工具性的支持、给予指引和建议也是常见的照料行为（Collins，Ford，Guichard，Kane & Feeney，2010）。

照料行为体现在父母对子女的关心、支持和保护上，也体现在成人依恋关系中互相给予的安慰、安全感和关怀上。我们期望看到父母安慰一个苦恼的孩子，我们也期望在两个相爱的成年人中看到这样的关爱。在具有依恋意义的关系中，照料是一种被期待的反应。

作为一种反应系统，一个人给出有效照料的标志是能对他人产生同理的关切，并能敏感地意识到他人有困扰或需要支持。父母对这些线索的准确解读，可以促使他们在对孩子的回应中带有仁爱的意图，肯定孩子的担忧与需要，尊重孩子的信念和态度，并帮助孩子感到被关心、被理解和被爱（Reis，2014）。有效的照料还有助于让个体对感受到的安全感有更泛化的觉察，进而提高应对能力（Collins et al.，2010）。反过来，照料者也会因为促进了他人的幸福感而受益，会获得自我效能感、道德肯定以及更强的关系联结。

EFFT治疗师会在亲子互动中支持父母的照料意图，处理父母在展现可及性、回应性和情感投入上的障碍，使父母的照料反应更加有效。EFT会加深与依恋相关的情感，以启动父母关心和关爱的动机。如果父母听到孩子告诉治疗师自己害怕被抛弃、会因此而受伤，父母就更有可能意识到自己在回应这些情绪线索时有怎样的照料意图。通过唤起情绪的问题，治疗师加深了父母的觉察，帮助父母意识到孩子的情绪线索，以及父母自身潜在的情绪反应。

面对一个唤起情绪的问题，一位家长可能会说：

　　"我听到了她的害怕，我想安慰她，我想打消她的疑虑（照料的动机以及调谐的觉察），但我觉得她至少不像以前那样希望我这么做了。在这种时候，她总是和我保持距离（关系阻碍）。"

治疗师放慢了家庭互动的速度，并给依恋和照料的情绪线索留出了空间，这些情绪是亲子间的关系挣扎所固有的。

（十）照料中的情绪平衡与情绪调节

有效的照料离不开照料者的情绪调节。在养育孩子的过程中，照料反应会被父母内心的期望、价值观，以及对子女的看法所影响（Solomon & George, 1996）。当家长对孩子有灵活的心理表征模型或看法时，就能产生更有效的觉察，还能将孩子寻求关怀的目标以及父母回应这些需求的能力区分开。试想一位母亲，她会停下来思考青春期女儿苛求的语气，她没有把女儿的这种语气解读为轻视母亲的付出，而是把它看作女儿在试图维护自己的利益时出现的情绪失衡。这位母亲的灵活性反映出她有能力理解女儿及其关系世界，包括其中的情感部分。

不过，防御性的过程会给灵活性和情绪平衡带来负面的冲击，这些防御过程会阻碍父母对孩子的调谐、理解与回应。防御性的照料并非只是养育技能的不足导致的，它更反映出调谐的缺乏和同理的失败。父母可能会彻底地捐弃照料之责，既不做出回应，也不提供保护。在某些情况下，照料者做出消极的照料反应可能是因为被恐惧感淹没或对自己的回应缺乏信心，从而形成失调的照料过程。父母的羞耻感可能是一个阻碍，会削弱照料者进行调谐及处理依恋交流的能力，并且会形成一种自我强化的循环，不仅加深父母的痛苦，还会波及整个家庭。

在EFFT中，当父母的照料反应被负向的、不安全的互动模式阻碍时，治疗师会帮助父母引出情绪、调节情绪。EFT治疗师与父母之间的治疗联盟就如同一颗定心丸，让父母能把体验根植于当下，并通过整理情感体验，协助父母接触和处理自己的照料意图，从而对孩子与依恋相关的需求进行调谐。在引导父母觉察自己的脆弱性时，唤起情绪的干预十分必要，这样做可以帮助父母接触自身的恐惧，进而更好地理解孩子。例如，当一位母亲听到了女儿表达自己害怕被拒绝的感受时，治疗师便会运用唤起情绪的问题来探索母亲此时的体验。

女儿：（流着泪，望向别处）我只是不知道她还会不会像以前那样在乎我，我犯了那么多错，我已经不是以前那个女儿了。我已经不是她想要的那个样子了。

治疗师：听到她说自己可能不是你真正想要的女儿，看到她脸上的痛苦，真的让人很难受。听到女儿的痛苦，你内心发生了什么？

治疗师通过聚焦女儿与依恋相关的情绪，来启动母亲对照料的意识。

母亲：我听到她觉得我不想要她，我的心都碎了。她永远都是我的女儿。

治疗师肯定了母亲的关怀，并帮助母亲探索自己心碎与痛苦的体验，因为她与女儿的痛苦有了共鸣。当父母接触到自己更深层的情绪时，他们就能够更好地审视自身对自我（家长）和对他人（孩子）的价值观、期望和心理表征模型（Solomon & George，1996）。治疗师会促进家长觉察自己对孩子的目标（例如，父母的意图），将其细致地描绘出来，并支持父母做有效的回应，以此让父母对孩子的看法更加灵活。当父母提升了自身的情绪调节能力，便会对孩子的需求有更准确的理解；当父母拓宽了自身的情绪回应范围，便能更有效地回应孩子特定的情绪和需要。

EFT治疗师也可以利用父母之间的照料联盟来推进照料的过程。照料联盟不仅是父母作为照料者的联盟，也代表了他们作为伴侣或恋爱对象的依恋联结。科巴克和曼德尔鲍姆（Kobak & Mandelbaum，2003）提出了"合作性照料联盟"（cooperative caregiving alliance），它是指双方要共同投入并分担照料者的责任，在各自抚养孩子的过程中进行开放的沟通和反馈。能展现出这些品质的父母通常会有更安全的伴侣依恋，他们在自己的关系和养育过程中更有可能表现出更强的可及性、回应性及情感的投入。

伴侣和父母可能会在照料者的角色中失去情绪的平衡。导致照料联盟无效的原因不一而足（Kobak & Mandelbaum，2003）。首先，鉴于养育责任的重大，父母之间的分歧以及在养育理念和经历上的差异，可能会产生情绪上的威胁。其次，父母以及在养育职责上的不安全感可能会抑制自身理解孩子的体验与需要的能力。伴侣之间的联盟如果较为焦虑，则可能会扰乱他们的注意力，难以关注孩子独特的需求，尤其是当孩子的问题难以理解或者会对父母产生负面影响时。最后，伴侣关系中的不安全模式可能会加强双方作为父母的担忧，形成伴侣间"追-逃"的不安全模式。反过来，这些模式又会使其中一位家长对孩子的投入和兴趣变得失衡，于是，在伴侣之间的回避与焦虑反应的模式也被复刻到了该家长作为照料者的回应中。

伴侣关系融洽的家长可以带给孩子一种"情绪安全感"，而面临伴侣关系困境的家长则容易令孩子陷入适应不良的情况（Davies & Cummings，1994）。面对家长的关系冲突，孩子在家庭互动中也许会通过逃离"战场"或在情感上保持距离来应对，又或者会用反应性的方式去接触家长来平息或缓解冲突。孩子还可能直接参与到伴侣关系中，或承担起"更像父母"的角色来平衡家庭关系，试图让父母间的关系困境保持稳定、不再升级（Byng-Hall，2008；Crittenden，2008；Dallos & Vetere，2012）。在父母充满纷争的家庭环境中，孩子会主动付出行动，来缓解父母的困扰和夫妻冲突对家庭的负面影响，力图恢复家庭的平衡。这种照料者联盟的质量是决定家庭整体情绪气氛的关键因素，同时也是养育实践的潜在风险来源（Morris，Silk，Steinberg，Myers & Robinson，2007）。

在EFFT中，治疗师通过理解那些受困的关系所独有的依恋目标，来对这些反应性模式形成概念化。家庭互动的性质是多层次的，这也要求治疗师能够识别家庭不安全感在哪个层面，它可能涉及到亲子之间以及伴侣之间的关系困扰。EFFT提供了一种改变的过程，使治疗师能够在三个层面上处理不安全感的关系阻碍：亲子之间的，养育联盟的，以及伴侣之间的。

通过理解家庭的困扰，治疗师就能够更好地评估和确定每次会谈的优先级，更加了解依恋相关的阻碍有何意义及其对家庭功能的影响。这些依恋理论的原则为治疗师提供了一个概念化框架，帮助治疗师通过家庭成员之间的情感联结来理解和调整家庭的关系。

EFFT 对家庭及情绪的工作

在EFFT中，情绪是使整个家庭不安全的互动模式转变为具有安全感的正向循环的核心。每一节EFT会谈的共同目标在于，通过帮助来访者调动、表达自己的情绪体验来寻求改变（Johnson，2019）。EFT的干预有助于治疗师接触、摊开、理解和调动来访者的情绪体验，以促进来访者的情绪调节。当家庭成员的情绪得到更好的调节时，治疗师可以带领家庭扭转那些反应性的、相互强化的互动模式，并重新审视在有效的照料和依恋交流中形成阻碍的负面期望，以及家庭成员对自我和对他人的心理表征。通过修正性情绪体验，家庭可以走向更为安全的互动模式。在本章最后的这一部分，我们将探讨依恋和情绪调节这两个关键的发展因素，它们共同塑造了家庭的关系过程，让家庭走上适应良好和蓬勃成长之路，或者让家庭坠入功能失调和痛苦不堪的深渊。

情绪调节

情绪调节指的是一种影响情绪状态及其表达的能力（Gross，1998）。调节情绪的过程包括：接触和回应不同的情绪，识别并调整情绪体验，并通过这些体验构建意义。这是一项复杂的技能，人在一生中都会不断学习、发展这些技能。情绪的调节也包括个体对情绪反应的产生过程施加影响的能力，因为这一过程受到个体的意识、目标和策略的作用（Gross & Thompson，2007）。这些策略或调节过程非常丰富，个体可以通过回避情境、回避情绪体验、改变环境来转换情绪体验，调整注意力来改变体验，改变某种体验的意义，以及改变行为或生理反应来调整情绪体验。这些策略的运用是情绪调节的本质，这一过程既涉及清晰的外在反应，也包括未被言明的内在反应，它们共同影响了情绪的发生、强度和表达（Morris et al.，2007）。

情绪调节被普遍认为在心理病理的形成和维持中扮演着至关重要的角色。压制、反刍和回避，这些都是控制情绪的策略，它们与一系列的心理障碍，特别是焦虑和抑郁等问题有关。而更具适应性的情绪策略，例如接纳（减少经验性回避）和认知重评，则与这些障碍不相关（Mennin & Farach，2007；Aldao，Nolen-Hoeksema & Schweiser，2010）。儿童的情绪调节困难与之后产生行为问题的风险增加相关（Cicchetti，Ackerman & Izard，1995；Silk，Steinberg & Morris，2003），而且也与更广泛意义的心理病理学问题有关（Gross & Jazaireri，2014）。

家庭与情绪调节

家庭在儿童发展情绪调节能力的过程中意义重大。一个孩子调节情绪的能力会被其对家庭互动的观察所影响，包括父母和照料者在养育中会做什么，家庭关系的质量怎么样，以及家庭的情绪氛围如何（Morris et al.，2007）。这些因素对孩子有着直接和间接的影响。当孩子感到害怕、寻求支持时，父母冷漠的回应会直接冲击孩子调节恐惧情绪的能力；而更微妙的影响可能在于，孩子会回避家庭互动，包括避开父母之间程度过高、敌意过强的冲突。被表达出来的情绪会被用于评估敌意、批评和情感的过度卷入等在家庭沟通中产生了哪些有害的影响，和那些被表达出来的情绪一样，这种存在于背景中的愤怒底色也会对家庭的情绪氛围产生负面影响（Leff & Vaughn，1985）。家庭作为背景对个人能力（例如情绪调节）的影响日益受到关注，家庭被视为"情绪系统"，而依恋则在其中充当着关键的一环（Henry，Morris & Harrist，2015）。

依恋关系对于儿童时期发展情绪体验的共同调节至关重要，也为儿童发展情绪的自我调节能力奠定了基础。父母在孩子塑造情绪调节的过程中扮演着重要角色，通过共同调节，家长可以帮助孩子应对其生理、行为和情感的反应（Sroufe，2016），这些共同调节的行为及由此带来的体验会成为孩子发展自我调节能力的基石（Kopp, 1982）。而家长的缺席和调节资源的匮乏则可能导致孩子调节能力的缺失（Calkins & Leerkes, 2011）。共同调节的责任给家长带来了一个常见的挑战，即在照料正处于情绪困扰或情绪失调的孩子时，家长要努力保持自身的良好状态，并尽力帮助孩子调节其情绪体验（Rutherford, Wallace, Heidemarie & Mayes, 2015）。尽管父母对儿童早期情绪调节能力的塑造作用受到了较多关注，但孩子在青春期和成年早期的发展性变化也会持续影响个体的情绪调节能力（Steinberg, 2005; Steinberg & Morris, 2001）。

依恋理论洞察了在具有可亲性和共同调节的家庭互动中，感受到的安全感可以给家庭成员带来怎样的益处和影响。当个体对照料者的可亲性怀有信心时，就有了耐挫力的源泉，也有了社交适应和心理幸福感的坚实基础（Mikulincer & Shaver, 2016）。依恋风格更为安全的父母更愿意表露自己的情绪和不加歪曲地传达内心感受，并能与他人更清晰、更准确地进行沟通。

亲子间的安全依恋可以让双方更有可能共同建立并维持情绪的平衡。这样的家庭成员不太容易被对方触发情绪，也更能容忍互动中的模糊与不确定性，因为他们能意识到困扰可以被化解，自己并非孤立无援。感受到的安全感使个体有能力反思并整理自己的情绪体验，实现情绪体验的调节。情绪平衡让富有安全感的个体不太会否认、扭曲或夸大自己的情绪体验（Shaver & Mikulincer, 2007）。这一资源让父母有能力去接纳自身的和孩子的情绪，也让父母能够表达并交流这些情绪，并用其指引自己做出有效的行为。

与之相反，依恋风格更为不安全的个体更容易歪曲自己的负面体验（因为次级依恋反应导致他们压制或反复否认情绪）。当孩子期待着来自父母的共同调节时，这些不安全的策略很可能让依恋交流变得歪曲。总体而言，这些次级策略损害了成年人识别、描述和探索情绪体验的能力（Mikulincer & Shaver, 2019）。这些双向的影响揭示了情绪调节的相互作用，父母的具有调节作用的反应可以影响孩子的情绪调节，反之亦然（Rutherford et al., 2015）。因此，更为安全的互动会表现出有效的情绪调节和情绪交流，可以促进适应性的循环，而不安全感则会让人陷入情绪失调的困境，并导致适应不良的互动。

家庭困境的负向互动模式

在家庭关系中，情感失调的非适应性互动模式会带来负面冲击，让情绪氛围本身更可能被负面情绪所感染。由于家庭成员在体验着不安全感，这些充满负面情感的互动模式可能会让家庭系统出现更多的三角化情况，尤其是那些伴侣关系本就存在困扰的家庭（Byng-Hall，2008; Crittenden，2008; Dallos & Vetere，2012）。不安全的家庭系统要么会放大负面情绪，要么将其深深压制，进而使扭曲的情绪反应倾泻而出，形成一轮轮反应性的互动，导致家庭成员间的敌意迅速加剧，或者让沟通陷入僵局、家庭失去情感联结。

与伴侣关系类似，家庭关系普遍面临着被负面情感状态"吸住"的风险（e.g.，Gottman，1994）。家庭互动中不安全的过程可能会让负面情绪（例如恐惧、愤怒）失去它们对系统的修正作用，父母过度焦虑或回避的反应也会削弱互动过程的回应性和可亲性（Kobak et al.，1998）。随着时间的推移，父母身上可亲性的丧失会导致分离痛苦，家庭成员为了弥补这个缺陷所做出的努力以及相应的负面情绪会削弱家庭的信心，从而难以做出有效的回应，并且家庭成员会逐渐依赖自我保护的策略，以应对消极家庭氛围的冲击。于是，家庭中的依恋交流变得扭曲，因为不同成员都在寻求"管理"消极状态和痛苦的氛围，而非"解决"那些与依恋相关的困扰，从而减轻感受到的不安全感。

对于陷入痛苦的家庭来说，家庭互动模式成为了产生情绪现实的模板。通过遵循这些互动模式，治疗师能够接触并探索这些情绪现实，让那些能自然表达需求和反应的情绪体验得以被调节、被调动。在安全的家庭关系中追踪积极的互动，也会展示出情绪相似的作用。当一个孩子出色地完成学校任务，欣喜地转身投向母亲时，母亲报以体贴的甚至有点夸张的回应，在这一刻，孩子的体验就被"大写"了（Gable, Gonzaga & Strachmen，2006），而且孩子能肯定自己并非因为成绩优异才重要，因为在这一重要的时刻，孩子得到了情感上的满足和回应。因此，调动积极的情感状态可以增强能力，拓宽视野，提升耐挫力和幸福感（Fredrickson，2001）。消极的情感状态也同样具有重要的生存功能，它们可以缩小注意范围，促使我们采取行动来避免危险。总的来说，长期维持积极的平衡能够使家庭茁壮成长（Fredrickson & Losada，2005）。

当家庭互动被负面的情感状态所主导时，EFFT侧重于扫除那些持续存在的关系阻碍。这些负面情感状态之所以会浮现，是因为家庭系统中与依恋相关的需求被无效地解读和回应了。僵化的互动模式表明情绪现实可以被预测，这些情绪组织了家庭中的行为、理解和体验，它们是EFT治疗师的指引和资源，可以用来创造修正性体验，并将情绪的平衡转向一种自我持续、自我强化的模式，从而促进关系的成长与繁荣。情绪既是EFT的改变目标，也是改变的催化剂（Johnson，2004）。

小结

本章回顾了EFFT改变过程的理论背景。依恋理论为理解人与关系的运作模式提供了源泉，展示了个人发展与内在运作的各个方面，这些内容与家庭系统理论是一致的。在对这两个重要模型的综述中，本章探讨了依恋理论和家庭治疗理论的应用，强调了家庭治疗新的概念化方法，即在家庭中特别重视个人内心和人际系统这两个层面。此外，本章还讲述了与依恋相关的核心原则，强调了这些原则在EFFT中的应用，也强调了情绪调节在EFFT的治疗过程中是引发新体验的核心过程之一。接下来的章节将说明EFFT的核心假设及实践步骤。

参考文献

Ainsworth, M. D. S. (1991). Attachment and other affectional bonds across the life cycle. In C. M. Parkes & J. Stevenson-Hinde (Eds.), *Atachment across the life cycle* (pp. 33-51). New York: Routledge.

Ainsworth, M. D. S., Blehar, M. C., Waters, E., & Wall, S. (1978). *Patterns of attachment: A psychological study of the strange situation*. Oxford: Lawrence Erlbaum.

Aldao, A., Nolen-Hoeksema, S., & Schweizer, S. (2010). Emotion-regulation strategies across psychopathology: A meta-analytic review. *Clinical Psychology Review, 30,* 217-237.

Allen, J. A. (2008). The attachment system in adolescence. In J. Cassidy & P. R.Shaver (Eds.), *Handbook of attachment theory research,,and clinical applications* (2nd Ed.,pp.419-435).New York:Guilford Press.

Bartholomew, K., & Horowitz, L. M. (1991). Attachment styles among young adults: A test of a four-category model. *Journal of Personality and Social Psychology, 61,* 226.

Bertalanffy, L. (1968). *General system theory.* New York: Braziller.

Bowlby, J. (1949). The study and reduction of group tensions in the family. *Human Relations,* 2(2), 123-128.

Bowlby, J. (1973). *Attachment and loss: Vol. 2. Separation.* New York: Basic Books.

Bowlby, J. (1975). Attachment theory, separation anxiety, and mourning. *American Handbook of Psychiatry, 6,* 292-309.

Bowlby, J. (1979). *The making and breaking of affective bonds.* London: Tavistock Publications.

Bowlby, J. (1980). *Attachment and loss: Vol. 3 . Loss, sadness and depression.* New York: Basic Books.

Bowlby, J. (1988). *A secure base.* New York: Basic Books.

Byng-Hall, J. (1995). Creating a secure family base: Some implications of attachment theory for family therapy. *Family Process, 34,* 45-58.

Byng-Hall, J. (1999). Family couple therapy: Toward greater security. In J. Cassidy & P. R. Shaver (Eds.), *Handbook of attachment: Theory, research, and clinical applications* (pp. 625-645). New York: Guilford Press.

Byng-Hall, J. (2008). The significance of children fulfilling parental roles: Implications for family therapy. *Journal of Family Therapy, 30,* 147-162.

Calkins, S. D., & Leerkes, E. M. (2011). Early attachment processes and the development of emotional self-regulation. In K. D. Vohs & R. F. Baumeister (Ed.), *Handbook of self-regulation: Research, theory, and applications* (2nd ed., pp. 355-373). New York: Guilford Press.

Cicchetti, D., Ackerman, B. P., & Izard, C. E. (1995). Emotions and emotion regulation in developmental psychopathology. *Development and Psychopathology, 7,* 1-10.

Collins, N. L., & Read, S. J. (1994). Cognitive representations of attachment: The structure and function of working models. In K. Bartholomew & D. Perlman (Eds.), *Advances in personal relationships: Attachment processes in adulthood* (Vol. 5, pp. 53-92). London: Jessica Kingsley.

Collins, N. L., Ford, M. B., Guichard, A. C., Kane, H. S., & Feeney, B. C. (2010). Responding to need in intimate relationships: Social support and caregiving processes in couples. In M. Mikulincer & P. R. Shaver (Eds.), *Prosocial motives, emotions, and behavior: The better angels of our nature* (pp. 367-389). Washington, DC: American

Psychological Association.

Cowan, C., P., & Cowan, P. A. (2005). Two central roles for couple relationships: Breaking negative intergenerational patterns and enhancing children's adaptation. *Sexual and Relationship Therapy, 20*, 275-288.

Crittenden, P. M. (2008). Why do inadequate parents do what they do? In O.Mayseless (Ed.), *Parenting representations* (pp. 388-433). Cambridge: Cambridge University Press.

Davies, P. T., & Cummings, E. M. (1994). Marital conflict and child adjustment: An emotional security hypothesis. *Psychological Buletin, 116*, 387-411.

Dallos, R., & Vetere, A. (2012). Systems theory, family attachments and processes of triangulation: Does the concept of triangulation offer a useful bridge? *Journal of Family Therapy, 34*, 117-137.

Diamond, G. S., Diamond, G. M., & Levy, S. A. (2014). *Attachment-based family therapy for depressed adolescents*. Washington, DC: American Psychological Association.

Diamond, G., Russon, J., & Levy, S. (2016). Attachment-based family therapy: A review of the empirical support. *Family Process, 55*(3), 595-610.

Feeney, B. C. (2007). The dependency paradox in close relationships: Accepting dependence promotes independence. *Journal of Personality and Social Psychology, 92*(2), 268.

Feeney, B. C., & Collins, N. L. (2001). Predictors of caregiving in adult intimate relationships: An attachment theoretical perspective. *Journal of Personality and Social Psychology, 80,* 972-994.

Fonagy, P., & Target, M. (1997). Attachment and reflective function: Their role in self-organization. *Development and Psychopathology, 9*, 679-700.

Fraley, R. C., & Waller, N. G. (1998). Adult attachment patterns: A test of the typological model. In J. A. Simpson & W. S. Rholes (Eds.), *Attachment theory and close relationships* (pp. 77-114). New York: Guilford Press.

Fredrickson, B. L. (2001). The role of positive emotions in positive psychology: The broaden-and-build theory of positive emotions. *American Psychologist, 56*, 218-226.

Fredrickson, B. L., & Losada, M. F. (2005). Positive affect and the complex dynamics of human flourishing. *American Psychologist, 60,* 678-686.

Gable, S. L., Gonzaga, G. C., & Strachman, A. (2006). Will you be there for me when things go right? Supportive responses to positive event disclosures. *Journal of Personality and Social Psychology, 91,* 904-917.

George, C., & Solomon, J. (2008). The caregiving system: A behavioral systems approach to parenting. In J. Cassidy & P. R. Shaver (Eds.), *Handbook of attachment: Theory, research, and clinical applications* (2nd Ed.) (pp. 833-856). New York: Guilford Press.

Gottman, J. M. (1994). *What predicts divorce? The relationship between marital processes and marital outcomes.* Hillsdale, NJ: Lawrence Erlbaum.

Gross, J. J. (1998). The emerging field of emotion regulation: An integrative review. *Review of General Psychology, 2,* 271.

Gross, J. J., & Jazaieri, H. (2014). Emotion, emotion regulation, and psychopathology: An affective science perspective. *Clinical Psychological Science, 2,* 387-401.

Gross, J. J., & Thompson, R. A. (2007). Emotion regulation: Conceptual foundations. In J. J. Gross (Ed.), *Handbook of emotion regulation* (pp. 3-24). New York: Guilford Press.

Henry, C. S., Morris, A., & Harrist, A. W. (2015). Family resilience: Moving into the third wave. *Family Relations, 64,* 22-43.

Hughes, D. (2004). An attachment-based treatment of maltreated children and young people. *Attachment & Human Development, 6,* 263-278.

Hughes, D. A. (2007). *Attachment-focused family therapy.* New York: W. W. Norton .

Hughes, D. A. (2011). *Attachment-focused family therapy: The workbook.* New York: W. W. Norton.

Hughes, D., Golding, K. S., & Hudson, J. (2015). Dyadic developmental psychotherapy (DDP): The development of the theory, practice and research base. *Adoption & Fostering, 39,* 356-365.

Johnson, S. M. (2004). *The practice of emotionally focused therapy: Creating connection,* 2nd Ed. New York: Brunner/Routledge.

Johnson, S. (2008). *Hold me tight: Seven conversations for a lifetime of love.* New York: Little Brown.

Johnson, S. M. (2019). *Attachment theory in practice: Emotionally focused therapy with individuals, couples, and families.* New York: Guilford Press.

Johnson, S. M., & Best, M. (2003). A systemic approach to restructuring adult attachment: The EFT model of couples therapy. In P. Eerdman & T. Caffery (Eds.), *Attachment and family systems: Conceptual, empirical, and therapentic relatedness* (pp. 165-189). New York: Brunner Routledge.

Johnson, S. M., & Whiffen, V. E. (Eds.). (2003). *Attachment processes in couple and family therapy.* New York: Guilford Press.

Johnson, S. M., Lafontaine, M.-F., & Dalgleish, T . L . (2015). Attachment: A guide to a new era of couple interventions. In J. A. Simpson & W. S. Rholes (Eds.), *Attachment theory and research: New directions and emerging themes* (pp. 393-421). New York: Guilford Press.

Jones, J. D., Cassidy, J., & Shaver, P. R. (2015). Parents' self-reported attachment styles: A review of links with parenting behaviors, emotions, and cognitions. *Personality and Social Psychology Review, 19,* 44-76.

Kobak, R., & Madsen, S. (2008). Disruptions in attachment bonds: Implications for theory, research, and clinical intervention. In J. Cassidy & P. R. Shaver (Eds.), *Handbook of attachment: Theory, research, and clinical applications* (pp. 23-47). New York: Guilford Press.

Kobak, R., & Mandelbaum, T. (2003). Caring for the caregiver: An attachment approach to assessment and treatment of child problems. In S. M. Johnson and V. E. Whiffen (Eds.), *Attachment processes in couple and family therapy* (pp. 144-164). New York: Guilford Press.

Kobak, R., Duemmler, S., Burland, A., & Youngstrom, E. (1998). Attachment and negative absorption states: Implications for treating distressed families. *Journal of Systemic Therapies, 17,* 80-92.

Kopp, C. B. (1982). Antecedents of self-regulation: A developmental perspective. *Developmental Psychology, 18,* 199-214.

Leff, J., & Vaughn, C. (1985). *Expressed emotion in families.* New York: Guiltord Press.

Main, M., & Hesse, E. (1990). Parents' unresolved traumatic experiences are related to infant disorganized attachment status: Is frightened and/or frightening parental behavior the linking mechanism? In M. T . Greenberg, D. Cicchetti, & E. M. Cummings (Eds.), *The John D. and Catherine T. MacArthur Foundation series on mental health and development. Attachment in the preschool years: Theory, research, and intervention* (pp. 161-182). Chicago, IL: University of Chicago Press.

Marvin, R. S. (2003). Implications of attachment research for the field of family therapy. In P. Eerdman & T. Caffery (Eds.), *Attachment and family systems: Conceptual, empirical, and therapeutic relatedness* (pp. 3-27). New York: Brunner Routledge.

Marvin, R. S., & Britner, P. A. (2008). Normative development: The ontogeny of attachment. In J. Cassidy & P. R. Shaver (Eds.), *Handbook of Attachment*, 2nd Ed. (pp 269-294). New York: Guilford Press.

Mennin, D., & Farach, F. (2007). Emotion and evolving treatments for adult psychopathology. *Clinical Psychology: Science and Practice, 14,* 329-352.

Mesman, J., Van Ijzendoorn, M. H., & Sagi-Schwartz, A. (2016). Cross-cultural patterns of attachment. *The handbook of attachment: Theory, research, and clinical applications* (pp. 852-877). New York: Guilford Press.

Mikulincer, M. (1997). Adult attachment style and information processing: Individual differences in curiosity and cognitive closure. *Journal of Personality and Social Psychology, 72,* 1217-1230.

Mikulincer, M. (1998). Adult attachment style and affect regulation: Strategic variations in self-appraisals. *Journal of Personality and Social Psychology, 75,* 420-435.

Mikulincer, M., & Florian, V. (1998). The relationship between adult attachment styles and emotional and cognitive reactions to stressful events. In J. A. Simpson & W. S. Rholes (Eds.), *Attachment theory and close relationships* (pp. 143-165). New York: Guilford Press.

Mikulincer, M., & Shaver, P. R. (2015). Boosting attachment security in adulthood: The "broaden-and-build" effects of security-enhancing mental representations and interpersonal contexts. In J. A. Simpson & W. S. Rholes (Eds.), *Attachment theory and research: New directions and emerging themes* (pp. 124-144). New York: Guilford Press Press.

Mikulincer, M., & Shaver, P. R. (2016). *Attachment in adulthood*, 2nd Ed. New York: Guilford Press.

Mikulincer, M., & Shaver, P. R. (2019). Attachment orientation and emotion regulation. *Current Opinion in Psychology, 25*, 6-10.

Mikulincer, M., Florian, V., & Weller, A. (1993). Attachment styles, coping strategies, and posttraumatic psychological distress: The impact of the Gulf War in Israel. *Journal of Personality and Social Psychology, 64*, 817-826.

Mikulincer, M., Shaver, P. R., & Pereg, D. (2003). Attachment theory and affect regulation: The dynamics, development, and cognitive consequences of attachment-related strategies.*Motivation and Emotion, 27*, 77-102.

Morris, A. S., Silk, J. S., Steinberg, L., Myers, S. S., & Robinson, L. R. (2007). The role of the family context in the development of emotion regulation. *Social Development, 16*, 361-388.

Nichols, M. P. (1987). *The self in the system.* New York: Brunner/Mazel.

Nichols, M. P., & Schwartz, R. C. (1998). *Family therapy: Concepts and methods,* 4th Edn. Boston: Allyn & Bacon.

Reis, H. T. (2014). Responsiveness: Affective interdependence in close relationships. In M. Mikulincer & P. R. Shaver (Eds.), *The Herzliya series on personality and social psychology. Mechanisms of social connection: From brain to group* (pp. 255-271). Washington, DC: American Psychological Association.

Rutherford, H. J. V., Wallace, N. S., Heidemarie, K. L., & Mayes, L. C. (2015). Emotion regulation in parenthood. *Developmental Review, 1,* 1-14.

Shaver, P. R., & Mikulincer, M. (2007). Adult attachment strategies and the regulation of emotion. In J. J. Gross (Ed.), *Handbook of emotion regulation* (pp. 446-465). New York: Guilford Press.

Silk, J. S., Steinberg, L., & Morris, A. S. (2003). Adolescents' emotion regulation in daily life: Links to depressive symptoms and problem behavior. *Child Development,* 74, 1869-1880.

Simpson, J. A., & Rholes, W. S. (2002). Fearful-avoidance, disorganization, and multiple working models: Some directions for future theory and research. *Attachment & Human Development, 4,* 223-229.

Solomon, J., & George, C. (1996). Defining the caregiving system: Toward a theory of caregiving. *Infant Mental Health Journal: Official Publication of The World Association for Infant Mental Health, 17,* 183-197.

Sroufe, L. A. (1988). The role of infant-caregiver attachment in development. In J. Belsky & T. Nezworski (Eds.), *Clinical implications of attachment* (pp. 18-38). Hillsdale, NJ: Erlbaum.

Sroufe, L. A. (2016). The place of attachment in development. In J. Cassidy and P. Shaver (Eds.), *Handbook on attachment,* 3rd Ed. (pp. 997-1011). New York: Guilford Press.

Steinberg, L. (2005). Cognitive and affective development in adolescence. *Trends in Cognitive Science, 9,* 69-74.

Steinberg, L., & Morris, A. S. (2001). Adolescent development. *Annual Review of Psychology, 52,* 83-110.

Tilley, D., & Palmer, G. (2013). Enactments in emotionally focused couple therapy: Shaping moments of contact and change. *Journal of Marital and Family Therapy, 39,* 299-313.

Tronick, E. (2007). The neurobehavioral and social-emotional development of infants and children. New York: W. W. Norton.

Tronick, E., Als, H., Adamson, L., Wise, S., & Brazelton, T. B. (1978). The infant's response to entrapment between contradictory messages in face-to-face interaction. *Journal of the American Academy of Child Psychiatry, 17,* 1-13.

Watzlawick, P., Bavelas, J. B., & Jackson, D. D. (1967, 2011). *Pragmatics of human communication: A study of interactional patterns, pathologies and paradoxes.* New York: Norton.

第三章 EFFT 的改变过程

情绪取向家庭治疗的改变过程主要受到了 EFT 伴侣治疗的影响，同样也是三个阶段。治疗师在情绪取向家庭治疗中首先要做的，是对那些造成了困境的负向互动模式进行降级，然后再引导家庭重建正向的亲子互动。治疗的尾声是巩固家庭在治疗中所发生的改变，并促进家庭对新获得的安全感和积极情感有更多的投入。本章将介绍 EFFT 的改变过程，着重介绍治疗师帮助家庭在与彼此的联结中恢复安全感和信心的过程。同时，重点介绍家庭工作的独有属性，即亲子关系的动力既有等级性，又有相互性。最后，本章将通过一个案例来展示家庭在 EFFT 治疗中的具体改变过程。

家庭陷入困境的原因不尽相同，造成这些困境的互动模式会受到家庭构成与其情绪动力的影响。EFFT 注重降级冲突，所以治疗师会优先关注家庭是如何深陷消极状态，家长与孩子受此影响所采取的僵化互动位置又是如何让这个困境一直持续下去的。这些有问题的模式包括二元和三元的负向互动，后者通常是由亲子关系中的分离痛苦导致的，而多个家庭成员都可能受到这些负向互动的影响。

当家庭的平衡被这些负向模式打破时，EFT 治疗师会为家庭提供重要的支持和安全感。治疗师会承认家庭成员的痛苦有多深，并为家庭提供支持资源，让家庭成员感受到安全感。如果家庭成员能接触和处理这些僵化互动模式中的情绪体验，就能更好地面对那些抑制并干扰了他们表达与回应特定的依恋需求的阻碍。通过重新构建互动模式，家庭成员能够参与到关系中，并且能体验到如何用更有成效的方式来表达和回应彼此在亲子关系失去情感联结时会特别体验到的受伤与对联结的渴望。在一个家庭走向成熟的过程中，这个家庭会面临不断变化的发展需求，而以情绪的可及性和回应性建立的新模式能让家庭成员更有能力建立密切的关系，并提升其感受到的安全感。

EFFT 关注家庭在依恋和照料之中遇到的阻碍，以及孩子、父母和伴侣如何陷入僵化的模式中，这些模式加剧了家庭的不安全感并激起反应性的情绪反应。每个家庭中卷入负向模式最深的人有所不同，因此治疗过程和家庭成员的参与情况也会有所差异。比起伴侣关系，家庭关系更为复杂，EFFT 会使用决策框架来决定如何组织治疗会谈，包括每次会谈邀请哪些人。本章将介绍这一决策框架，并在接下来的章节中通过临床案例来说明安排治疗的原则。本章的结尾部分对"EFT 探戈"及其在 EFFT 治疗中的应用进行了总结，EFT

探戈的示例简要地刻画了典型的 EFT 会谈过程是如何展开的，这也是治疗师对情绪及情绪所塑造的依恋关系进行工作的标志。

桑德拉、达琳带着她们的独生女艾琳（19岁）前来寻求家庭治疗。怀孕的艾琳和她的两位母亲同住，目前她处于孕中期。对艾琳生小孩这件事的担忧引发了家庭的矛盾和冲突。桑德拉是艾琳的生母，达琳与桑德拉一同抚养了艾琳。达琳经常在艾琳和桑德拉的冲突中扮演和事佬的角色。尽管近年来，艾琳和桑德拉之间的争吵有所减少，但两人却依旧疏远。在艾琳生下儿子后，以前的冲突之火重新燃起，桑德拉对艾琳又回到了批评、专横的样子，而艾琳则会从桑德拉不断的抱怨和建议中退缩。达琳和桑德拉也会因为如何靠近艾琳和宝宝而发生争执。最近这场冲突已经升级到艾琳威胁要搬出去住，并且不让桑德拉见她的孙子。

EFFT 的改变阶段

EFT 的各个阶段概括了在伴侣和家庭关系中不安全模式的转变过程是如何发生的。在观察 EFFT 会谈时，观察者会发现治疗师在追踪和反映互动过程以及伴随这些反应性行为的情绪体验，并借由这些时刻创造机会，使来访者在内心层面和人际层面得以产生新的情感联结。约翰逊（2004）详细描述了转变伴侣关系的过程，即接触、处理和重建依恋联结，这一过程为规划 EFT 与家庭的工作提供了一个有用的框架。EFFT 的改变过程和相应的治疗步骤见图1，简要的注释见附录。

阶段一 降级	阶段二 重建
步骤1：建立治疗联盟并进行家庭评估。	步骤5：接触和加深孩子被否定的自我和依恋需求。
步骤2：识别维持了不安全依恋的负向互动模式。	步骤6：促进家庭接纳孩子的新体验及与依恋相关的需求。
步骤3：接触影响了互动位置/关系阻碍的深层情绪。	步骤7：重建家庭互动，注重依恋需求的分享和支持性照料回应的表达。
步骤4：从关系阻碍和负向互动模式的角色重新界定问题。	**阶段三 巩固**
	步骤8：从更安全的互动位置出发，探索旧问题的新解法。
	步骤9：巩固新的互动位置，并加强正向的互动模式。

图1 EFFT 的改变过程

阶段一：家庭困境的稳定和降级

EFFT治疗初期的目标是通过对负向互动模式进行降级来让家庭困境稳定下来，不再恶化。EFT治疗师会和参与治疗的家庭成员建立治疗联盟，这种联盟以家庭的目标为基础，同时特别关注家长的责任。治疗联盟是每个家庭成员安全感的来源，能在家庭探索新的解决方法时提供支持，也能帮助家庭在试图改变现状时采用新的互动方式。治疗师真诚而同理的关注有助于和参与治疗的家庭成员建立治疗联盟。治疗师也会调动家庭成员关注卷入家庭纷争者的主要诉求是什么，帮助家庭用情感上调谐的、关系上有回应性和可及性的方式去面对，这也可以让治疗联盟得到进一步的巩固并且增强家庭在情感层面的安全感。

治疗师在肯定每个成员的不同感知和经历的同时，也会强调家庭的集体力量（Johnson, Maddeaux & Blouin, 1998）。家庭对于安全感、保护和支持的需要都是家庭幸福的重要方面，而恢复家庭功能平衡的第一步便是承认家庭关系中的优势和弱点。对当前问题的评估可能包括数次分开进行的会谈，包括父母、作为家庭关注焦点的儿童及其兄弟姐妹。如果可能的话，治疗师会邀请和当前主诉有关的所有家庭成员进行首次家庭会谈。这些家庭会谈可以提供独特的视角，帮助治疗师评估家庭的互动模式以及整体的情感氛围。

在这些会谈中，治疗师会密切关注家庭成员与当前问题相关的行为，通过这些行为持续地追踪和形成对家庭的理解。根据家庭系统理论的原则（e.g., Bertlanffy, 1968; Minuchin & Fishman, 1981），治疗师会深入研究家庭成员的日常互动，探索这些行为是如何围绕着问题形成的。家庭的问题会导致成员间的疏远和痛苦，并且常常集中在特定的关系或特定的孩子上。在治疗过程中，治疗师会格外注意追踪家庭成员的互动模式，以及家庭在尝试解决引起家庭困境的行为问题时所产生的负面情绪。治疗师会优先治疗最痛苦的那对二元关系，因为它往往是家庭中不安全感的关键来源，并让家庭陷入困境。

依恋理论为理解家庭的情绪动力提供了一个有用的视角。家庭中不安全感的增加会导致成员消极的情绪状态，此时家庭成员通常会采取次级的依恋策略及照料策略来应对，但这些策略反而妨碍了家庭中依恋对象的可及性和回应性。当这些旨在表达需求和提供支持的尝试受阻，会加剧家庭中以恐惧、失落和愤怒的情绪状态为特征的消极卷入性状态（Johnson et al., 1998）。孩子可能会因为害怕被拒绝或受到更深的伤害而难以表达自己对于关怀和安慰的需要，从而陷入自己不被爱或不重要的感受中。同样，父母可能会怀疑自己是否能够有效地扮演照料者的角色，并为未能好好养育孩子而感到羞愧。这些负向互动加深了家庭成员体验到的负面情绪，让整个家庭感觉更加无助和绝望（Diamond & Siqueland，1998）。若家庭无法应对这些日益增多增强的负面情绪，家庭关系就很容易受到这些不良模式的影响。

在情绪层面上，这些负面的体验会让家庭成员产生一种"改变不可能发生"的徒劳感和无望感。通常来说，持续的负面体验会使家庭中滋生更深的恐惧：害怕失去情感联结并最终被抛弃。孩子可能会因为害怕被拒绝或受到更深的伤害而难以表达自己对于关怀和安慰的需要，从而陷入自己不被爱或不重要的感受中。同样，父母也会因为经常达不到自己的期望而满怀羞愧，感到愈发无能为力，难以对孩子做出回应。在处理这些针对自己的消极看法时，父母可能会焦虑地控制、做出过度的反应，也可能带着批评和拒绝而退缩，或者表现得冷漠而无动于衷。

治疗联盟提供的安全感会让家庭成员更愿意接触与探索那些阻碍家庭内部关怀与联结的情绪和行为。对那些破坏亲子互动的负面情绪的关注，可以引导家庭发现更多被家庭困境所掩盖的适应性情绪和相关的需求。父母对孩子行为的担忧背后往往隐藏着父母对孩子幸福感的恐惧或担心。治疗师会反映表层和深层的情绪并肯定它们的作用，这一过程能够减少亲子之间的反应性回应，放慢痛苦的反应性互动，从而让治疗师有更多机会探索这些反应性的回应有何影响，并探索每个家庭成员由此产生的体验。一旦父母的焦虑与控制得到了理解，他的心中就能腾出一些空间，来感受并理解自己心中潜在的恐惧和遗憾。

通过这种体验，治疗师会加强孩子从父母身上感受到的关心，并呈现出父母在由衷的关心中所隐含的关怀。同样，对孩子防御性退缩的探索也会让父母注意到孩子在家中感受到的困惑与孤独。当孩子说出自己在学校和在家里的那种孤独、不被需要的感受时，我们就能够发现这种孤独的状态如何影响着孩子。

治疗过程的重点是反映家庭成员的情绪，并肯定每个人在当下的体验。当父母和孩子能够更好地关注这些体验时，家庭成员就更有可能接触并表达那些与依恋需求和父母的照料意图相关的深层情绪。治疗师会优先考虑情绪在组织家庭体验中的作用，并将情绪体验工作视为促使家庭的痛苦模式发生转变的最有力的资源（Johnson et al.，1998）。总体而言，EFT理论认为接触和体验更具适应性的情绪可以促进修正性情绪体验的产生，这些体验会为家庭提供支持，让家庭拥有能够进行更可控的、更脆弱的情感交流的能力（Davila，Karney & Bradbury，1999；Johnson，2009）。

　　治疗师在强调构成这些模式的行为和情绪的同时，也会更加关注这些模式在导致家庭产生某些特定体验的方面所发挥的影响。在家庭受困于某种模式或互动循环的背景下，防御性的和适应不良的反应是有意义的，它们使父母和子女在表达和回应彼此相关的需求方面受到了阻碍。治疗师会对这些阻碍的强烈程度和重要程度进行反映和重新界定，将其视为一种对依恋需求未能得到满足的抗议，因为想要满足依恋需求的尝试仅仅得到了无效且不充分、不主动的回应（Palmer & Efron，2007）。主动关注并确认这些负向模式，可以让家庭转变对问题的理解，把它看作一种共同的体验，而不只是某个人的问题。当家庭能认识到这些模式，并意识到这些模式可能会削弱自己回应需求和期望的能力时，家庭就获得了更大的能动性（agency）。

　　同样地，治疗师会将家长的挫败、焦虑与担忧重新界定为一种试图在关键时刻提供支持和关怀的尝试。治疗师会接触与家长的挫败感相关的深层恐惧和担忧情绪，从而将家长对孩子的关心呈现出来，而不是根据家长行为的意图来重新评价该行为。无论是将问题重新界定为负向互动模式，还是将父母努力控制的行为重新解读为对孩子的关心，EFT治疗师都在针对深层情绪工作，这些深层情绪会在接触和处理亲子的原发情绪（primary emotion）时浮现出来。当家长有能力更清晰地看到自己的意愿，并能看到孩子未曾言说的恐惧和担忧时，家长就能对孩子更加开放，并愿意以新的方式来探索亲子关系。

　　在EFFT的治疗中，降级包括评估的过程，它可以勾勒出负向互动模式，并促进家庭对这些导致了疏离和不安全感的负向互动模式有更多觉察。这一过程需要治疗师与所有相关的家庭成员建立一个安全而牢固的治疗联盟，使治疗师能够唤起这些负向互动所隐含的、与依恋有关的情绪。借由治疗联盟带来的安全感，父母和子女得以探索潜藏在这些模式之下的情绪，并且更能够认识到这些关系模式阻碍了哪些与依恋相关的情绪和需求。

　　一旦家庭的问题能够在负向互动循环的背景下得到更好的理解，降级过程就能使家庭朝着反应性更低、回应性更高的方向发展。相应地，由于父母对孩子的需求有了新的理解，他们能够更为开放地应对孩子的脆弱；而由于孩子更清晰地看到父母给予关爱的初衷，感到父母不再咄咄逼人，他们反应性的行为也会减少，此时，父母改变的动力可能只是想做到"足够好"（good enough），他们承认自己有时候很难相信孩子的体验（Diamond，Diamond & Levy，2014）。在EFFT中，治疗师会继续支持父母提高自己的开放性，然后再让孩子冒险邀请父母参与到自己的依恋渴望和需求中（Palmer & Efron，

2007）。经过这一初始阶段，家庭会拥有更强的安全感和稳定性，从而减少使冲突升级的互动，并对家庭中的其他成员有更多的同理心。

在达琳的请求下，艾琳不情愿地参加了第一次家庭治疗会谈。艾琳的伴侣则拒绝参加，因为这次会谈的焦点是处理桑德拉和达琳对祖孙关系的担忧。在家庭会谈中，治疗师创造了空间，让艾琳和她的两位母亲各自分享了她们对家庭的体验，包括对于近期冲突的感受。桑德拉说，她感到自己被误会了，因为她试图给艾琳提供建议，艾琳却对她的话表示轻蔑，然后达琳会插嘴，把话题转移到大家都期盼宝宝的出生上。治疗师跟随了家庭在这一刻以及其他相关冲突中的体验，这些冲突捕捉到了在家庭中反复出现的反应性过程。

治疗师在追踪冲突的发展过程中，会反映不同家庭成员的体验，以及他们陷入负向模式的方式。艾琳对桑德拉努力提供的指导和建议不屑一顾，桑德拉对此很生气，她提出更具挑衅性的问题，质疑艾琳作为母亲的经验和能力。在她持续不断且咄咄逼人的态度背后，桑德拉其实希望艾琳能够明白自己对她的关爱，并可以允许自己重新回到她的生活中，为她提供支持，做一个体贴的母亲。反过来，艾琳无论在情感上还是身体上都想要回避这场冲突，不让谈话继续下去。

艾琳承认自己受伤了，也承认她长期以来都认为自己让桑德拉失望了。达琳探索了自己扮演的角色，她总是作为和事佬，关注怎么能让桑德拉和艾琳避免冲突，或者降低她们激烈争执的影响。达琳也分享了自己的恐惧，因为她不是艾琳的生母，她感到自己在艾琳的生命及整个家庭中发挥的作用都更小。治疗师肯定了每个家庭成员的处境和体验，突出了桑德拉和艾琳之间的关系阻碍，以及这种反应性的互动模式如何操纵了她们的关系，不论是母亲还是女儿都绝望地挣扎着，想要摆脱自己所感受到的痛苦。

通过第一阶段的治疗，家庭成员能够更好地看到彼此之间的关系模式以及在负向循环中的防御性行为之下所潜藏的脆弱情绪。达琳也更清楚地看到，虽然自己经常在维护和平，但却没能帮助任何一个她所爱的人摆脱痛苦，而且达琳自己也感受到了这种痛苦。随着治疗联盟的巩固以及在会谈中安全感的增强，桑德拉分享了她在做新手妈妈时曾经经历的困难："当我有了艾琳的时候，我身边一个人都没有。我妈妈已经不在了，我的姐妹觉得我疯了。我没有人可以求助。"桑德拉分享了她在同性亲密关系中作为一位母亲所感受到的孤独，如此快乐的时刻却伴随着这么多家庭层面的痛苦，这对她来说太艰难了。治疗师表示，桑德拉自己对孤独和痛苦的恐惧让她迫切地想要保护艾琳免受同样的折磨。桑德拉承认她"过头的"建议和质疑往往是在她自己感到害怕的时候提出来的，她也伤心地表示自己最想做的就是保护女儿。看到桑德拉能意识到自己的行为是极端的、侵入性的，艾琳松了一口气。她也被桑德拉的故事打动了，桑德拉初为人母时并不是别人所喜爱和期待的样子，她作为一个母亲的恐惧和痛苦让艾琳动容。

这对伴侣认识到，她们在养育艾琳的过程触发了自身的行为模式。在一次单独的家长会谈中，桑德拉承认她之所以责怪达琳没有在艾琳退缩或发出威胁时"站出来"，是因为这引发了桑德拉的孤独感，她感到自己作为母亲是不被需要的。而达琳害怕的是，如果她站到了桑德拉这一边，那么她们俩都会失去艾琳。达琳害怕自己对艾琳来说没那么重要、没那么被需要，这让桑德拉很意外，她一直以为达琳和艾琳之间有特殊的情感联结，所以她们才可以相处得如此轻松。治疗师描绘了这对伴侣由恐惧引发的反应性模式，强调了家庭和伴侣的恶性循环让每个人都害怕自己不属于这个家，而这种归属感正是他们最渴求的。伴侣之间袒露脆弱的对话为他们作为照料者的同盟打开了新的可能性。

达琳请求桑德拉让她更多地参加和艾琳的讨论，并且想知道她和桑德拉是否可以像一个团队一样共同帮助艾琳和新生宝宝。桑德拉也能够谈论自己感到对艾琳负有责任，她觉得自己很失败，因为艾琳在19岁就未婚先孕。她表示自己很害怕女儿不需要她甚至不爱她，这让她更加需要达琳的忠诚。当达琳看到桑德拉的恐惧时，她说："我们都很害怕。"治疗师确认了她们的恐惧，并告诉她们这种恐惧很正常，这就是成为母亲的代价。治疗师邀请她们帮助彼此应对这些恐惧，这种新的觉察帮助这对伴侣制定了如何成为"外婆团队"的策略。

艾琳要求与她的伴侣史蒂夫单独进行一次会谈。史蒂夫不愿意参加最初的家庭会谈，他想和艾琳指手画脚的母亲们划清界限。看到艾琳作为新手妈妈的信心受到打击，他很想保护艾琳。治疗师为艾琳创造了空间，帮助她探索自己初为人母的体验，以及她需要从别人那里获得什么。艾琳毫不犹豫地表达了对桑德拉固执己见的愤怒，桑德拉一直觉得艾琳没有达到她的期望。艾琳能够承认她因为母亲们的失望感到很受伤，尤其是不想当外婆的桑德拉。艾琳意识到，她很渴望得到母亲们对自己的信任和接纳："我希望我的两位母亲为我感到骄傲，可以信任我，而不是质疑我。"在这个关键时刻，艾琳能够说出自己的受伤和未被满足的需求，让桑德拉和达琳意识到那些恐惧如何推动了她们和艾琳以及她们之间产生反应性的模式。家长的开放性和共同的参与，以及女儿更投入的回应表明家庭的冲突模式已被降级、变得稳定。

阶段二：重建家庭互动中的依恋

在EFFT的第二阶段，治疗师的工作重心转向让家庭成员投入到正向的互动模式中，这种模式最重要的特征就是家庭成员具有感受到的安全感，而且能根据他人的反馈给予照料和关爱。第二阶段的目标是重新调整亲子关系，从而让依恋需求和照料反应能够在关系中有效地发挥作用。实现这一调整需要在系统层面做出改变，围绕寻求照料（依恋系统）和给予照料（照料系统）这两个过程来重新组织家庭。阶段一强调的是与依恋相关的痛苦在家庭中产生的既广泛又交织的影响，而在阶段二，治疗则具体到处理特定的二元关系和三元关系，这些关系中与依恋和照料相关的阻碍最为显著。当家长和孩子能以更加调谐、更具回应性的方式让交流更有效时，依恋相关的情感也得以加深。

此时，父母必须采取新的方式，即以更具可及性、回应性和情感投入的方式，成功地回应孩子明确的、与依恋相关的情绪和需求。孩子也能够更清晰、更有信心地向家长表达自己与依恋相关的需求。双方新的互动方式相结合，可以消除依恋与照料循环中的关系阻碍，为整个家庭建立安全的互动模式打好基础。在EFFT的过程中，这些变化是通过接触并组合与依恋相关的情绪和行为来实现的。

要重塑依恋联结，治疗师首先要注重抓住那些与依恋相关的情绪和需求，这些情绪和需求与孩子受阻的依恋反应有关。在阶段一中，治疗的焦点是加深孩子对这些担忧和需求的体验与表达，这些担忧和需求通常被认为是第一阶段所反映的僵化互动模式的基础。这就要求治疗师去参与和探索那些尚未概念化的或被否认的、与依恋相关的情绪和需求（Johnson et al., 1998）。咨询师需要持续关注孩子对于父母的不信任和恐惧感，因为对父母关怀与接纳的怀疑往往是孩子在寻求依恋需要的满足时会面临的阻碍（Bowlby, 1988）。因此，治疗师会主动与孩子和父母一同处理这些恐惧，更加关注孩子潜在的渴望，以及父母在回应中常常未被言明的、有时是意想不到的脆弱性。这一过程使父母和孩子能够更有效地表达和回应那些在家庭关系中普遍存在的脆弱情绪（Johnson, 2004）。

治疗师同时也会关注父母对孩子显露出的脆弱性的接纳程度，这对于增强孩子的信心、帮助其探索深层体验和未被满足的依恋需求至关重要。孩子脆弱性的加深会激发父母的照料行为，但也会反过来暴露父母在处理孩子受伤、恐惧或需求时所面临的阻碍。在会谈中接触这些阻碍可以为治疗师提供一个体验机会，来理解和关注自身与这种受阻反应工作的体验。在处理这些阻碍时，父母的恐惧和不安全感得到了确认，父母的照料动机也得到了探索。

许多父母会在面对孩子的受伤和恐惧时会感到畏缩，而且父母自身的羞耻感和恐惧感也让他们难以与孩子的需求进行调谐。EFT治疗师会帮助父母识别他们的羞耻感，但后续工作并不会围绕着父母对自我的消极看法展开。相反，这些时刻提供了新的机会，让父母能贴近自身的深层情绪，将这些深层情绪作为对孩子做出回应的资源。这一过程能够增强父母的自信心，以及提高他们在那一刻做出回应的能力。处理这些阻碍，凸显父母的可及性和回应性，能让孩子更清晰地看到父母提供的照料信号。

在阶段二结束时，孩子可以表达出自己与依恋相关的需求，家长也能够做出可亲的、投入的回应。治疗师通过编排家长和孩子在现场如何做出回应来提供指导，从而实现亲子间更安全的互动。这种现场演练代表了孩子带着希望和刚萌发的信心冒险求助家长，相信被求助的家长会给出有效的回应。孩子的需求往往与特定的情境和体验有关，在这些时候他们需要得到安抚或支持。这些需求可能是需要不会受伤的安全性："你大喊大叫的时候真的很吓人。你好像总是在生气，还威胁我。我真的努力做作业了，但你就是不相信我。"也可能是对安全感和一致性的需要："我需要知道当我需要你时你会在那里。你说你会来接我的时候，我不知道你到底会不会来。""谁会来看我的比赛？谁会为我来到现场？"还可能是孩子希望确认自己的意义和重要性："我需要知道我对你很重要。""你爱苏珊胜过爱我。""我什么都做不好。""没问题，不用担心我。"（Kobak，Rosenthal，Zajac & Madsen，2007）。家庭的新回应往往反映出家庭成员更清晰的自我认识、更坚定的边界以及对家庭关系更明确的期望（Johnson，2004）。改变的本质在于孩子发出了依恋呼唤，而家长能根据孩子的需要回应以关怀。

在接下来的家庭会谈中，治疗师引导桑德拉和达琳敞开心扉，理解艾琳的体验，并对她在家庭中的需求做出更多回应。艾琳仔细地听着治疗师总结负向互动模式，强调它给家庭带来的孤立、伤害和恐惧。治疗师问桑德拉和达琳是否好奇她们长大成人的女儿在这一人生阶段需要怎样的帮助，她们强调自己非常渴望理解艾琳，也渴望能尽己所能帮上忙。艾琳仍然不太愿意和她们直接互动，而是继续专注在儿子的出生上。于是，治疗师将焦点转向艾琳作为一名年轻女性和新手妈妈的体验上，艾琳表达了她压抑已久的愤怒，因为她感到自己没有被看见，也不被重视。

艾琳一边流泪，一边质问她们知不知道生来就要"表明立场"而不能只是当一个小孩的感受，她们真的想知道做一个有两个妈妈的小女孩是什么感觉吗？

桑德拉的声音低了下来，和女儿的悲伤一样低沉："宝贝，我真的想知道。你说得对，我并不了解你的感受。"当艾琳回忆起朋友们问"你爸爸在哪儿"的时候，她的悲伤和孤独溢于言表。艾琳对桑德拉说："你当时说，他们恐同是他们的问题！可那一刻我真的感到好孤独。"此时，达琳和桑德拉留出了心理空间，来容纳艾琳的悲伤和害怕。当治疗师与艾琳一起处理这一时刻时，艾琳泪流满面地对桑德拉说："我好害怕我会伤害你。"桑德拉握住艾琳的手，平和地说这次谈话让她感到很宽慰，她明白了这对艾琳来说有多艰难，而且自己想成为"超级妈妈"的努力也造成了阻碍。"对不起，我最不希望看到的就是你受伤。"桑德拉伸手抱住艾琳，达琳也和她们抱在一起。随着这一刻的发生，治疗师引导三位女性反思这段体验，其中的愤怒和恐惧已被安慰和关怀所取代。艾琳回应道："我想要很多这样的体验。"

EFT治疗师始终会对激发了照料行为、促进了有效依恋沟通的深层情绪保持明确的聚焦。在这个例子中，家长对女儿的受伤和需求保持坦诚开放，这为双方分享脆弱无助的对话搭建了舞台，帮助女儿讨论自己与生母的关系，以及她不被看到、不被倾听的体验。两位母亲首先对女儿当下的体验给予了安抚和确认，然后与女儿过去的害怕和受伤建立联结。在女儿表达自己需要被看见、被安抚的过程中，治疗师帮助两位家长做出在情绪上调谐且具有可及性的回应。通过这些现场演练所产生的新体验有助于加深修正性情绪回应的影响。治疗师会凸显并强调在这些心碎时刻中显现出来的积极情绪，也会邀请参与治疗的其他家庭成员对家庭中的转变做出回应。

当一对亲子关系的依恋阻碍有所转变时，其他家庭关系中的不安全感可能会暴露出来。当前的问题解决后，焦点可能会转移到另一对亲子关系中尚未解决的冲突上，或者转移到伴侣的照料联盟中持续存在的困扰上。例如，在艾琳和桑德拉的关系中所找回的开放性和脆弱性，可能会让达琳期望重新审视她与桑德拉关系中的阻碍。EFT治疗师会把家庭为增强安全感所采取的措施看作一种资源，用于处理家庭中其他受阻的关系。

然后，阶段二的重建过程会转向新的二元关系或三元关系，这一过程的重点是让家庭成员接触自己的脆弱情绪、促进对此的接纳，并就一方发出依恋需求、另一方给予照料反应的互动进行现场演练。

阶段三：巩固安全的联结

EFFT 的最后一个阶段会巩固家庭在之前的阶段中所建立的、充满安全感的新的互动模式。家庭成员能够更好地一起参与讨论，并有意识地采取措施来增强在克服之前的阻碍、实现情感的投入、进行有效的照料时体验到安全感（Johnson, Bradley, Furrow, Lee, Palmer, Tilley & Woolley, 2005）。当家庭成员对安稳牢固的情感联结恢复信心，便能够直接表达自己的担忧和关心，并能清楚地说明这些变化对自己及整个家庭的重要性。

在最后一次家庭会谈中，艾琳的伴侣史蒂夫和他们的宝宝也加入了三位女性的行列。治疗师与这个家庭一起庆祝新的家庭成员的到来，并借此机会交流了一家人在共同努力之后所获得的成长。他们提到了一个最近的例子，虽然当时他们又回到了旧模式，但随后找到了前进的方向：在艾琳搬出去之后，桑德拉主动提出要帮她整理新的住所，艾琳发现自己很难接受这份支持，她表达了自己需要桑德拉做什么，而哪些工作得由她自己来做。桑德拉表示她没有被拒绝的感受，她也和达琳讨论到，艾琳愿意表达她需要他们做什么，这对他们是多么有帮助。

桑德拉和达琳还明确表达了对史蒂夫的支持，夸奖他为儿子做的一切，并赞美他是一个好爸爸。会谈结束时，艾琳描述了她对自己获得的一切感到骄傲与感激："我知道我们很幸运，因为我儿子不仅有一个外婆，他有一个外婆团队！"桑德拉和达琳的脸上洋溢着幸福和快乐，他们知道即使家庭是复杂多变的，每个人也都有自己归属的位置。

家庭中安全感的增强，与家庭关系中开放性和回应性的增加有关，因为这些改变会"拓展和增强"（broaden and build）家庭在互动中感受到的安全感，进而促进积极情绪、缓解痛苦，并提升情绪安全感（Mikulincer & Shaver, 2016）。这使得家庭能够更灵活地应对发展需求，更有效地解决问题（Johnson et al., 1998）。最后，治疗师会引导家庭以新的方式来看待理解家庭的意义，包括帮助家庭建立新的仪式来保持联结，使家庭成员有更多机会袒露自己的脆弱，产生更积极的情感，并对整个家庭拥有更强大的联结心怀感激（Stavrianopoulos, Faller & Furrow, 2014）。

EFFT 的评估和治疗决策

一节家庭治疗会谈的参与成员通常由与当前问题最相关的人决定。时至今日，家庭治疗师在确定家庭治疗中谁"应该在场"这一点上仍然存在分歧。在EFFT中，我们对会谈的规划取决于多种因素。图2说明了EFFT的评估和治疗包括哪些不同类型的会谈。

在EFFT治疗开始时，治疗师通常会邀请相关的家庭成员参与家庭评估会谈。相关人员包括参与了家庭事务的人，以及受主诉问题影响最大的人。随后治疗师会开展一系列会谈，包括家长会谈，其重点是了解家长自身的养育史和依恋史，评估双亲之间的关系满意度以及养育联盟的质量。治疗师还会进行一次聚焦于同胞的会谈，必要时也会单独与IP（问题表现者）见一次面。评估过程注重与整个家庭建立工作联盟，加强家长对家庭治疗的投入，明确家庭的优势，并探索可能存在的家庭治疗禁忌证。

另外，为了确保家长对家庭治疗的兴趣和投入，治疗师也可能需要进行一次以家长为中心的会谈。初始会谈让EFT治疗师有机会处理家长的顾虑，以便在针对孩子的特定问题进行家庭导向的治疗时，让家长有更多的兴趣和投入，并且可以了解和影响家长对治疗的期望，尤其是当家长担心家庭治疗会以指责家长为代价来处理孩子的问题时。通过了解家长对家庭治疗的期望和过往经历，家长会谈可以为家庭治疗提供方向，并有助于和家长建立一致的目标。

同样，EFFT的治疗过程可能因家庭而异，治疗形式也有所不同，包括家庭会谈、伴侣会谈、同胞会谈和个体会谈。治疗师根据"谁应该参加治疗"以及"治疗过程应该如何进行"两方面的相关因素来决定参加治疗的人选（图2）。

EFFT的决策框架

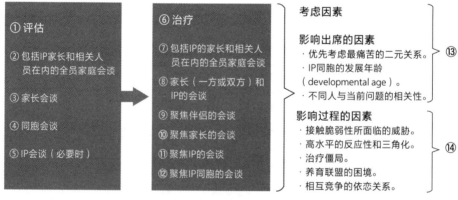

图2　EFFT的决策框架

EFFT 的决策框架

最痛苦的关系

EFFT 的治疗过程会优先处理家庭中关系最紧张的部分，通常，亲子关系的痛苦最为明显。EFT 治疗师从分离痛苦的角度对家庭困境进行概念化，重点关注家庭依恋系统和照料系统中的阻碍。尽管这些阻碍在二元关系（如一位家长与孩子）或三元关系（如双亲与孩子）里最为明显，但这些关系困扰会影响到整个家庭。家庭的情绪动力及其构成能够帮助 EFT 治疗师决定会谈的重点以及应该参与会谈的家庭成员。

在稳定阶段的早期，家庭的参与对评估家庭的动力非常重要。虽然治疗的焦点是最痛苦的那对二元关系，但其他家庭成员的参与可以为家庭提供宝贵的安全感资源，并在家庭努力应对那些影响了整个家庭的阻碍时提供支持。如果可能，治疗师会鼓励与治疗焦点相关的家庭成员参与其中，在家庭应对困境时提供支持、共同参与解决家庭问题。

发展水平

EFT 治疗师在治疗过程中会评估孩子的发展年龄和成熟情况。幼儿常常可以作为治疗师对家庭做出评估的一种资源，但如果治疗聚焦于某位更年长的家庭成员的需求，那么幼儿对治疗的贡献就会小一些。

如果当前的问题集中在幼儿（如学龄前）或学龄儿童身上，那么治疗师可能会融入游戏治疗的技术，以更好地适应孩子的发展能力（Efron，2004; Hirschfeld & Wittenborn，2016; Willis，Haslam & Bermudez，2016; Wittenborn，Faber，Harvey & Thomas，2006）。如果家庭会谈所包含的话题（例如，性）不适合孩子的理解水平或者会让父母有顾虑，也可以不把孩子纳入会谈。

与当前问题的相关性

每个家庭的构成都有所不同，治疗师会与家庭一起确定哪些人和治疗最相关。在评估的前期，让更多的家庭成员参与进来有助于治疗师从多个视角看待问题，并明确家庭的优势。随着治疗的进行，EFT 治疗师会专门关注互动中与当前问题有关的动力，及其对情绪安全感的影响。将一些家庭成员排除在会谈之外，能使治疗师更专注于家庭主诉所包含的特定互动模式，当该模式成为治疗焦点时，治疗师就可以更深入地接触会谈中出现的情绪动力。

在治疗过程中，某一问题的转变可能会使得另一段家庭关系中与照料和依恋相关的阻碍浮出水面。因此，当家长对于安全感的新体验揭示了这个阻碍时，治疗师可能会围绕这个阻碍重新规划治疗过程。EFFT的过程很灵活，它为治疗师提供了一幅处理这些阻碍的地图，也让治疗师可以从依恋的视角来确定哪些关系与促进改变的过程最为相关。

在确定家庭会谈的成员构成时，EFT治疗师也会考虑影响治疗过程的因素。这些因素主要聚焦于当家庭成员探索和克服特定关系中与照料和依恋相关的阻碍时，治疗师能否提供安全可靠的治疗联盟。将治疗的焦点转移到特定的关系上，有助于治疗师增加家庭感受到的安全感，这种安全感对于加深情绪体验、接触深层需求很重要。而且，这样做也能让治疗更聚焦于该段关系特有的依恋动力。治疗师可能会因为这些常见原因而关注特定的二元关系或三元关系：具有高度反应性和破坏性的互动模式、家庭成员的参与不足、治疗联盟的破裂、养育联盟的困境以及相互竞争的依恋关系。

打破僵化的反应性模式

孩子过度卷入父母子系统或婚姻子系统被公认为是家庭功能出现问题的一个影响因素。无论孩子是被动地、焦虑地卷入婚姻系统，还是主动地让父母彼此对立，这些模式都会让情绪动力被卡住，从而模糊子系统间的界线并破坏家庭的执行功能（Minuchin & Fishman，1981）。治疗师将工作焦点转移到二元工作上，是为了将特定二元关系所独具的不安全模式分离出来。治疗会谈可以侧重养育联盟或家长之间的伴侣关系，也可以开展由一位家长和一位孩子参与的会谈，以促进家庭更加关注这些独特的情绪过程，正是它们形成了有问题的互动模式。对二元关系的聚焦也让治疗师有更多机会加强与特定家庭成员的治疗联盟，同时对家庭的担忧和未被满足的需求做出更多回应，这些担忧和需求往往被掩盖在家庭反应性的回应之下。

参与不足

家庭中的互动模式可能会导致亲子中的某个人较少地参与家庭互动，当治疗师试图让这位家庭成员参与进来而未果时，治疗师可能会改变家庭会谈的构成。改变家庭会谈的构成，或者在同胞会谈和家长会谈之间进行转换，能够制造不同的动力，从而让治疗师将治疗的焦点和注意力转移到家庭成员参与不足的情况上，也能提供一个更安全的环境来就此做出探讨。

如果一位家长不愿意参与探索自己的体验，可能是因为他担心作为家长所表现出的脆弱会削弱自己在孩子心目中的权威。而孩子则担心自己的脆弱可能会招致羞辱或伤害，因而也会避免分享自己的体验。EFFT探讨了这样一种可能性，即这种心怀戒备的不情愿不仅仅是回避，还是一种对安全感的担忧。治疗师可以通过改变会谈的构成、发挥不同会谈的联合作用，为不参与的家庭成员最大限度地提供分享自身体验的机会，从而更好地处理这种担忧。

治疗僵局

治疗师致力于平衡家长和孩子的兴趣与体验，但这种努力可能会带来误解，让家庭对治疗联盟失去信心。治疗僵局表现为家庭对治疗会谈的抵触变多、参与变少，对此，治疗师可以切换为个体会谈或双人会谈。这些阻碍可以被理解为家庭的治疗目标存在冲突：父母想寻求孩子行为的改变，而青少年想寻求更大的自主性。治疗师可以使用以家长为中心的会谈来处理家长对治疗过程的担忧，并让家长有机会更了解孩子的发展需求及养育实践。

当治疗师与某位家庭成员的治疗联盟遇到阻碍并且无法成功解决时，治疗师可以通过个人会谈来专门处理这些阻碍。尤其当孩子是家庭问题的焦点时，与孩子的个体会谈有助于治疗师加深理解、加强治疗联盟。

共同养育联盟

对家长的照料阻碍进行处理可能会暴露出伴侣双方在养育子女方面的冲突。家长之间的分歧所带来的负面情绪会增加亲子关系中的反应性，尤其是当孩子暴露在这些负向互动中的时候。通过在伴侣会谈中关注家长共同的养育信念和养育实践，EFT治疗师能够聚焦于伴侣关系的困扰给照料带来的阻碍。这些会谈可以给伴侣提供额外的支持来解决这些分歧，减少与孩子发生三角化的可能性。此外，当孩子经历父母间的冲突并将自己视为冲突的起因时，这些会谈也有助于减少孩子经历继发情绪困扰的可能性。

如果伴侣间的问题是家庭困境的主要来源，那么在EFFT治疗结束时可能会将家庭转介去进行伴侣治疗。当家庭困境的主要根源是伴侣关系的失调时，针对孩子的行为所产生的养育问题通常会很快得到解决。如果伴侣间经常出现未解决的冲突，就会让孩子持续受到负面情绪的影响，加剧孩子对家庭稳定性的焦虑。将伴侣间的困扰分离出来并转介为伴侣治疗可以减轻孩子的痛苦，也会降低对家庭治疗的需求。

相互竞争的依恋关系

对于重组家庭中的关系，治疗师往往需要关注家庭中不同的关系基础所导致的差异。血缘关系通常会在亲子联盟中占据优先地位，尤其是在重组家庭早期的发展阶段（Papernow，1993）。血缘关系的优先性可能会在依恋关系中造成利益之争，特别是在再婚夫妻的关系、继父母继子女的关系之中。治疗师可以优先围绕有血缘关系的亲子关系来组织会谈，将其与继父母的关系分离，以此简化重组家庭中复杂的不安全模式。以再婚伴侣为重点的伴侣会谈对紧张局面的降级非常重要，这种局面往往随着新的依恋出现而产生，新的伴侣渴望在家庭中找到一个理想的角色，但却因现存的情感联结体验到冲突或威胁。

为有血缘关系的亲子提供双人会谈有助于处理孩子的忠诚冲突（loyalty conflicts），以及因家长死亡或离婚而带来的未解决的丧失。要"向前看"的压力或是欣然接受重组家庭的压力，可能会让家庭未能尊重和理解在前一个家庭里所经历的丧失。在重组家庭中，孩子对亲生父亲/母亲独有的需求会产生一些特定的情绪阻碍。在会谈中尊重不同家庭联结的独特性，看到其不断发展和变化的意义，能帮助EFT治疗师处理这些情绪阻碍。

会谈过程：EFT 探戈

一节典型的EFFT会谈遵循EFT相关干预的常见序列，约翰逊（2019）将其命名为"EFT探戈"（EFT tango）。探戈由治疗师制定的五个特定舞步构成，这些舞步组织并引导着一节节会谈的变化过程。探戈是一个元框架，它将治疗师导向"此时此地"的情绪工作，这对重建家庭的依恋关系至关重要。在探戈的五个特定舞步里，每一个舞步都致力于通过调动情绪来改变关系中的互动。接下来我们会简要介绍这五个舞步，并通过治疗师与一对母子工作的案例，来总结在这一过程中发生的转变。

舞步一：镜映当下的过程

EFT治疗师会追踪和反映一个家庭在会谈中浮现出的体验。治疗师在言语和非言语表达中不断切换，以共情的方式贴近家庭成员的不同体验，帮助家庭理解现在正在发生的和过去已经发生的事。通过贴近当下，治疗师帮助家庭在共同的经历中探索自己内心层面和人际层面的体验。

在家庭成员共同经历的故事以及他们对关系的体验中，治疗师会聚焦于不断出现的一连串行为和情绪。这些行为和情绪在寻求照料和给予照料的阻碍中最为明显，这些阻碍组织起了家庭的互动模式，并影响了家庭成员的应对措施。

詹姆斯叹了口气，拿起手机，不再理会母亲对他成绩不佳和学习动力不足的沮丧和抱怨。面对詹姆斯越来越坚决的无动于衷，母亲也提高了嗓门。詹姆斯的母亲对这种常见的动力感到很恼火，她抱怨说几乎看不到什么明显的治疗效果，而且时间也不多了。詹姆斯瞥了一眼治疗师的反应，然后继续看手机，无声地告诉所有人自己打算保持距离。

治疗师觉察到了这一熟悉的家庭动力再次出现，确认了母亲的担忧，并对她表示了理解，因为儿子看起来不投入，所以她感到越来越挫败。治疗师利用当下的过程回溯了这一典型的人际互动序列，强调母亲挫败和愤怒的感受，以及儿子在面对母亲的失望时听之任之的态度。通过将焦点转移到当下，家庭和治疗师有机会从相同的情绪体验出发来开展工作。治疗师肯定了母亲在关键时刻无法与儿子产生联结的沮丧和恼怒，也观察到了儿子的疲惫和疏远，因为他在母亲眼中似乎只是一个问题，只会让人失望。

舞步二：情绪的组合与加深

随着会谈的进行，EFT治疗师会聚焦于逐渐浮现的情绪元素，并且通常会把这些体验的碎片组合成一个更连贯、更一致的整体。通过接触和处理这些体验，家庭成员会产生更深刻的觉察和理解，认识到这些体验对自己和他人的重要性。

詹姆斯的母亲在倾诉时泪流满面，因为她担心詹姆斯没能发挥自己的潜能，同时挫败感让她情绪崩溃。她承认，尽管自己不顾一切地想向詹姆斯提供支持，但自己的愤怒让他变得离自己越来越远。治疗师反映了她无法帮助儿子的痛苦，她曾对儿子寄予厚望。在得到治疗师的肯定之后，她的肩膀沉了下去，声音也变得柔和起来，她承认自己的希望在这样的时刻破灭了，尤其是对詹姆斯的希望。"我对他很生气，有时候很鄙视。我好像什么也说不出来，我要被他气疯了。这不是我想要的。"治疗师将她的痛苦重新界定为她对詹姆斯的关怀，以及她渴望支持他，而当詹姆斯将她推远时，这些关怀和渴望就会被她的愤怒、挫败和恐惧所掩盖。

回到詹姆斯最初的反应，治疗师肯定了他从谈话中撤离的行为，因为当时的话题和母亲的语气已经变得太过熟悉。对他妈妈来说，几乎所有事情都让她忧心。在这种情况下，他采取了一种有意义的生存策略。他没有离开治疗室，而是远离了母亲的沮丧、抱怨和失望。治疗师反映出母亲的希望对詹姆斯来说太像压力了，让他无处可逃，毫无希望。

治疗师：（聚焦当下的过程）你的叹息好像已经说尽了一切。

詹姆斯：（轻蔑地说）是啊，她就是不懂。

治疗师：不懂你在学校和在生活中遇到的那些事吗？

詹姆斯：（低下头）差不多吧，她根本不知道。

治疗师将他低垂的眼神看作深层情绪的一条线索，并用柔和的声音点出他脸上出现的悲伤。

治疗师：（轻轻地）我猜，这让你在面对这一切的时候感到更加孤独了？

詹姆斯：没错！（语气坚定地说，不让别人看到他的痛苦）

舞步三：编排新舞步

EFT治疗师利用这些新发现的体验，让家庭成员参与到结构化的互动中，他们分享这些新的体验，形成一种新的投入方式和互动方式。表达更脆弱的情绪将引领家庭用新的方式建立联结，在此之前，家庭成员通常会回避这些体验，而不是将其作为加深理解和建立联结的机会。

治疗师与詹姆斯一起探索他的母亲是否真的理解了这些交流对他来说有多艰难，以及这让他陷入要么抗争到底、要么闭口不谈的两难境地，而这两种处境都让他感到孤独。然后治疗师问道："你想让她知道你自己身处在这个黑漆漆的、孤独的地方吗？"詹姆斯犹豫了，他对这个问题感到迟疑，不确定自己是否可以向母亲倾诉内心的挣扎。治疗师与詹姆斯一同演练，创造一个让母亲参与进来的机会，并邀请他探索这种体验，哪怕只是尝试一下。

在詹姆斯愿意考虑这次谈话之后，治疗师让詹姆斯告诉母亲他心里的迟疑，以及他再熟悉不过的这种挣扎。詹姆斯仍然低着头，他开始诉说："我不喜欢这样。

我觉得你不理解我。那比你想得更难，而且你和我讨论这些事情的时候，我感觉更糟了。"治疗师肯定了詹姆斯的分享，并问他："你能告诉她你独自面对这一切时的感受吗？"詹姆斯回答说："嗯，我有时候会有这种感觉，感觉这样下去不会有好结果。我最好试着自己解决。"

舞步四：处理新经验

在这些互动之后，EFT治疗师会和参与者一起探索、整理这些体验。这为参与和接受这些新体验的人创造了空间，让他们开始理解这些互动，并看到分享这些体验可以如何影响一个人看待自己或特定关系的方式。

在詹姆斯说完自己的想法后，治疗师肯定了他的努力，他帮助母亲看到詹姆斯对这些沟通的态度，以及这些沟通如何让他陷入孤独，并让他对自己和自己的处境感到更糟糕。治疗师也为母亲留出了回应的空间，帮助她聚焦于自己，即她听到儿子说的话、看到他小心地分享他的感受时有什么体验。"这很有帮助，比沉默要好。"詹姆斯的母亲缓缓地说，她很小心，不想错失这个新出现的沟通机会。"我不想让他感到孤独，我很讨厌这些谈话让我们之间产生了隔阂，所以现在这样的沟通好多了。我不希望他孤独，而且我最不想做的就是让情况变得更糟糕。"

治疗师肯定了母亲对詹姆斯的关心，她努力了解他的体验，也承认这些沟通把彼此的距离推远了。随后，母亲说回了她对詹姆斯学业的担忧，治疗师肯定了这些担忧，同时也强调了她所表达的关切和关怀。

治疗师：你此刻对詹姆斯的回应显示了你对他的关心。你听到了他的迟疑，这对你而言很重要，你也知道他的学业很重要，但在这一刻，你也看到了他的另一面，他渴望得到支持和帮助。这个需要听起来很陌生，但却是你一直渴望向他提供的东西。

治疗师将这对母子回应彼此的努力界定为他们共同跨出的一步，虽然这只是一小步，但很明显，这与他们以往的互动方式有很大的不同。

舞步五：整合与肯定

探戈的最后一个舞步会聚焦于这对母子刚刚经历的体验，以及这些体验所带来的新的理解。家庭成员的新领悟及彼此之间的联结都得到了加强，而新的体验也使得进一步的投入成为了可能，这一步骤重视这些新的体验发挥作用的方式。通过分享这些相处经历，人们可以收获对自我及家庭成员的新觉察和新领悟。

　　治疗师为詹姆斯和他的母亲"回放"了一遍刚才在治疗室中发生的事情，强调他们之间最重要的东西是如何在双方都有压力，以及他们鲜少表露出的恐惧和担忧中被忽视的。通过放慢他们的互动，治疗师为詹姆斯不断被拒绝的经历以及母亲发自内心的关切创造了空间，这为母亲更清晰地看到儿子、更好地理解他承受的压力提供了机会，也让母亲意识到儿子很需要自己的支持和信任。

　　治疗师重新聚焦于这些冲突时刻，看到它们是如何迅速升级，压力和失败又是如何显得不可避免的。在这一刻，治疗师的聚焦使得家庭似乎能稍微更清晰地意识到，其实倾听这些情绪、看看幕后发生了什么有助于他们共同面对这些挑战。即便在治疗的早期阶段，对儿子的担忧给予肯定也能让母亲更加理解和接纳儿子在探索中对支持的需要。而承认母亲的意图和关怀也可以加强她对此的觉察，并强调她在此刻有能力在情绪上保持可及，并进行回应，这为一种不同的对话打开了一扇门，而这种对话仍然能让她的关心被儿子放在心上。

小结

　　在EFFT中发生改变的过程与EFT伴侣治疗及个体治疗的过程是相同的。治疗师在家庭中会特别关注父母独有的角色，以及依恋系统和照料系统之间相辅相成的动力。EFT治疗师使用唤起情绪的问题和过程干预，引导家庭成员把注意力从家庭中的特定问题转移到关系的过程和模式上，正是这些过程和模式使情况变得复杂，让他们在关系中难以解决问题，也难以应对改变的需要。治疗师会引导家庭关注潜在的深层情绪，这些情绪导致了关系中的阻碍，干扰了有效的依恋反应和照料反应系统。

　　EFT探戈描述了治疗师在处理和分享情绪体验时做出的主要转变，治疗师也会通过EFFT的各个阶段将调谐的照料反应及与依恋相关的情绪和需求联系起来，从而让关系模式发生转变。EFFT的治疗过程为家庭提供了一个安全基地，让家庭成员得以在过去的问题中探索新体验，共同面对挑战。EFFT的决策框架为治疗师提供了可靠的指南，以便在清晰的依恋视角下灵活地组织复杂的家庭治疗。本章概述了EFFT的改变三个阶段，接下来的章节则会探讨EFFT在特定步骤中的实践，正是这些步骤构成了EFFT中改变发生的过程。

参考文献

Bertlanffy, L. (1968). *General systems theory.* New York: George Braziller.

Bowlby, J. (1988) *A secure base.* New York: Basic Books.

Davila, J., Karney, B. R., & Bradbury, T. N. (1999). Attachment change processes in the early years of marriage. *Journal of Personality and Social Psychology, 76,* 783-802.

Diamond, G., & Siqueland, L. (1998). Emotions, attachment, and the relational reframe: The first session. *Journal of Systemic Therapies, 17* , 36-50.

Diamond, G. Diamond, G., & Levy, (2014). *Attachment-based family therapy for depressed adolescents.*Washington, DC:American Psychological Association.

Efron, D. (2004). The use of emotionally focused family therapy in a children' s mental health center. *Journal of Systemic Therapies, 23,* 78-90.

Hirschfeld, M. R., & Wittenborn, A. K. (2016). Emotionally focused family therapy and play therapy with children whose parents are divorced. *Journal of Divorce and Remarriage, 57,* 133-150.

Johnson, S. M. (2004). *The practice of emotionally focused therapy: Creating connection,* 2nd Ed. New York: Brunner Routledge.

Johnson, S. M. (2009). Attachment theory and emotionally focused therapy for individuals and couples. In J. H. Obegi & E. Berant (Eds.) *Attachment theory and research in clinical work with adults* (pp. 410-433). New York: Guilford Press.

Johnson, S. M. (2019). *Attachment theory in practice: Emotionally focused therapy with individuals, couples, and families.* New York: Guilford Press.

Johnson, S. M., Maddeaux, C., & Blouin, J. (1998). Emotionally focused family therapy for bulimia: Changing attachment patterns. *Psychotherapy, 25,* 238-247.

Johnson, S. M., Bradley, B., Furrow, J. L., Lee, A., Palmer, G., Tilley, D., & Woolley, S. (2005). *Becoming an emotionally focused therapist: The workbook.* New York: Routledge.

Kobak, R., Rosenthal, N. L., Zajac, K., & Madsen, S. D. (2007). Adolescent attachment hierarchies and the search for an adult pair-bond. *New Directions for Child and Adolescent*

Development, 2007(117), 57-72.

Mikulincer, M., & Shaver, P. R. (2016). *Attachment in adulthood,* 2nd Ed. New York: Guilford Press.

Minuchin, S., & Fishman, H. C. (1981). *Family therapy techniques.* Cambridge, MA: Harvard University.

Palmer, G., & Efron, D. (2007). Emotionally focused family therapy: Developing the model. *Journal of Systemic Therapies, 26*, 17-24.

Papernow, P. L. (1993). *Becoming a stepfamily: Patterns of development in remarried families.* San Francisco, CA: Jossey-Bass.

Stavrianopoulos, K., Faller, G., & Furrow, J. L. (2014). Emotionally focused family therapy: Facilitating change within a family system. *Journal of Couple & Relationship Therapy, 13*, 25-43.

Willis, A. B., Haslam, D. R., & Bermudez, J. M. (2016). Harnessing the power of play in emotionally focused family therapy with preschool children. *Journal of Marital and Family Therapy, 42*, 673-687.

Wittenborn, A., Faber, A. J., Harvey, A. M., & Thomas, V. K. (2006). Emotionally focused family therapy and play therapy techniques. *The American Journal of Family Therapy, 34*, 333-342.

第二部分
EFFT 的阶段与步骤

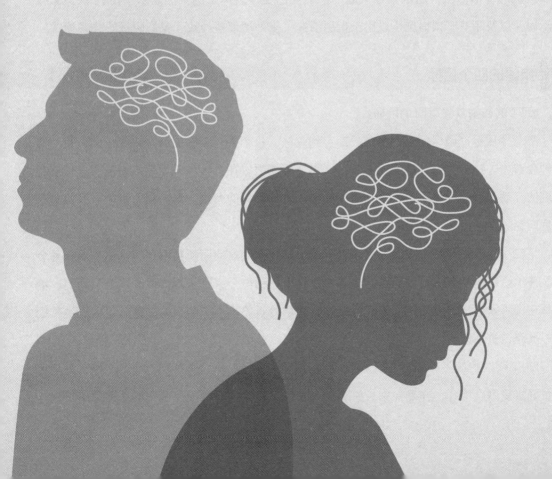

第四章 建立治疗联盟并评估家庭模式

步骤1：建立治疗联盟并进行家庭评估

步骤2：识别维持了不安全依恋的负向互动模式

在EFFT的最初阶段，治疗师建立的治疗联盟是家庭治疗中安全感的源泉，也是治疗师实现稳定家庭、将家庭困境的模式降级这一目标的重要基础。EFFT最初的步骤会促进参与治疗的成员达成共识、明确目标，这需要治疗师系统地评估家庭中有问题的互动，并明确地聚焦于家庭中与当前问题相关的关系阻碍。在EFFT的过程中，每次会谈的参与者都可能有所不同，治疗师会主动持续地关注治疗联盟。同时，随着特定的关系阻碍得到解决、其他阻碍浮出水面，治疗师也需要持续地评估这些转变。

本章将探讨EFFT改变过程中最初的几个步骤以及治疗师的实践，包括这些实践如何指导治疗师建立治疗联盟、评估家庭呈现的问题和负向互动模式。此外，我们也会探讨一种多层次的评估方法，用以指导家庭治疗初期的会谈。本章的案例展示了EFFT决策框架的运用，以及哪些干预措施可以用于指引治疗，来处理那些导致了家庭困扰的关系模式。

初始步骤的四个目标

EFFT的初始步骤有四个目标。

第一个目标，确保每个家庭成员都得到关注，每个人对家庭的看法也都得到认可。治疗师会着重关注个体对家庭问题的看法，也会强调家庭在会谈中展现出的力量。通过观察家庭的互动和互动中体现的意图，治疗师可以发现家庭的力量，而这种力量在一开始关于家庭问题的对话中往往是缺失的。

第二个目标是与每个家庭成员站到一起，肯定他们对问题及其根源的认识。治疗师会关注并承认每个家庭成员对问题的看法，看到个体和整个家庭是如何理解这个问题的。治疗师在倾听家庭成员讲述他们的问题时，会注意聆听关于不安全感的主题，包括丧失、拒绝、抛弃或关系创伤。

EFFT评估的第三个目标是聚焦安全性并确立治疗方向。EFT治疗师会评估家庭是否准备好接受联合治疗，并确保家长愿意投入到以家庭为中心的治疗工作中。评估不仅仅是

EFFT 初始会谈的首要重点，事实上在整个治疗过程中，治疗师会一直持续评估家庭的关系动力，并以此来指导治疗安排，包括个体、双人和家庭会谈的使用。

第四个目标强调了治疗师在识别与家庭当前问题相关的互动模式时所扮演的重要角色。治疗师通过对当前问题中的家庭互动进行排列、组织，追踪家庭在感受到痛苦和不安全时所呈现出的互动模式。EFFT 会明确地把这些关系模式作为重点，让它们变得可以理解和预测。这对于帮助家庭重新理解问题、燃起修复家庭的希望十分必要。

治疗干预的三个切入点

在 EFFT 最初的会谈中，治疗师的干预措施有三个切入点。EFT 治疗师通过这些初始会谈与家庭成员建立治疗联盟，并评估家庭当前的问题是否适合进行 EFFT 治疗，在此过程中，治疗师要与家长和整个家庭工作，一同聚焦于关系模式和治疗目标。

推动家庭对话

首先，治疗师会致力于推动家庭就当前的问题展开对话。进行这场对话可以帮助治疗师与每位家庭成员一道，理解他们对家庭乃至对当前问题的独特体验。这个过程可以揭示家庭主要如何描述并定义问题，并发现被家庭困境所掩盖的其他体验和担忧，包括家庭中那些不太明显的、间接的应对方式（例如，退缩、逃避）。正如鲍尔比（1979）所言，家庭治疗的固有价值之一就是让家庭有机会谈论平时不会谈论的事，即便这些事其实是家庭成员共同的经历。在 EFFT 的治疗过程中，治疗师会显化家庭成员内嵌于负向互动模式中的真实内心情绪。通常，治疗师也能发现一些深层体验或深层情绪，它们可以增强家庭在依恋系统和照料系统中的耐挫力。

确保家长投入

第二个切入点侧重于确保家长在家庭治疗的过程中可以持续投入。在转介治疗中，家庭的常见主诉是孩子的问题。治疗师是否有能力获得照料者的认同，并使其投入到以家庭为基础的治疗过程中，对于治疗师和整个家庭建立治疗联盟至关重要。家长通常会比较担忧和注意孩子的特定问题，而治疗师要启发家长从关系层面来关注治疗，平衡问题与关系这两个焦点。对问题和关系这两个层面的关注都是必要的，治疗师可以据此规划治疗，并确定还需要哪些资源来让关系性的干预措施起作用。EFFT 能够直接影响依恋不安全感对心理病理的调节作用（Eindor & Doron，2015）；当依恋不安全感和青少年的心理病理相互关联时，EFFT可以提供支持（e.g.，Kobak et al.，2015）。

一些家长会把联合治疗的建议当作一种责备，这也有可能会引发家长个人的羞耻感。治疗师应尽力向家长告知治疗的目的是什么，并阐明原理，说服家长理解治疗的目标与其解决问题的目标是一致的，这对于建立工作联盟至关重要。为了确定联合治疗的目标，减轻家长对问题被错误归因的担忧，治疗师可能有必要召开一节家长会谈。从依恋的角度重新界定当前的问题在依恋相关的家庭治疗取向中很常见（e.g.，Byng-Hall，1995; Dallos，2006; Diamond, Diamond & Levy，2014; Hughes，2007）。在EFFT中，治疗师要先建立治疗联盟并处理家庭的互动，然后再对问题做出重新界定，这是治疗的基本理念。EFT治疗师将EFFT作为一种资源，用以支持父母和家庭成员更有效地合作，共同解决问题，从而加强他们作为一个家庭的优势。

追踪与当前问题相关的模式

第三个切入点标志着治疗师的干预，其重点是追踪互动并反映家庭对问题的体验。治疗师引导家庭讨论他们对于影响家庭当前问题的关系阻碍产生的特定体验。与此同时，治疗师会进行安全性的评估，包括家庭是否对联合治疗做好了准备。通过这次初步的家庭访谈，治疗师开始与家庭一起围绕着互动序列理解当前的问题，正是这些互动序列催生了家庭系统内部的关系困境。

治疗如何加入家庭

约翰逊（2004）概述了EFFT开始阶段的关键实践做法，即治疗师在与家庭的工作中要重点关注什么。这些实践反映了与家庭建立工作联盟、聚焦治疗方向的核心要素。EFFT沿袭了在伴侣治疗中被证明有效的EFT干预方式，包括如何增进工作联盟、追踪关系模式。核心的干预方式包括：同理的反映，肯定，唤起情绪的回应和对关系互动的追踪。

治疗师邀请家庭成员分享各自的体验，就当前的问题提出相同或对立的观点。家庭的讨论让治疗师可以整合不同的体验，并把"对于同样的问题，家人之间很少有同样的理解"这一现象正常化。收集家庭体验的细节也能为治疗师创造机会，在家庭尝试处理这些担忧并承受其后果的过程中发现家庭的价值观和力量。聚焦具体的看法和体验使治疗师能够与个体的体验相联结，并能突出家庭成员试图解决家庭问题的不同方式，以及这些个人努力所蕴含的力量。治疗师通过扩展家庭对话的范围，探索家庭的价值观、历史和文化背景的影响，因为在更深的层面上，家庭所关注的问题往往折射出更广泛的环境背景，包括父母的原生家庭以及家庭内部文化背景的异同。

因为在管教 10 岁的儿子小杰（小杰的韩语名：在永）的过程中遇到一些问题，彼得和琼前来寻求治疗。作为一对跨种族的夫妻，彼得和琼为彼此的差异感到自豪，但这些差异也给他们养育小杰带来了挑战。在治疗师收集他们对问题不同看法的过程中，彼得和琼经常因为彼得的母亲参与了小杰的管教而争吵。最近，彼得的母亲恩珠在丈夫去世后从韩国来到了他们家。因为彼得在家庭中难以在两代人之间保持明确的边界，琼在家中过得很艰难；而彼得既要支持琼，又要尊重母亲的利益，也同样左右为难。

彼得一直把注意力放在小杰的行为上，并且在对小杰的教养中缺乏一致的支持和原则，这一点激怒了琼，她感到彼得不愿意支持作为小杰母亲的自己，但却会听从他母亲的意见。EFT 治疗师与父母双方一起理解这一问题，看一看这些分歧如何威胁到了他们作为父母和夫妻的联盟。

在家庭内建立联盟

通过确定治疗焦点以及家庭对当前问题的理解，治疗师得以探索并明确每个家庭成员和整个家庭的目标。治疗师的目标是与家庭中的每个人建立联结，以传达治疗师的接纳并增进安全性。这需要治疗师关注发展性和情景性的因素，这些因素让家庭成员难以开放地分享自己对家庭的体验。对于家庭系统中的不同需求，治疗师表现出一种可及的、积极回应的姿态，以增强家庭成员在临床过程中的信心，并帮助治疗师带领家庭成员进入那些他们经常回避或害怕的领域。一个清晰的、关于联合家庭治疗的逻辑框架可以为家庭提供重点和方向，尤其是在父母和子女的个人利益看起来相互冲突的时候。

EFT 治疗师探索了琼和彼得的冲突以及最近的争吵，这些冲突和争吵也波及了他们与小杰的互动。父母双方都担心无法处理养育上的分歧会给小杰带来负面冲击，而且影响他的学业表现。治疗师承认、肯定了这对父母的分歧，同时也共情了他们对小杰共同的担忧，从而与家庭制定了治疗目标，包括：与小杰一起进行家庭会谈，重点关注他在学校和在家里的体验；进行一次伴侣会谈，以进一步探索他们在作为一个照料团队时所面临的分歧和困扰。

评估家庭中的可亲性

治疗师会用依恋的眼光来评估照料者的可亲性，即照料者是否能回应他人的依恋线索和需求。通常，初始会谈可以让治疗师对家庭的防御水平和反应性水平形成第一印象。一个家庭感受到的安全感体现在家庭成员能在多大程度上相互寻求支持，以及这些需求的满足是否易于获取、敏感快速、富有感情。对照料的可亲性做出评估，既要包括亲子关系，也要包括伴侣关系。尽管特定的二元关系（如母亲和儿子、成年恋爱伴侣）的依恋动力不同，但这些依恋动力都会影响整体上家庭中照料的可亲性。例如，如果父母陷入伴侣间不安全的痛苦循环中，孩子可能就会忍住不向父母寻求安慰。可见，一段关系中可亲性的缺失会波及另一段关系。

阻碍家长提供有效照料的因素之一，是照料者自身依恋史所带来的代际影响。在双方共同养育孩子的关系中，探索双方各自的依恋史可以提供重要的参考信息，用来了解双方在恋爱关系中对可亲性抱有何种期待。同样，评估家长在童年时被其父母照料的体验，可以让治疗师了解家长对于自己作为照料者这一角色有着怎样的目标。通过探索照料者的依恋史来评估可亲性，可以引导治疗师了解家长和伴侣在面对家庭关系不和时所面临的资源和挑战。

琼抱怨说，作为母亲，自己感到"被边缘化"了，因为彼得总是听他母亲的。然而，她自己对于为人母亲的恐惧也加深了她的挫败感。治疗师探索了琼的挫败感，作为一个母亲，她一直在自己的方式和父母的模式之间挣扎，她的父母都在情感上具有侵入性，却不愿与她有身体上的接触。作为母亲，琼感到自己"乱成一锅粥"，彼得的母亲经常通过间接的行为和评论来指责她，这蚕食了她在应对小杰的问题时所拥有的信心。她觉得自己在生活中最重要的事情上失败了，而彼得却看不到她的挣扎。

贴近家庭的情绪氛围

即使某些成员没有直接参与，消极情绪的影响也会渗透在整个家庭的体验中。通过"收听"（tune into）家庭的情绪基调，治疗师承认并组织这些消极互动的次级影响，以及反应性情绪如何导致了反应性策略，进而削弱了家庭调节消极情绪的能力（Morris, Silk, Steinberg, Myers & Robinson, 2007）。消极情绪的传染效应降低了家庭的灵活性和开放性，使家庭难以应对家庭系统中不断增强的消极性和不安全感。

和小杰、琼及彼得一起进行的家庭会谈气氛紧张，因为父母双方都在努力控制小杰在会谈中的行为。他们会不约而同地瞥对方一眼，表情似乎在诉说着沮丧、厌恶和绝望。两个人都在给小杰提建议，他们越努力这么做，小杰的反应就越少。局势愈演愈烈，小杰愈发冷漠，于是彼得借口去车里取小杰的游戏机，而琼在他离开房间时瞪了他一眼，以示反对。

追踪负向模式

在初始会谈中，治疗师会围绕与当前问题有关的家庭经历，密切关注其中的行为和情绪如何发展。治疗师会追踪负面的行为和情绪，这些行为和情绪形成了重复发生的互动模式，从而塑造了家庭的情绪氛围。在会谈中，治疗师会请家庭成员再次讨论最近一次被卡住的对话或互动，这些对话或互动代表了家庭成员面临的典型困扰。通过追踪问题的升级过程，治疗师会标记出负面行为的反应链，这些负面行为明确了那些可预测的防御性回应，家庭成员以此来应对日益两极化的互动。

彼得回来后，治疗师询问家庭是否愿意谈一谈"像刚才那样的时刻"是什么感受。治疗师寻求了父母的支持，使他们将注意力转移到当下，探索他们在共同努力的过程中遇到的挑战。治疗师邀请小杰和父母每人想一个词来描述这些时刻，并利用这些反思让他们探讨家庭中气氛变得紧张的时刻。循着家庭的回应，治疗师开始关注不同家庭成员的行为，并探索他们在这一过程中的体验。治疗师将焦点转移到了一个最近出现的情景上：因为功课发生冲突之后，家庭的矛盾进一步升级。治疗师反映并肯定了每个家庭成员不同的体验以及他们对该情景的反应，用小杰的话说，这个情景让人"感觉非常糟糕"。

EFT 的核心干预方式

治疗师在建立治疗联盟以及评估家庭的分歧与痛苦时，会依靠下面的干预措施。治疗师会注重同理的回应，包括通过回应来增强家庭成员被看到、被听到和被理解的感觉，在家庭治疗中，这对维持牢固的联盟至关重要。

反映

在使用同理的反映（Reflection）时，核心是接触和处理家庭关系中的情绪体验。反映可以聚焦于个体在和家庭成员一起谈论他们的关系时所分享的内容，也可以聚焦于一个人当下的体验，此时，治疗师利用反映让家庭成员注意到会谈中正在发生的互动或体验。积极地使用反映可以为个人腾出空间，让他们在家庭中被看到、被听到，并且增进家庭对其独特体验和共有体验的觉察。

示例：

在父亲批评了女儿无礼、冷漠之后，治疗师对这位心烦意乱的父亲做出了回应。

治疗师：（对父亲说）所以当你看到女儿转过身去、不做任何回应的时候，你的怒气就上来了。你会想："她怎么能这样无视我，她不知道自己的处境有多糟糕吗？"这似乎是你唯一能靠近她的办法。

治疗师：（对女儿说）我也看到你转过身去。面对他的愤怒，说什么都会让事情变得更糟，还有什么可说的呢？（治疗师注意到女儿的退缩）

治疗师跟随了女儿和父亲之间的互动序列，并用一系列陈述进行总结，以呈现父亲和女儿的反应与应答如何形成了一个可预测的互动序列或互动模式。治疗师在追踪这些互动模式时会强调每个参与者的行为反应和情绪反应，并总结这些模式如何反映了家庭在努力地建立联结。

肯定

肯定（Validation）的评论有助于接纳不同家庭成员的体验，它表明了在特定的情况下，一个人的回应是可以理解的。肯定可以让个体的感知或情绪体验变得正当合理，它们只是这个人在特定时刻和条件下所做出的回应。一个有力的肯定性表达也可以让治疗师了解来访者的体验，而且通常是在更深或更本质的层面上。肯定的使用加强了治疗师与家庭成员之间的联盟，并在家庭成员之间冲突升级时提供了控制痛苦的资源。

示例：

治疗师：（对父亲说）你无法忍受自己好像无法触及孩子的内心。她是你的女儿，你深深地关心着她，尤其是当你看到一些危险的迹象时。她忽视你，这让你感觉是生死攸关的大事，你需要尽你所能地保护她。

治疗师：（对女儿说）当你看到爸爸对你发那么大的火时，你会觉得不安全，所以你会选择离开，远离这场狂风暴雨。你质疑他的关心也是有道理的，因为他好像并不能看到你，也不相信你。

唤起情绪的问题和陈述

在EFFT的整个过程中，当一个人的体验不清晰或不确定时，使用唤起情绪的问题和陈述（Evocative Questions and Statements）可以鼓励他探索自己的体验。唤起情绪的陈述可以放慢家庭对话的速度，使治疗师和家庭开始接触并摊开与情绪相关的、围绕负向互动模式产生的体验，家庭关系正是受到了这些负向模式的影响。在治疗的早期阶段，当治疗师逐渐了解这个家庭时，便可以试探性地使用唤起情绪的问题。

示例：

女儿封闭了自己的情感并表现得退缩，父亲的愤怒因此不断加剧。母亲目睹了这一切，治疗师邀请母亲做出回应。

治疗师：（对母亲说）当你看到丈夫和女儿因为痛苦和隔阂而渐行渐远时，你会对自己说什么？

在这里，治疗师关注母亲是如何感知家庭关系中这一困难时刻的。治疗师也可以更直接地询问母亲在这一刻的感受，提出一个聚焦的问题："当他们之间的关系出现这种距离，几乎让你感觉自己被排除在外时，对你来说是什么感受？因为当他们处于这种状态时，没有人关注到你。一定很艰难吧？"治疗师使用唤起情绪的陈述和问题，将家庭的注意力引至他们在负向互动模式中的关系现实上，并让不同的家庭成员在做出回应时能被看到、被听到。这种焦点的改变对于接触情绪必不可少，这些情绪影响了家庭负向模式表现出的意义和行为。

重新界定

在第一阶段，降级的目标要求家庭转变对当前问题的认识。治疗师在这一初始阶段中会与家庭成员合作，帮助家庭从负向互动模式的角度来对问题进行重新界定（Reframing），即关系阻碍维持了这些负向互动模式。治疗师在追踪和反映家庭互动模式的行为和体验时，会试探性地通过重新界定来强调这种模式。在EFFT最初的会谈中，治疗师通过重新界定来总结和明确家庭关系可能存在的问题相关模式。

示例：

治疗师：听起来你们对这种情况已经非常熟悉了，整个家都被卷进来，每个人都很沮丧，觉得无力改变现状。爸爸，你努力给出建议并纠正你女儿的情况，却都被她忽视或拒绝了，这让你无比愤怒，你想冲破她那堵冷漠的墙。但是，对于蒂娜你来说，这堵墙是你用来保护自己的，你在这些时刻感到不安全，因为爸爸他不明白，他没有看到你。而妈妈，你则在一旁看着这一切发生，有时会僵住，不知道如何才能既不选边站又能改善这样的局面。这种情况随时都可能发生，引发它的原因也多种多样，但好像每次都是同样的模式。

在整个治疗的初期阶段，治疗师都会重复这些总结，让家庭清晰地看到这些模式。要减缓模式的升级可能很困难，但治疗师可以通过使用同理的反映和肯定，强调家庭成员在这些消极状态下的体验，并开始将会谈的焦点转向家庭如何面对这些担忧，而不仅仅着眼于问题。在接下来的部分，我们会更明确地关注建立联盟及评估的过程，这些是治疗师从家庭当前的问题中识别负向互动模式的基础。

建立联盟与评估家庭

EFFT 的过程始于一节联合家庭会谈，后续治疗师会与父母、兄弟姐妹或者单独与孩子进行会谈。我们倾向于先和家庭会面，评估家庭围绕当前问题的对话，并开始与家庭成员建立联盟，这些家庭成员可能对治疗过程非常重要。初次家庭会谈的重点在于评估，治疗师能通过首次的评估会谈深入了解当前的问题，以及它对于家庭资源和关系的影响。治疗师会邀请所有受当前问题影响或参与其中的家庭成员参加初次会谈，因为会谈的重点是让治疗师对家庭面临的挑战形成总体的了解。后续的评估会谈会和父母（双方或一方）或照料者以及兄弟姐妹一起进行，以便进一步探讨家庭在特定的子系统中遇到了哪些资源和需求。有些家长会排斥或拒绝参加联合家庭会谈的要求，在这种情况下，治疗师可能会与家长进行预备性的会谈来建立联盟，在会谈中承认家长特定的担忧，并确保家长愿意投入到以家庭为中心的治疗中。

首次家庭会谈

在这次家庭会谈中，治疗师会征集所有在场家庭成员的感受，确定家庭中有哪些不同的体验，以及这些体验与当前问题的关系。这次会谈可以让治疗师对家庭中的关系阻碍和负面体验形成初步的看法，这些负面体验奠定了家庭中互动的痛苦基调。引导性的问题有助于所有在场的家庭成员分享自己对家庭的感受。治疗师可能会问："大家能不能告诉我，你在这个家庭中是什么样的感觉？你会用哪个词来形容你的家？我想听听你们每个人的回答。"这样做可以使治疗师从不同的角度了解家庭，同时，也让治疗师有机会肯定每个人对家庭的贡献和理解都是有价值的。在每个人诉说自己的家庭故事时，治疗师会观察他们是如何讲述故事的，家庭成员是如何与彼此互动的，情感联结的强度如何，以及家庭一般是如何表达情绪的。

对于正处于痛苦之中的家庭来说，这些问题很难回答。会谈的焦点可能会很快地转移到问题儿童的身上，父母一方或双方，甚至其他孩子会强烈地责怪某个家庭成员。这个过程展现了负向模式的杀伤力，它影响了家庭的治疗过程，并让家庭难以进行更中性或更积极的互动。治疗师通过反映和肯定家庭成员急切的担忧来应对负向模式的升级，与此同时，也会承认这些担忧左右了家庭的体验。治疗师可能会使用唤起情绪的问题或陈述，包括：

当这种情况发生的时候，你会有什么感觉？当你看到这种情况发生的时候，你会有什么反应，你会对自己说什么？我可以看出这对你来说真的很艰难，我可以听到你在谈论这件事时声音中的紧迫感。当你看到这件事发生在你儿子身上时，你内心的感受是怎样的？

治疗师也会主动地重新组织家庭中指责和批评性的言论，以此维护家庭会谈的安全性。

EFT 治疗师同理地贴近每个家庭成员及其在家庭中的理解和感受，以避免潜在的联盟破裂。治疗师主动地"在场"，以可及的、积极回应的方式引领会谈，可以打断负向模式的升级，使家庭能够迅速地克服对话中的困难。主动地引导会谈过程有助于治疗师引入其他视角和声音，否则它们可能就被忽略了。

确保所有成员都能在治疗室安全的氛围中发言并表达自己的观点是家庭工作的第一步，通过这样做，治疗师可以评估家庭系统在面对这些干预时是开放的、可及的，还是反应性的、僵化的。在会谈的尾声，治疗师会总结自己对这个家庭的理解，以及是什么样的担忧将他们带到治疗中来。治疗师会解释评估的过程，并根据治疗目标来安排今后的家庭会谈。治疗师对家庭成员的反馈及其持续的担忧保持开放的态度，并建议家庭成员通过父母或者直接向治疗师表达自己的担忧。

家长的评估会谈

治疗师与家长单独进行的会谈非常重要，它有助于治疗师支持照料系统、评估照料联盟，与家长建立共同的治疗目标。这些会谈会明确地聚焦于照料者的担忧，这些担忧体现出他们为人父母的挫败和挣扎。通过承认家长的担忧，治疗师为他们提供了强有力的支持，这些担忧包括家长对于家庭治疗，乃至对于治疗师对当前问题的理解所产生的疑虑。对一些家长来说，家庭治疗的建议会引发羞耻感，而当治疗师肯定了孩子的不满时，这些家长将不相信治疗师会同时支持自己。在另一些情况下，治疗师在探索孩子的脆弱性与家庭困境的关系时，可能会使家长的保护性或防御性不断增强。确保家长对联合治疗的投入并关注脆弱性能够促使家长与治疗师达成一致的目标联盟。能否对家长提供明确的支持，并且协调治疗与家长的照料目标达成一致，是家庭治疗的一个预后指标。

家长会谈主要关注影响家庭治疗的四个方面。首先，治疗师要通过与家长建立工作联盟来支持联合治疗。在这个过程中，治疗师会重新讨论家长对当前问题的担忧以及他们在家庭会谈中提出的问题。接下来，治疗师会重点评估家长的可亲性，以及影响到家长角色的需求和资源有哪些。治疗师会发掘在家庭会谈中的问题，探讨家长如何看待自己和这些问题、孩子与问题、问题与养育过程之间的关系。

第三个方面是探讨家长如何看待作为父母的自己、如何看待孩子，这包括家长的依恋史，以及他们被自己父母所养育的经历怎样影响了他们为人父母的体验。当家庭有不止一位家长或照料者参与养育时，评估会谈就涉及了第四个方面。要评估共同养育联盟，重点要看家长在养育方面是否能够达成一致，以及在多大程度上能够互相支持。治疗师力图看清家庭中的支持或破坏性的冲突在多大程度上是因为伴侣关系产生的，以及反应性的分歧在多大程度上是由家长的角色、期望和做法的差异导致的。

与家长建立联盟

要促进家长对联合家庭治疗的投入，首先要尊重家长的努力，他们确实在试着解决家庭面临的问题。对于家长在努力改善家庭状况时所面临的挑战和承受的各种压力和要求，治疗师会进行正常化。治疗师承认家长有勇气和意愿采取措施来改善孩子和家庭的未来，并借此认可家长具有不可替代的独特作用，建立治疗焦点的基础正是家长对孩子的生活及未来的重大影响力。家长会谈也会提前探讨以后治疗师可能站到孩子那一边的时刻，并强调治疗师的目标是提升每个参与者的开放性，加深他们的理解。家长面对自己对当前问题的影响与责任时会产生担忧与恐惧，而提前探讨这些使得治疗师可以提前为处理这些担忧和恐惧做准备。

　　要制造机会来理解反应性的问题行为，就需要治疗师创造空间来承认这些反应性的回应，并在会谈中展现更开放和更安全的互动。治疗师的角色可以揭示家庭中存在着多种体验，同时承认家长在抚养孩子时所起的重要作用。承认和理解反应性的情绪可以创造一种环境，有助于深入接触更脆弱的需求，在负向模式中这些需求往往得不到表达。治疗师可以引用不同的养育风格[如专制型、权威型、放任型（Baumrind，1978）]来说明这些情绪动力是如何破坏有效的养育方式的。

　　EFFT 不仅关注家长的做法，更强调在养育过程中保持情绪的平衡，以及如何通过家长与孩子之间更具回应性的关系来实现这种平衡，而不仅仅关注养育策略。

家长的可亲性

　　治疗师会把这一节会谈的重点完全放在养育上，从而更好地探讨家长对家庭中包括问题表现者在内的其他人而言的可亲性。治疗师会评估家长能否注意到并解读孩子给出的信号，以及他们在多大程度上乐于接受从不同的角度理解孩子的行为。在此过程中，治疗师考虑的内容包括：家长沟通自己想法和感受的能力，他们对孩子的期望是否符合孩子的发展情况，他们的沟通能力如何，包括他们对语气、肢体动作和面部表情的运用。最后，通过评估家长在解决问题时的灵活性，可以让治疗师了解家长在多大程度上能够平衡自己对孩子的期望，并承认自己在养育方面的不足（Kobak & Mandelbaum，2003）。

　　在家庭会谈中，家长们更有可能坦诚表达自己对问题表现者（IP）的挫败感，以及他们为解决在会谈中描述的问题所做的努力。治疗师会认同家长尽了最大的努力来回应孩子，并从提供照料的角度承认家长的努力。处理家长的这些担忧时，治疗师也有机会拓展家长的觉察，使得家长对于孩子的需要及顾虑更加敏锐。

　　治疗师可以根据家庭会谈做出试探性的反映，用来关注孩子的情绪和经历；同时，治疗师也会肯定孩子的体验及其对家长的影响。举例来说，一位治疗师回忆起在一次初始家庭会谈中，孩子对家长的安慰做出了防御性的拒绝。治疗师认同了家长的被拒绝感，同时也将孩子的行为界定为一种自我保护反应，因为孩子害怕自己是没人要的。治疗师强调，治疗目标就是成功穿越这些不安全的时刻，正是它们对家长给孩子提供关怀和支持的努力造成了阻碍。

　　评估家长的可亲性时，治疗师也要关注个人因素和关系因素对于家长在情感上是否在场的影响。科巴克和曼德尔鲍姆（2003）提出了可能影响家长可亲性的三个因素：个体的，人际的和情景压力的。就个体而言，包括情绪相关障碍在内的心理困扰可能会减少父母对孩子情绪需要的关注和觉察；就人际而言，父母的敌意或拒绝可能导致依恋破裂或依恋创伤，让孩子认为父母不能可靠地提供安全的支持和照料；最后，包括贫困、失业和慢性疾病在内的生活压力事件可能会分散家长的注意力，加深家庭系统的困境，让家长更难始终如一地展现可亲性。这些因素也会影响家庭的情绪氛围，给这个系统增添额外的情绪负担，让家庭更容易产生更强烈的情绪反应性、更难有效地共同调节有压力的情绪（Morris et al.，2007）。

治疗师会承认并肯定家长有着管教和设定界线的责任，也会请家长一同思考，亲子关系中关怀和信任的恶化是如何令当前的管教策略效果变差的。治疗师会请家长回忆过去有哪些成功地管理界线、设定期望的时候，又有哪些过往策略失效的时候。治疗师的评估侧重于家长的行为是否对孩子的需要过度反应或反应不足，尤其是在负向的或反应性的互动中。

家长的行为往往表达了关心孩子的潜在意图，但在家长试图回应孩子或家长自己的负面预期时，这些出于关心的行为会被扭曲变形。在没有更深地理解与父母特定行为相关的深层情绪时，将父母的所有行为都重新界定为关爱为时过早。不过，只要肯定家长在行为背后的普遍动机，并反映家长为改善孩子的生活所做的努力，这样就足够了。此外，并非所有家长的行为都会体现这种关爱的意图，治疗师必须评估家长的反应，因为这些行为背后可能反映了家长对孩子或对自身的负面看法。在适当的时候强调和反映家长的良好意图，才能为建立更牢固的治疗联盟创造空间。

家长的依恋史

治疗师对家长依恋史的评估与探索往往贯穿于整个治疗过程。处理家长在可亲性上的阻碍常常会揭示出家长对自我或对孩子的负面看法，而这些看法根源于家长童年的被养育经历。因此，对依恋史的评估可以帮助治疗师初步了解影响家长为人父母感受的那些主题，尤其是他们从自己的童年经历里学到了什么。治疗师将依恋史的问题视为一种资源，用于更好地理解家庭，看到每个家长把自己成长史中的哪些东西带入了当前作为养育者的角色里。

治疗师可能会请家长分享他们在和问题表现者一样的年纪时有怎样的体验，重点关注他们会向谁寻求照料和支持，以及他们从这些经历中学到了什么。此外，治疗师也可能会询问家长在孩童时期是否面临过类似的挑战，以及他们在面对这些困难时是如何反应的。

照料联盟

在有两位家长的家庭中，治疗师可以通过家长会谈对共同养育联盟和伴侣关系进行评估。虽然伴侣关系的质量和他们在养育方面的合作通常是相关的，但治疗师在评估时应将他们作为恋人的磨合过程与伴侣间的养育联盟视为截然不同的两个方面。科巴克和曼德尔鲍姆（2003）认为，一个运转良好的照料联盟应当具有两个基本要素。第一，双方都要分担养育孩子的责任。第二，双方都尊重其伴侣作为家长所做出的贡献。责任共担、相互尊重是照料联盟的特点，而家长会谈则可以让治疗师洞察养育这件事在伴侣关系中所扮演的角色。

照料联盟存在问题的伴侣在养育过程中更容易遇到困扰，他们在讨论养育问题时往往会发生冲突，甚至演变为人身攻击。养育方法的差异被视为问题所在，这使伴侣间在尝试协调抚养工作时趋于两极化。反过来，家长可能会故意破坏对方在养育上的努力，这也削弱了伴侣双方共同支持孩子的信心。养育问题引发了伴侣的不和，这又使伴侣在共同努力养育孩子的过程中更容易遭受巨大的痛苦。另一种情况是，有的伴侣可能会一起把孩子的负面行为当作替罪羊，他们联合起来对付孩子，没能给孩子提供情感上的可亲性。

同样，与养育无关的关系困扰也会影响家庭的情绪氛围。一对伴侣长期的冲突会破坏孩子在家庭中感受到的情绪安全感（Cummings & Davies, 1996），也会削弱伴侣对彼此的支持。如果伴侣采取互补的养育方式来应对关系上的困扰，即一方过多地参与孩子的生活，而另一方则参与不足，那么这种关系困扰的影响就会更加严重。当养育冲突和伴侣冲突相互缠结，孩子就特别容易受到伤害。

当亲子照料联盟和成人依恋关系陷入困境，并削弱了成人作为照料者以及在成人依恋关系中作为伴侣的信心时，这种困扰会指数级地加剧，并从根本上危及照料者对孩子保持可亲性的能力（Kobak & Mandelbaum, 2003）。

同胞评估

在家长会谈之后，治疗师会和问题表现者及其兄弟姐妹进行最后一次评估会谈。这次会谈的目的是加强治疗师与每个孩子之间的联盟，并评估孩子们对于联合家庭治疗是否感到安全，是否做好了准备。这次会谈让孩子们有机会表达自己对家庭治疗的担忧或疑问，也让治疗师能更加信任和理解孩子们的家庭体验。通过这次会谈，治疗师可以进一步了解孩子们如何回应这些在家庭会谈和父母会谈中识别到的反应性模式。

同胞会谈提供了一个免于家长的介入和评价的空间，让孩子们有机会表达自己的家庭体验。孩子们往往能提供独特的视角，帮助治疗师洞察那些未被说出的家庭历史或经历。治疗师会探索孩子们在建立联结、争吵、修复联结、协商、关爱和回应时，是如何看待家庭的。治疗师可能会询问家庭成员是否会坦诚地分享感受，或者家庭对于愤怒或悲伤等感受另有表达的规则。

同胞会谈拓宽了治疗师的视角，从关注当前问题扩展到理解整个家庭，而且治疗师也会放大孩子们在家庭中独特的声音，并且强调他们在家庭中扮演的、使家庭更为强大的重要角色。通过评估兄弟姐妹对家长、对自我和对彼此的看法，可以在家庭整体的应对能力中发现更多的优势和阻碍。这个家庭里的成员可以向彼此求助吗？如果他们无法向父母求助，是否能够向另一个兄弟姐妹寻求帮助和建议，还是只能独自面对？通过勾勒出兄弟姐妹在这个家庭中的生活体验，可以提供家庭动力的大量细节，并使治疗师得以强调家长频繁控制或经常缺席的行为背后潜藏的照料意图。

自我报告的评估资源

目前有很多量表可以用来评估与依恋相关的行为和经历。约翰逊（2019）指出，有两种自我报告量表对从事家庭工作的EFT治疗师具有临床效用。

父母同伴依恋量表（Inventory of Parent and Peer Attachment, IPPA）（Armsden & Greenberg, 1987）评估了青少年对同伴和家庭关系的报告，主要包括沟通、疏远和信任等主题。对IPPA中使用的概念进行研究的结果表明，青少年对沟通的评分与依恋焦虑有关，而青少年对疏远的评分与依恋焦虑和回避有关（Brennen, Clarke & Shaver, 1998）。

麦克马斯特模型（McMaster model）提供了一种评估家长在依恋关系中信心的方式（Dickstein, 1999）。爱普斯坦、鲍德温和毕夏普（1983）根据这一模型开发的家庭功能评定量表（Family Assessment Device, FAD）可以用于评估一般家庭功能，并提出了临床上的临界分数。该量表由七个单独的量表组成，分别评估家庭在情感回应、情感介入、行为控制、问题解决、角色、沟通和总体家庭功能方面的得分。约翰逊（2019）指出，在评估EFFT治疗的影响时，情感功能的测量具有特殊意义。

禁忌证与保密性

EFFT治疗不适用于存在重大风险、有持续的暴力或虐待行为的家庭。家长对治疗师的接受度和开放度至关重要，因为治疗师需要与家长和孩子建立牢固的治疗联盟，才能有效地加入家庭关系，并在家庭关系中开展经验性的工作。进行表达和体验脆弱对治疗过程必不可少，而对有暴力或虐待行为的家庭进行EFFT治疗可能会让成员面临更大的风险（Johnson & Lee，2000）。若家庭情况涉及到未经治疗的与物质使用相关障碍或其他类型的精神健康障碍，治疗师需要进行额外的评估，以确定是否有适当的照护措施来支持他们进行家庭治疗。

那些疏离的父母或者充满敌意的照料者也会妨碍家庭治疗，因为他们没有动力改善家庭成员之间的联结。EFT治疗师会在治疗过程中一直对安全性保持警觉，因为只有当每位家庭成员都感到安全，并确信自己不会招致严重的报复或惩罚时，他们才能表达脆弱并冒险表达自己的情感。

治疗师在使用EFFT时，如果治疗过程需要个体会谈和联合会谈相结合，则应遵循有关保密的伦理和法律标准。当治疗涉及不同的会谈模式时，治疗师至少应在治疗前告知参与的家庭成员关于保密和知情同意的原则及做法。治疗师也应告知家庭成员，EFFT治疗可能会采用个体会谈、伴侣会谈和家庭会谈的形式，以及治疗师如何在这些可能涉及到不同家庭成员的会谈之间保持连贯性。当家庭成员的在场或缺席可能影响来访者对保密和隐私的预期时，治疗师也应在会谈前提醒来访者与此相关的做法是什么。

EFFT 的决策框架和治疗规划

在评估过程之后，治疗师会安排治疗会谈，最大限度地关注家庭中最痛苦的关系。在以降级为重点的初始阶段，治疗师会优先与受家庭困扰影响最大的成员进行会谈。在EFFT决策框架（图2，第82页）的指引下，治疗师会调整会谈的人员构成，通常会在双人、三人以及家庭会谈的形式间转换。随着治疗的进展，治疗师可能会使用双人或三人形式的会谈，以加强对具体依恋动力的关注，并通过尊重每个人内心的担忧以及特定关系的独特性，来提升治疗的安全性。例如，治疗师可能会邀请家长进行会谈，以探索与照料联盟有关的冲突；又或是在重组家庭中，邀请有血缘关系的亲子进行会谈。

基于EFFT决策框架，治疗师可与家长和问题表现者开展双人或三人会谈，以增强治疗的安全性，缩小治疗的焦点，并在不受其他家庭成员影响的情况下加深个体的体验。在存在安全性顾虑的情况下，EFFT治疗师需要评估是否有一方家长能够确保孩子得到保护。必要时，治疗师可能需要与该家长明确地做出约定，以便采取措施确保安全性。联合家庭治疗可以推迟到必要的资源就位之后，这样才能保障孩子的福祉和安全性。

当家庭会谈的内容从发展的角度来讲不适合孩子们的年龄时，不让年幼的、容易受到伤害的兄弟姐妹参与，可以保障他们的安全，并为家庭建立适当的边界。家庭的结构和历史可能会影响家庭治疗的构成。在重组家庭中，治疗师要特别关注有无血缘关系所带来的差异。由于这些家庭通常正在经历过渡期、处理丧失，因此，治疗师需要优先关注并加强亲生父/母与孩子之间的联结，才能邀请孩子与新的、不是自己所选择的家庭成员建立关系。对这些家庭来说，理想的治疗方案是将有血缘关系的亲子会谈与伴侣会谈相结合。

追踪家庭模式

在评估的过程中，治疗者需要巩固自己与家庭的联盟，在完成与家庭、家长、同胞的会谈之后，治疗师会安排治疗过程，将焦点转向支配家庭的负向模式上。这一最终的目标会引导治疗师通过识别并处理与当前问题有关的负向互动模式，把会谈的焦点从评估转向治疗。治疗师旨在帮助家庭清晰地理解那些可预测的互动序列，是它们导致了家庭中的痛苦和不确定性。

在治疗一对伴侣时，治疗师通常会专注于某次围绕着伴侣僵化的互动方式发生的负向互动。这些互动方式通常被描述为"追或逃"，它们代表了每个伴侣用来应对关系不安全感的次级依恋策略。而在EFFT中，这些模式更为复杂，涉及到多段依恋关系。即使家庭困扰主要源于某一段关系中，它所造成的冲击也会波及整个家庭系统。在会谈中，当成员们回溯那些家庭困扰发生的特定时刻时，治疗师会追踪家庭的互动。在了解家庭的互动序列时，治疗师的目标是搞清楚在家庭成员充满负面情绪和不安全感时，可以预测他们会采取哪些行为。

我们来看这个家庭：在儿子迪伦的治疗师的建议下，劳拉和汤姆决定寻求家庭

治疗以支持迪伦的个人治疗，他正面临抑郁和社交困难。在评估会谈之后，治疗师召开了一个家庭会谈，参与者包括迪伦、劳拉、汤姆，以及迪伦的两个姐妹艾米和安吉尔。这次会谈聚焦在迪伦和劳拉之间最近发生的一次争执上，当时家里正在为艾米和她的朋友准备一个聚会，劳拉要求迪伦整理好自己的东西，之后两个人爆发了争吵。

当时劳拉特意走向迪伦，以示支持，迪伦的反应比较防御，他痛斥母亲试图帮忙的努力。艾米随即泪如雨下，安吉尔则愤然地抱怨迪伦总是毁掉这些其他家庭成员都很享受的美好时刻。迪伦把自己的东西扔到了她的脚下，然后回到房间把自己锁了起来。劳拉责备了安吉尔的态度，并试图安抚艾米，于是安吉尔也走回了自己的房间。

此时，汤姆走了进来，看到劳拉和艾米在哭，同时听到刺耳的音乐从迪伦的房间里传来。汤姆被眼前混乱和情绪化的场面激怒了，他难以置信地发问："这里到底在搞什么？"劳拉作出了回应，她严厉地责备汤姆如果他能多在家里帮帮忙，类似的事情就不会发生。艾米哭得更凶了，劳拉把注意力重新转向了艾米，而汤姆则厌恶地离开了房间，去训斥迪伦没给家里帮上什么忙。当迪伦说这个家如果没有自己会更好时，汤姆和迪伦之间的对话在彼此的疏远和沉默中结束了。

这原本是一场典型的家庭冲突，治疗师却清楚地看到了不安全感的破坏性力量，它削弱了家庭彼此联结、共同合作的能力。当负面情绪冲击了家庭环境时，家庭成员就失去了灵活性，而且可用于调节不断升级的负面情绪的资源也减少了。汤姆做出防御性批评的姿态反映了他在养育上的挫败感，他没能教导迪伦好好表现，这种姿态也反映了他很抵触劳拉过度敏感地对待迪伦。而劳拉在养育的情景中常常感到孤立无援，因为应对迪伦的困难这一重任落到了她的肩上。汤姆和劳拉之间长期的争吵，让他们感到彼此更疏远了，彼此的支持也更少了。艾米对家庭的紧张氛围非常敏感，经常表达自己在其他人吵架和争论时感觉受伤，而安吉尔则愈发感到失望，她感到整个家是围着迪伦转的，认为迪伦经常在操控母亲，并且不尊重父亲。

在 EFFT 中，治疗师首先会借由这些反映了深层情绪的互动序列，帮助家庭更完整地看到这份痛苦，这些深层情绪组织了家庭的体验和行为。在治疗的初始阶段，帮助家庭处理体验并组织互动，可以让家庭的困扰变得可被理解，也让他人的行为更容易被预测。随着负向模式在家庭成员之间展开，治疗师会追踪具体的互动，反映并肯定每个成员的体验。通过聚焦个体的体验和深层情绪，治疗师为家庭提供了一个安全基地，家庭得以由此出发，探索导致痛苦的不安全感。治疗师会尊重同一段互动里的不同体验，同时会识别和了解家庭在寻求依恋、给予照料的行为中有何潜在的阻碍。

在会谈中，家庭成员能够被看到、被听到，他们在痛苦中所使用的防御策略可以得到命名，这些体验使家庭能够开始以不同的方式面对典型的痛苦时刻。

案例

本案例展示了EFFT治疗的初始步骤，该家庭中有一个已经成年的女儿最近被确诊患有情绪相关的障碍。本案例对该家庭进行了评估，并节选了初始会谈的实例来描述EFFT的治疗过程。

背景信息

由于小女儿劳拉（22 岁）最近被诊断为抑郁症，金斯顿一家前来寻求家庭治疗。大女儿凯特琳（25 岁）现在自己和男朋友一起住，但也同意参加家庭治疗。劳拉与母亲雪莉、父亲莱斯一起在家族企业工作，凯特琳曾经也在这家公司工作，后来因为健康问题而离开。一家人以家族企业为纽带，但除此之外，大家很少共度闲暇时光。

家长会谈

鉴于家长在正式会谈之前的接诊访谈中体现了强烈的挫折感和对安全性的担忧，治疗师在首次家庭会谈之前，先安排了一次家长会谈。雪莉和莱斯表示他们对劳拉闷闷不乐、无精打采的样子感到很失望，也对他们向劳拉提供的包括就业和住房在内的经济支持是否合适心存疑虑。他们很气愤，因为劳拉对他们的慷慨付出缺乏感激；而当劳拉因此而爆发怒火时，他们又感到很挣扎。劳拉最近结束了一段长期的恋情，分手后她变得更加好斗，而且大部分时间都待在自己的房间里，不去上班。在莱斯和雪莉眼里，劳拉是个既"懒惰"又"不好相处"的人，他们很少能不带敌意、不加指责地与劳拉好好沟通。

劳拉被确诊为抑郁症让这对父母冷静下来，但又在帮助女儿这件事情上感到不知所措，治疗师对父母表示支持，强调了他们对于帮助劳拉与疾病抗争至关重要，并鼓励父母通过易于接触、回应迅速、富有感情的回应方式提高可亲性。在会谈中，治疗师详细地展示了当他们和女儿一起卡在负向模式中时，他们作为父母的负面体验是如何得到强化的，这也使得劳拉在她生命的这一关键时刻感到和他们很疏远，难以得到她所需要的安慰和支持。对于莱斯和雪莉来说，这是一个崭新的视角，他们之前一直觉得劳拉只需要坚强起来，往前看、向前走。治疗师同理了父母，并将他们有意识的付出界定为旨在帮助女儿的行为，两位家长在会谈结束时都更开放，愿意了解如何才能更好地靠近劳拉。

同胞会谈

在家长会谈之后，治疗师邀请劳拉和凯特琳参加一次会谈，以讨论她们对家庭的感受。治疗师与两个女儿建立了联盟，并收集了她们对家庭的印象。两个女儿一致认为，这个家庭的问题核心是莱斯和劳拉之间的冲突。劳拉也会和母亲争吵，母亲常常"打了就跑"：她会对劳拉说一些批评的话，然后离开。相反，她们的父亲则更倾向于直接对抗，经常将手机升级为一场名副其实的"尖叫比赛"。凯特琳会通过保持距离、情感疏离来回避家庭的冲突。她觉得自己与母亲的关系更亲密，而劳拉则认为自己与父亲的联结最紧密，尽管两人经常吵架。

劳拉认为自己是家里的问题孩子，两个女孩最近在一次家庭度假中发生的肢体冲突更是凸显了这一点。她们在会谈中回忆说，因为凯特琳的健康问题，她会受到父母的关注，而姐妹二人一直因此有冲突。劳拉直接向凯特琳坦诚地倾诉了自己的受伤和孤独，凯特琳也接受并承认了劳拉的痛苦，这让两个女孩感觉更亲密了，而且劳拉开始把凯特琳视为家庭中的盟友。治疗师强调了作为姐妹她们相互依赖有多么重要。姐妹俩都承认她们在家里经常感到形单影只，他们也惊讶地发现，原来两个人都不觉得自己在父母眼中"足够好"。

家庭会谈

初始的家庭会谈旨在促进家庭成员的开放和理解，每个家庭成员都有机会表达自己对家庭的担心和看法。在之前的家长会谈和同胞会谈中，治疗师发现父母两人都对劳拉持有负面看法，但两个人的反应不同。雪莉的反应是带有指责的回避，莱斯则直接与劳拉争执，表现出带有指责的控制。父母都没能与劳拉建立积极的联结，而凯特琳对所有的家庭成员都保持着情感上的距离。

通过反映和肯定深层情绪、促进积极的互动，治疗师始终把焦点放在互动模式的处理上。这一部分展示了 EFT 探戈的前三个舞步，以及这个过程如何在一节家庭会谈的最开始提供指引。这节初始家庭会谈的内容摘录展示了治疗师如何将之前的评估会谈整合为一场围绕着当前充满痛苦与冲突的模式展开的家庭对话。

在这节家庭会谈的开始，治疗师总结了家长会谈和同胞会谈的要点，指出父母想要成为女儿们更好的倾听者，并强调了他们很渴望支持女儿们的需要。治疗师也把两个女儿调和分歧的努力看作一种迹象，表明家庭已经在试着让关系发生积极的变化。随后，治疗师邀请家庭就过去一周的沟通和交流发表自己的看法。

凯特琳：我觉得我不能评论什么，因为我不在家里。

治疗师：对，但我想知道你是什么样的感觉，比如，你在他们三个人那儿看到了些什么？

凯特琳：我感觉很好。我感觉事情的走向好多了，我觉得在向上走。

母亲：越来越好了，劳拉和我，还有凯特琳和我之间都越来越好了。

治疗师：嗯，你觉得哪些地方更好了？

母亲：对我来说，我一直在努力变得耐心，并且给她们更多的空间。

治疗师：所以，你会有意识地记得要给她们更多的空间，是这个意思吗？嗯，你在努力，那么，劳拉呢，你对这一点感觉怎么样？

劳拉：我不想贬低她的努力，可是如果她觉得她在努力的话，我并没有注意到什么不同，但我不是说这不好。

治疗师：你只是看不出有什么不同。好的，那这是你希望妈妈给你的吗，你希望妈妈对你更有耐心吗？

劳拉：（耸耸肩）我其实没觉得她不耐心。

治疗师：我猜你不一定会注意到她更有耐心了，因为妈妈耐不耐心对你来说不是问题。

（治疗师贴近劳拉，她对于在家里表达观点很谨慎）

劳拉：对，没错！（翻白眼）

治疗师：（对妈妈说）但这是你意识到的——你在努力变得更耐心，你想这么做是因为……

母亲：我只是在接受劳拉下一阶段的生活节奏。

治疗师：噢，嗯，你想接受她的现状。

治疗师：那么，对于你来说呢，爸爸，你的体验如何？

父亲：我觉得我和女孩们的交流又回到了一切发生之前的状态。我可能比雪莉更激进一些，如果劳拉觉得自己在往前走，我会试着鼓励她，试着跟上她的节奏，然后问她有没有什么进展？诸如此类的吧。

治疗师：你想知道劳拉身上发生了什么事？听起来，知道她的情况对你真的很重要，所以你会有点逼迫她，或者说敦促她？

父亲：我觉得是敦促吧，我尽量不小题大做，不过我会提出一个大概的问题，她会很理解地回答说："爸爸，我昨天就做了这个。"

治疗师：所以，她对你是敞开心扉的？

父亲：我觉得是的。有些事情没怎么变。她倾向于不做什么事情，然后就会抓狂。

治疗师：对，所以，如果你看到劳拉没有做什么，是不是有什么东西会触发你的感受？

父亲：是啊，这时我会有点咄咄逼人，然后她就不理我，或者用什么别的方式来打发我。

治疗师：这是当然了，我们都希望能和孩子们沟通，无论她们多大，我们都想确定自己能和她们说上话，她们也能听到我们，而当我们无法沟通，或者说完她们也没什么反应的时候，就让人很担心。

父亲：对，我觉得在这些时候我就会有点失去理智。

治疗师将话题转向劳拉，她继续用一两个字来回应。她试探性的、有限的回答和她父亲的主动与努力形成鲜明的对比。治疗师承认了劳拉在家庭中是更沉默的存在，也承认了她可能需要对家长新付出的努力"试水"。由于劳拉在会谈中仍然犹豫不决、严防死守，治疗师同理了父亲的焦虑不安，镜映了他目前的感受，并开始组合他的情感体验。

治疗师：所以，你意识到不要让自己的反应那么强烈，即使现在也是，你真的在很专注地让自己变得更能回应，就像我们在上一次会谈里讨论的那样。

父亲：我已经意识到这一点了，无论是在家里还是在工作中，我都在努力改变，我是一个非常主动的人。

治疗师：当你焦虑或担心的时候，你的声音可能会变大，你的表达也可能会变得更多，有时候就惹恼了另一个人。你意识到这些了，莱斯，而且你希望用不同的方式对待家人。

莱斯：我不仅和劳拉会这样，凯特琳也或多或少地对我说过，我的声音和举止都很让人害怕，劳拉会说"你在逼迫我，爸爸"，她说我在用我的语言、我的表情，甚至用雪莉在逼她。所以现在我往后退了一步，但她还是对我说"别说了""别逼我"。

治疗师：她希望有更多的空间，而你在反思自己，让自己退回来一点。你在这个家里会给别人什么印象？

父亲：我对劳拉也是这样做的，考虑到之前发生的事情，我已经往后退了。我真的在努力。

治疗师：我听懂你的意思了，这真的很重要，你希望你的孩子们能和你说话，事实上劳拉也说了，她说"你在逼迫我，爸爸"。

父亲：但我需要她和我谈谈，而且在我看来，如果我不逼她，我不确定会发生什么，也许她只会坐在那里，变得更加沮丧，我必须让她动起来，和男朋友分手并不是世界末日。

治疗师：对，看到她如此难过、心碎，做父亲的很难受吧？

父亲：我想解决这个问题，让她想想其他事情。

治疗师：（轻轻地）是的，看到她的痛苦，让你很不安，对吗？看到孩子们在挣扎，你很痛苦。对你来说，你会自动地想要解决这个问题，你会更加努力、施加更多影响，任何可以让她行动起来的事你都想试试看。

父亲：（平静下来）她很有潜力，在办公室里，如果大家想问什么问题，都会去找她。（父亲的照料意图与他对女儿未来的焦虑、恐惧交织在一起。）

治疗师：是的，她是一位才华横溢的年轻姑娘，但现在，她的情况真的很艰难，而她一动不动或者越来越沮丧的样子会促使你采取行动。然后你，劳拉，就会变得越来越沉默，因为父亲的敦促让你很难受。

父亲：我只是不想她出事。

治疗师：是的，看到你女儿发生不好的事情，这是最难接受的，对吗？作为父亲，你想保护她，而当你无法接近她的时候，你就会觉得她在走下坡路。（治疗师强化了父亲的照料意图。）

父亲：这让我很害怕，而且（声音变大）也让我很生气。她男朋友不应该对她有这么大的影响。

治疗师：对，这就是问题的关键所在，作为家长，我们都会有恐惧，这种恐惧隐藏在敦促之下。（治疗师肯定了父亲的恐惧，他同意治疗师的说法）所以，我想知道劳拉是否知道这一点，你能告诉她，当你看到她一个人待在房间里，什么也不做时，会让你害怕吗？你能告诉她，在愤怒的背后有这些恐惧吗？

父亲：（轻轻地，看着劳拉）对，这些情况确实让我害怕，我是你的爸爸，我不希望你发生任何不好的事情，但我猜，对你大吼、不停地问你问题，这些并不能帮到你。

会谈继续聚焦于劳拉对父亲的回应，父亲开始对她展现开放和透明的态度。这让劳拉能够更直接地表达她因男友抛弃她而感到的悲伤和绝望，父母也能够倾听劳拉的痛苦，而不会粉饰太平或者急于解决。后面的会谈主要集中在劳拉与母亲的关系上，这段关系在表面上问题不大，但却给了劳拉更多的不安全感，因为她不确定在母亲眼里自己有多值得被爱。治疗师对劳拉与父母进行的情绪工作奠定了基础，有助于让凯特琳在情感上敞开自己更脆弱的部分，特别是她因消耗了家人太多的注意力而感到羞耻，自我价值感低，以及她对自己的未来感到害怕。总的来说，父母学会了如何同理地贴近彼此、贴近孩子，大家共同找到了一种新的方式来建立联结，而不是采取攻击和回避这样的两极化行为。

小结

一个家庭对自身困境的探索始于治疗师建立的联盟所提供的基本支持，治疗联盟产生源源不断的安全感，使得家庭成员在携手面对问题时有所依靠。在 EFFT 中，最初的这些步骤会将家庭引向一位具有回应性和可及性的治疗师，治疗师会努力承认和理解家庭成员与当前问题有关的各种共同体验。治疗师也会通过家庭、家长、兄弟姐妹之间或某个孩子的互动来收集关于家庭体验的信息。这种多层次的评估可以引导治疗师与每个人建立更牢固的联盟，并了解那些因家庭中的角色和责任而存在的差异。

治疗师在评估中还会考虑到伴侣间的照料联盟，以及痛苦是如何在不同关系中蔓延，从而使整个家庭产生普遍的痛苦。在评估过程中，治疗师会确立自己作为过程顾问的角色，当家庭终于能够为那些加剧了不安全模式的负面情绪和痛苦发声时，治疗师的职责是观察并且提供支持。治疗师会在负面体验最为尖锐的时候追踪家庭的经历，并开始对破坏了家庭关怀与联结的、具有可预测性的模式形成一种关系性的理解。

EFFT 的过程要点

以下过程要点突出了治疗师在建立联盟和评估家庭方面的重要作用。

1.治疗师会收集不同家庭成员对家庭和当前问题的感受，通过同理的反映和肯定来支持每个人在家庭中的体验，并与整个家庭建立治疗联盟。

2. 治疗师通过设定具体的治疗目标，整合家长对孩子的关注点，以及肯定家长在家庭中的独特角色，来确保家长在治疗过程中的投入。

3. 治疗师会强调家庭的力量和个体面对问题的努力，也会凸显家庭在过去的经历里展示的耐挫力，以及家庭在应对当前挑战时的投入与尝试。

4. 治疗师通过收集个体对家庭的看法，并对家庭不同的子系统进行评估，来提升治疗的安全性。

5. 治疗师会强调家庭成员对当前问题的不同体验，重点关注与问题有关的家庭过程，并且会开始追踪互动模式和反应性的互动方式，这两者会在家庭尝试应对当前问题时显现出来。

参考文献

Armsden, G. C., & Greenberg, M. T. (1987). The inventory of parent and peer attachment: Individual differences and their relationship to psychological well-being in adolescence. *Journal of Youth and Adolescence, 16*, 427-454.

Baumrind, D. (1978). Parental disciplinary patterns and social competence in children. *Youth and Society, 9*, 239-276.

Bowlby, J. (1979). *The making and breaking of affectional bonds*. London: Tavistock Publishers Ltd.

Brennan, K. A., Clark, C. L., & Shaver, P. R. (1998). Self-report measurement of adult attachment: An integrative overview. In J. A. Simpson & W. S. Rholes (Eds.), *Attachment theory and close relationships* (pp. 46-76). New York: Guilford Press.

Byng-Hall, J. (1995). Creating a secure family base: Some implications of attachment theory for family therapy. *Family Process, 34,* 45-58.

Cummings, E. M., & Davies, P. (1996). Emotional security as a regulatory process in normal development and the development of psychopathology. *Development and Psychopathology, 8,* 123-129.

Dallos, R. (2006). *Attachment narrative therapy.* Maidenhead: McGraw-Hill Education.

Diamond, G. S., Diamond, G. M., & Levy, S. A. (2014). *Attachment-based family therapy for depressed adolescents.* Washington, DC: American Psychological Association.

Dickstein, S. (1999). Confidence in protection: A developmental psychopathology. *Journal of Family Psychology, 13,* 484-487.

Ein-Dor, T., & Doron, G. (2015). Attachment and psychopathology. In J. A. Simpson & W. S. Rholes (Eds.), *Attachment theory and research: New directions and emerging themes* (pp. 346-373). New York: Guilford Press.

Epstein, N. B., Baldwin, L. M., & Bishop, D. S. (1983). The McMaster family assessment device. *Journal of Marital and Family Therapy, 9,* 171-180.

Hughes, D. A. (2007). *Attachment-focused family therapy.* New York: Norton.

Johnson, S. M. (2004). *The practice of emotionally focused therapy: Creating connection.* 2nd Ed. New York: Routledge.

Johnson, S. M. (2019). *Attachment theory in practice: Emotionally focused therapy with individuals, couples, and families.* New York: Guilford Press.

Johnson, S. M., & Lee, A. C. (2000). Emotionally focused family therapy: Restructuring attachment. In C. E. Bailey (Ed.), *Children in therapy: Using the family as a resource* (pp. 112-136). New York: Norton.

Kobak, R., & Mandelbaum, T. (2003). Caring for the caregiver: An attachment approach to assessment and treatment of child problems. In S. M. Johnson and V. E. Whiffen (Eds.), *Attachment Processes in Couple and Family Therapy* (pp. 144-164). New York: Guilford Press.

Morris, A. S., Silk, J. S., Steinberg, L., Myers, S. S., & Robinson, L. R. (2007). The role of family context in emotion regulation. *Social Development, 16,* 361-388.

第五章 修通关系阻碍

步骤3：接触影响了互动位置/关系阻碍的深层情绪

步骤4：从关系阻碍和负向互动模式的角度重新界定问题

在改变家庭负向互动模式的过程中，治疗师和家庭成员之间需要有一定程度的情绪安全性，才能培养家庭不断提高对这些模式的觉察。情绪让EFFT得以改变家庭的体验、意义和行为。在EFT中，情绪是改变的目标和中介（Johnson 2004），也是治疗师处理适应不良的关系模式时的基本焦点。治疗师通过接触、处理和分享新的情绪体验，引导家庭稳定与降级反应性家庭模式。当情绪得到整理和调动，家庭成员就能够识别出负向循环中核心的关系阻碍，并开始探索深层情绪，正是这些深层情绪塑造了家庭成员之间的依恋过程。

本章回顾了EFFT用于稳定家庭和降级冲突的步骤，降级是EFFT治疗中的第一个改变事件。我们将探讨关系阻碍如何干扰家庭的依恋过程与照料过程，并描述治疗师如何使用EFT的干预来接触和探索这些关系阻碍。案例则展示了两种典型的关系阻碍，及其对负向互动模式的刺激作用。本章着重展示EFFT克服关系阻碍的实践，包括一些用来接触和调动深层情绪的EFT干预措施，这些深层情绪常常与受阻的依恋需求及照料意图有关。最后，本章用一个案例说明在EFFT过程的这一阶段如何使用这些干预措施。

EFFT 步骤 3 和步骤 4 的目标

在EFFT过程的步骤3与步骤4中，治疗师重点关注两个目标。首先，治疗师会把焦点从追踪家庭的负向互动模式扩展开，纳入在这一模式中与个人体验有关的深层情绪。在步骤3和步骤4中，会谈的重点是引出并摊开家庭成员的深层情绪，并利用这些新的体验来提高家庭成员对依恋相关的情绪及相应需求的觉察。通过承认和探索家庭中的关系阻碍，治疗师能够更好地贴近和了解家庭成员为什么不能更勇于袒露脆弱，为什么不能更积极及时地回应彼此。要鼓励家庭分享脆弱，治疗师就需要与家庭成员建立安全的治疗联盟；对于在临床会谈中出现的家庭互动，治疗师要更加注重镜映当下的过程，并组合其中的情感。这两者是EFT探戈最初的舞步（Johnson，2019）。

与步骤3和步骤4有关的第二个目标是重新界定家庭问题，并转移家庭的关注点，让来访者看到家庭的负向模式有何破坏性的影响，以及这种模式代表了怎样的关系阻碍。通过接触和处理家庭成员的情绪体验，家庭可以更好地体会到家长积极的照料意图，以及关系阻碍的消极影响。于是，在最初阶段发现的循环现在变得更加明确，而且深层的情绪体验得到了特别的关注，这会给家庭更多希望和理由来克服这种负向模式。由于现在的焦点更加集中在适应性的情绪上，家庭的情绪气氛会开始朝着有更多回应性互动的方向转变，并逐渐挣脱消极情绪和自我保护策略所带来的桎梏。这一过程让家庭更有能力探索和理解那些破坏了依恋与照料反应的关系阻碍。

治疗干预的四个切入点

在稳定和降级的治疗过程中，治疗师可以从 4 个关键的切入点来组织对家庭的干预。通过接触和组合与负面模式相关的深层情绪，EFT 治疗师得以探索那些驱动了家庭关系困扰的关系阻碍。家长在这一探索中也能够从关系阻碍的角度重新审视当前的问题，变得更加开放。

探索关系阻碍

当家庭成员开始认识到关键关系阻碍的存在，并意识到这些阻碍破坏了有效的依恋沟通、加剧了家庭互动的不安全感时，治疗师就会着重探索他们围绕这些关系阻碍所产生的体验。这会影响家庭对这种模式的觉察，以及那些塑造该模式、影响其运作的情绪现实。这些关系阻碍与家庭中那些经常不被表达的核心需求密切相关。

接触并组合深层情绪

在处理这些模式和家庭成员做出的自我保护反应时，治疗师会接触并整理存在于关系阻碍背后的深层情绪。治疗师会邀请家庭成员探索、分享这些关系阻碍对其在家庭中的体验有何影响。当治疗中的安全性增加，家庭敢于袒露更深的脆弱时，家庭对话就会变得更加有条不紊，反应性也会降低。

澄清照料意图

随着与依恋相关的情绪和需求更为明确，治疗师会着重澄清家长在回应这些需求的过程中有怎样的照料意图。借由家庭成员分享的脆弱体验，治疗师还会关注整个家庭中未被满足的依恋需求，尤其是与关系阻碍相关的部分。

提升家长的开放性

第四个切入点是帮助家长更加开放、促进家长有意识地与孩子互动。在这里，治疗师会强调表达父母回应孩子时兴趣与动机的转变。家长吐露自己的意图，重新审视自己对待孩子的方式，特别是当这些方式与亲子间的关系阻碍有关时。治疗师会强化家长的这些新反应，虽然此刻时机还不成熟，家长还不能实现自己的意图，因为这时他们还没有充分地理解孩子，孩子也还没有邀请家长来回应。

关系阻碍和家庭互动模式

在步骤3和步骤4中，治疗师会将治疗的焦点转移到特定的关系阻碍上，这些关系阻碍是导致家庭负向互动模式的关键因素。家庭的负向互动模式是由特定的关系阻碍塑造的，这种阻碍在二元关系（例如，某位家长与孩子，家长之间或伴侣之间）中最为明显。在本部分，我们会特别关注这些关系阻碍，以及治疗师如何处理这些阻碍，让家庭的反应性模式降级。

在EFFT中，治疗师从依恋的视角对家庭问题进行概念化，依恋沟通的受阻会导致分离痛苦。在家庭尝试解决依恋需求而没能成功时，家庭往往会采取反应性的策略来应对和克服这些失败的尝试。这种反应性明显表现为组成特定关系阻碍的个人行为越来越消极，影响越来越大。这些关系阻碍的根源在于家人之间难以分享自己对接触、安慰和支持的需求，也难以从家庭中的依恋对象那里获得对这些需求的有效回应。不断蔓延的消极情绪会影响家庭的互动，而由于家庭中的不安全模式相互强化，个体调节情绪体验的努力也会受到限制。

在步骤3和步骤4中，治疗的焦点会缩窄到那些加剧了反应性家庭模式的特定关系阻碍上面。这些阻碍会削弱孩子的信心，让孩子难以相信照料者可以有效回应自己与依恋相关的担忧，从而滋生不安全感。反过来，在应对这些需求时，孩子会采取更多的自我保护策略，导致与依恋相关的交流扭曲变形。这种在依恋和照料中一起发生、相互加强的干扰就被称为关系阻碍。这些关系阻碍虽然发生在两个人之间，但也会通过相关的负向互动对更大的家庭系统产生冲击，从而降低家庭的灵活性，使之难以应对更广泛的家庭需求。不能建立整个家庭的安全基地，其根源就在于特定依恋关系中的分离痛苦。

家庭的不安全感与情绪僵局

作为一个动态系统，家庭受到关系网络和反馈过程的支配。依恋理论指出了控制过程对关系互动的支配作用。在有能力做出回应的人之间，互动可以传递对安全与支持的需求信号（Bowlby，1969，1980）。家庭中的关系模式是由依恋关系网络组织起来的，这种网络会引导孩子和家长对内心的、人际的及环境的需求做出反应。情绪这一信号系统可以监测和回应这些需求，而有效调节这些情绪信号、促进有效沟通的能力则会给家庭带来感受到的安全感，在此基础上形成的关系网络便可以让家庭不断涌现出幸福感，成为家庭繁荣的源泉（Mikulincer & Shaver，2015）。

然而，当这个信号系统受阻时，某些特定的关系乃至整个家庭都会受到影响。依恋关系受到个体期待的引导，他们期待在特定的关系（例如，某位家长对孩子，情侣之间）中得到支持。当依恋对象不能及时回应时，个体就会采用次级依恋策略，试图放大或消除与这些依恋需求有关的信号。若信号系统失灵，负面情绪占据主导地位，那么特定的关系及更广泛的家庭系统都会被与分离有关的痛苦所冲击，也会被不断蔓延的负面情绪所影响。例如，父子之间的痛苦裹挟了夫妻关系的痛苦，因为父母会就如何有效地应对儿子的不端行为争论不休。而夫妻之间的纷争又会加深家庭环境中的消极性，并增添同胞关系的负担，因为女儿会责怪她的哥哥毁了整个家庭。作为一个动态系统，家庭中的负面情绪会让整个家庭都深陷其中，导致负面回应不断增加并形成情绪僵局。

在步骤 1 和步骤 2 中，治疗师会加入家庭系统，提供安全性和安全基地，帮助家庭探索与家庭中更广泛的问题模式有关的负面情绪。治疗师利用负向模式来接触和加深家庭成员的情绪体验，这就将注意力从问题行为转移到引发了痛苦情绪和破坏性行为的特定关系阻碍上。在步骤 3 和步骤 4 中，治疗师会把焦点缩小到特定的互动上，这些互动往往体现了家庭中最严重的痛苦和困扰。困扰最深的那对二元关系，就是家庭中依恋相关痛苦的核心来源。随着治疗取得进展，这些关系阻碍可以提供干预的关键点，也是恢复有效的依恋反应及照料反应的标靶。

在 EFFT 的整个过程中，治疗师会关注每一刻的体验，并且使用家庭成员在共同经历中浮现的情绪作为治疗素材。治疗师主要依靠联合会谈来聚焦于特定的关系阻碍，并通过处理这些阻碍来提高照料的可亲性，帮助家长更多觉察孩子的依恋需求。伴侣的联合会谈可被用于处理伴侣关系和照料联盟的关系阻碍，这些会谈与治疗过程密不可分。因为治疗师既需要对家庭中特定的二元关系进行工作，又要考虑到它们对整个家庭系统的影响，伴侣会谈可以帮助治疗师在二者之间取得平衡。个体会谈可用于加强治疗师与特定家庭成员的治疗联盟，或处理家庭中的安全问题。治疗师可以为夫妻关系单独提供适当的关怀，用来作为解决家庭中的负向模式的一种策略。

识别关系阻碍

关系阻碍是步骤3和步骤4的核心焦点。关系阻碍是不安全感的主要来源，当家庭成员试图应对重要关系中的干扰时，这些不安全感会强化家庭中的负向模式。例如，当所有家庭成员都意识到母亲和儿子存在持续的冲突时，这种负向模式就会体现在整个家庭的互动中。这种僵化的冲突性互动就是关系阻碍。图3展示了这些关系阻碍对亲子互动的影响，以及家长与孩子对其中某个关系阻碍可能有哪些潜在的反应。当家庭有痛苦、有危机或有需要时，依恋沟通是不可或缺的、被渴望的，这时，这些互动中的阻碍会非常明显。这张图改编自科巴克及其同事提出的"安全循环"（secure cycle）（Kobak, Zajac, Herres & Krauthamer Ewing, 2015）。

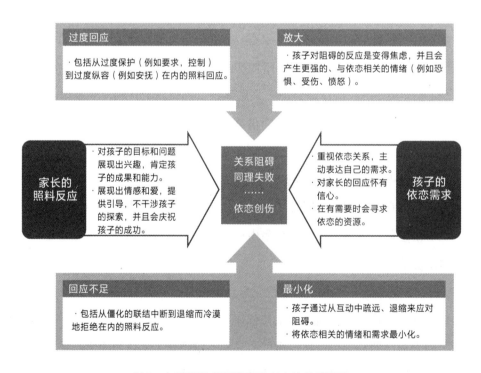

图3　在照料反应和依恋反应中的关系阻碍

在EFFT中，家长和孩子的痛苦相互影响，构成了关系阻碍这一概念的基础。位于这幅图中央的方块表明家庭中关键的依恋功能与照料功能遭到了破坏。其中，情绪的共同调节以及照料者对依恋需求的回应会受到挑战，因为照料者难以通过同理而准确的回应来贴近情绪信号以及与依恋相关的需求。左右两个箭头代表着在能够感受到安全感的家庭互动中，家长和孩子对依恋需求及照料需求会有什么样的典型反应；上下两个箭头代表了家长和孩子在面对特定的关系阻碍时，所采取的次级依恋反应和次级照料反应。在一段受阻的依恋关系中，双方会用不同的策略做出回应。

家庭困扰的负向模式源于依恋与照料系统中的关系困扰。这些阻碍反映出家长的能力受到干扰，难以主动、准确地感受并回应孩子与依恋相关的需求。当这一系统受到破坏时，双方会采取焦虑和回避的策略来应对日益加深的分离痛苦，从而扭曲了依恋沟通和照料反应。与这些策略相关的负面情绪会加深这种痛苦，并让孩子或父母在回应这个阻碍时感知到更强的威胁。

在安全的联结中，孩子努力寻求保护与支持时会得到父母的回应，父母能准确地反映孩子主动提出的需求，通常孩子在探索过程中感到威胁或需要时就会产生这些需求。当这一机制因家长缺乏可亲性和回应性而受阻时，亲子的二元关系就更有可能出现同理失败和关系创伤（Kobak，Grassetti & Yarger，2013）。对于这种受阻，孩子的反应是夸大或无视与分离痛苦相关的依恋信号，并采用自我保护的策略，导致他们向照料者发出的情绪信号要么信息过载，要么信息不足。家长的照料反应同样会受到扭曲，家长可能会过度回应，焦虑不安地想要安抚或控制孩子的反应；或者，当家长不堪重负、感到疏离时，可能会选择忽视或冷漠以对、断开联结，试图以此应对不断升级的紧张局面和关系困扰。

在图3中，我们简化了亲子之间关系阻碍发生的多种方式，其中父母与孩子混合使用着不同的回应策略。我们想借此强调这些关系阻碍会受到亲子双方策略的影响，此时家庭系统无法通过有效的依恋沟通来重建情绪平衡。家庭中不安全感的流动过程会涌现出一些情绪属性，使得家庭互动围绕着负向模式中显而易见的消极情感状态展开。

关系阻碍是情感调节能力不足造成的，缺乏情绪平衡会让家庭对依恋线索过度敏感。一般来说，这些阻碍会在重要的关键时刻（例如孩子需要支持或保护时）出现，此时，对依恋的呼唤会进一步地引发情绪失调，进而让家庭难以表露脆弱并接触彼此的深层需求。随着这种互动的进行，家庭成员更有可能失去对彼此的调谐，或给出无效的照料反应。由于家长的回应越来越缺乏可及性、回应性和情感投入，父母的可亲性也会随之减弱。这就导致了更强的负面情绪和更得过且过的情绪调节，从而带来更深的痛苦。

虽然在一定程度的困扰之下，家长可能会转而表现得更具可亲性，但孩子可能会拒绝家长调整后的反应，并对这一修复产生抵触情绪，这会进一步地加剧家庭中的失调。这些可预测的回应围绕着照料者调节过度或调节不足的信号产生，其源头在于情绪状态的升级或闭锁，这使得照料者和孩子之间更难有调谐的情绪交流。当亲子互动具有这样的特征时，家庭成员就会发现自己处于僵化的情绪状态，孤立无援，无法携手共渡难关，而相应的家庭情绪资源也会被僵化的模式所阻断，这类模式以焦虑的强制要求和自我封闭的退缩为典型特征（Kobak, Duemmler, Burland & Youngstrom, 1998）。

关系阻碍的案例

下面的两个案例对比了不同关系阻碍的差别，包括照料反应过度和照料反应不足的情况，并说明了因此产生的负向家庭互动模式。第一个案例描述了一位既疏远又排斥孩子的父亲，他在离婚后承担了主要的养育责任，孩子的亲生母亲则放弃了养育的职责。父亲冷漠且拒绝亲近的态度以及青春期女儿叛逆的反抗行为共同强化了这种关系阻碍。第二个案例描述的是一个受困的家庭，其中，父亲对儿子过度反应，儿子则更加回避，父母之间也有复杂的关系阻碍。

案例 1

因为无法再忍受与父亲卡里姆和两个哥哥一起待在家里，19岁的帕莎住进了社区的收容所。卡里姆是一名商业飞行员，长期不在家。卡里姆说自己再也管不住女儿了，因为她不遵守他的规矩，而他又因为工作需要经常外出，无法对她进行适当的监督。帕莎会在外面待到很晚，经常和朋友一起嗑药，既不工作也不上学。三年前，帕莎的母亲出国与她新的伴侣一起生活，之后帕莎的父母便离婚了。卡里姆因为离婚这件事深受打击，因为他一直以为妻子满意于现在的生活，以为他们俩都接受了各自的家庭角色，并为之齐心协力。离婚后，帕莎大部分时间都是一个人待着，经常在房间里哭。卡里姆的工作安排让他无法经常回家，他便请了佣人来协助管理家务。这位父亲制定了严格的家规，他与帕莎的大部分互动都是关于她是否遵守了这些规矩和她在学校表现如何。

负向互动模式

帕莎的哥哥们会在父亲不在家时过来，于是帕莎和他们一起开始嗑药。派对文化和物质使用让她从痛苦孤独的生活中得到了解脱。卡里姆发现她嗑药后就惩罚性地没收了她的手机并限制她的活动，而帕莎则抗议父亲的管教，因为他并不管她的哥哥们嗑药，也不管他们的破坏性行为。卡里姆冷静但严厉地表示这没有什么好讨论的，帕莎的反应变得更加激烈。卡里姆用严厉和排斥的口吻说："你不会有什么出息的，你会流落街头。你是我们这个家的耻辱，让我们这个家蒙羞！"父亲的反对让她难以忍受，于是她开始在外面待得更久，而且开始逃学。最终，在一次彻夜的外出狂欢后，她遇到了刚刚出差回家的父亲。这位父亲怒不可遏地说："收拾你的行李滚出去！我家再也不欢迎你了。"

收容所为帕莎提供了个体治疗和家庭治疗，她对自己的治疗目标漠不关心，最关心的是自己还能不能再回家。卡里姆会定期与收容所联系，要求工作人员好好管教他不守规矩的女儿。然而，收容所未能让他参与家庭治疗，因为卡里姆难以按时赴约。通过认同卡里姆作为家长对女儿的担心，以及他为扭转女儿的生活方向所做出的努力，治疗师成功地与卡里姆建立了治疗联盟。因为由于缺乏养育上的参与，卡里姆在养育过程中感到既无力又孤单。作为单亲爸爸，他现在依赖于其他人来指导自己，他们鼓励卡里姆在管教女儿时强调纪律和后果。他害怕表现得"软弱"，也害怕弱化女儿需要改变的后果。在联合会谈中，他开始理解女儿的孤独和恐惧：她已经失去母亲、现在父亲也快不要她了，她只能靠自己了。

关系阻碍

这位父亲对女儿的担心，以及对自己作为不称职的父亲所感到的羞愧，导致他达到目的的方式缺乏灵活性，也使得他在情感上和女儿拉开了距离。他把权威的使用看作一种手段，用于"修正"帕莎的错误选择，保护她免受不良同伴的影响并制止她的危险行为。在他严厉的养育态度的背后是一种绝望的恐惧，他害怕自己拯救女儿的努力会失败，作为父亲，他感到自己无力摆脱不断加重的羞愧感和失败感。在这个家庭的负向循环里，卡里姆的过度回应体现为拒绝和控制，而这又加强了帕莎的防御性退缩和孤立无援的感受。卡里姆采取专制独裁的立场，他又一向不在家中，这使得帕莎无法在痛苦和孤立时向父亲求助。反过来，卡里姆担心女儿，却不相信自己能做一个好父亲，这使得他采取严厉且毫不妥协的养育方式。他觉得自己已经搞砸了和两个成年儿子的关系，于是他拼命地想拯救女儿，尽管他感到自己的影响力微不足道。

在这个例子中，父亲专横又控制的反应强化了女儿冷漠、排斥的立场。父亲和女儿之间的关系阻碍使得他们对于各自在家庭角色中的脆弱感采取更坚硬的防御姿态。

案例 2

里奇是一个白手起家、极其聪明的成功企业家。他的儿子艾略特今年15岁，学业表现差，患有注意缺陷与多动障碍（ADHD），也有诸如撒谎、逃学和大发脾气等不端行为。艾略特会花大量的时间玩电子游戏，浏览视频号。里奇一直对艾略特的学习态度和学业表现感到不满。此外，里奇用批评艾略特的错误的方式来激励他，并对他的不良行为给予建议或惩罚。在里奇还是孩子的时候，他的父母非常严格，很注重让他遵守规则，而里奇认为这是事业成功的必要条件。莎伦是艾略特的母亲，她很反感里奇对待艾略特的消极态度。多年来，里奇的教条和刻板消磨了莎伦的抵抗力。她害怕自己的儿子走上错误的人生道路，于是她不断地寻找儿子各种小小的成就，希望通过称赞儿子让他振作起来。莎伦把艾略特的很多不良行为和自卑都归咎于里奇消极又无情的态度，对于艾略特一直以来的挣扎，她越来越感到深深的气愤。莎伦通过扮演和事佬妈妈和冷淡的妻子来保护自己。她经常通过克制自己对里奇的爱和感情来表示抗议，希望能以此促使他对艾略特更好一些。这对夫妻经常因为养育方面的分歧而争吵，里奇怒火中烧的批评和莎伦息事宁人的退缩共同反映了夫妻和家庭整体关系中的痛苦与不信任。

负向互动模式

在回顾最近一次的争吵时，这个家庭描述了他们的负向互动模式，当时莎伦没能成功地对艾略特的家庭作业和电子游戏设定时间限制。里奇以他典型的专制风格开始了这次家庭会谈："我们不能再溺爱儿子了。他好像觉得我们过于严厉，不合时宜，不切实际。自始至终，他都是想要什么就有什么，而我们当中只有一个人愿意守住底线。"

艾略特轻蔑地反对道："比如对我大喊大叫，骂我，拿走我的手机，还把它摔坏，这些都不算严厉，对吧！"莎伦急忙插话，试图控制两人之间快脱轨的紧张局面。焦虑的莎伦泪光闪烁，她回忆自己给了艾略特一些时间去玩电子游戏，但到了规定的时间时她要求他停止打游戏，回去写作业，艾略特就爆发了。他的回应引发了家庭的负向模式。

艾略特：别这么唠叨了，我告诉过你我准备好了就会去做。我受够了你老是盯着我在做什么，别烦我了。

莎伦：冷静一点。我们之前说好了，如果你不守信用，那就要承担后果。我也不想没收你的手机，但你自己犯错不守规矩的话，那就别怪我了。

艾略特：是，都是我的错，都怪我和还活在 20 世纪的严苛父母一起生活。醒醒吧，妈妈，拜托你活在这个世纪吧。

里奇无意中听到了争吵声，便冲进房间进行干涉。他对艾略特说："我们管得太严了？你在逍遥法外，你这个被宠坏的臭小子。你妈妈给你做吃的，还给你时间去放松，你不但不感激，反而给她摆脸色。你一开口就要制造争端。你不如好好闭上嘴，乖乖听话。"

艾略特回应道："去你的，爸爸，你不如不要插手。"里奇暴跳如雷，冲到艾略特面前，一把夺过艾略特手中的手机，大喊道："你这个星期都别想再用手机。回你的房间去，好好想想一直以来你的恶劣行为是怎么毁掉这个家的。"莎伦试着平息事态："艾略特，你没有毁掉这个家。你爸爸只是太失望了，并不真的是这个意思。"艾略特拒绝了她的安慰，说："滚开吧，我真希望我活在另一个家里。你们觉得我不好，哼，我还觉得你们做父母做得很烂呢。"艾略特离开家，去了一个朋友家。

随后莎伦开始讽刺里奇："干得好啊，你就不能不插手吗？你只会让事情变得更糟。你上次不是同意了我们吵架的时候你什么话都不说吗？你难道看不出你对他的厌恶在击垮他的意志吗？"她哭着转身要走，而里奇大叫着说："你居然把这一团糟怪罪到我头上？就是因为你一直惯着他，他才会这么没规矩。我们绝对不会像他那样对父母说话。一直护着他只会让事情变得更糟。你说得对，我一直都很消极，因为我们的儿子是个灾星。现在我们又在因为他吵架了，他毁了我们的家庭。"

当莎伦走到他们的卧室门口时，她冷冷地说："我受不了和你待在一起了。你是个成年人，还表现得像个婴儿一样，真是可悲。艾略特的父亲就是这样一个糟糕的榜样，他又怎么能把事情想明白呢？"她砰地关上门。现在，只有里奇一个人站在走廊里，他双手抱着头，大喊着："我再也受不了了。我受够了你站在他那边还责怪我。如果我真的那么糟，那可能你们俩往后都应该离开我。"里奇走开了，他走到自己的办公室，摔门而入。

关系阻碍

这个片段展现了一种极化的家庭模式，这种模式的特点是情绪表达的水平很强烈，表现为家庭成员在情绪上的过度卷入、敌意和批评。在这三种情况下，冲突都会演变为疏远和孤立。在二元的亲子关系和夫妻关系中，冲突模式包括焦虑的攻击和防御的退缩。聚焦于父子之间的关系阻碍，我们会发现在面对儿子目中无人的抗议和退缩时，父亲对儿子的消极看法和控制行为会进一步升级。母亲在家庭互动中的姿态也比较焦虑，她非常警觉地努力维持着家庭的和平，即使这意味着她有时候不得不牺牲自己的利益来安抚他人的担忧。

处理关系阻碍

在步骤3和步骤4中，治疗师处理关系阻碍时会接触和组合情绪体验，这些情绪体验潜藏在构成关系阻碍的次级依恋策略之下。通过处理这些关系阻碍，治疗师可以从家庭负向模式的角度重新界定家庭的问题，强调这些关系阻碍是如何驱动负向模式的。当家庭成员能够接触并探索自己在关系阻碍之下的深层情绪时，家长的照料意图以及与依恋相关的情绪和需求得到澄清，家庭就会形成新的理解，并且更有动力改变。现在，我们回顾一下处理关系阻碍时所使用的EFT干预措施，并重温一下第一阶段中EFT探戈的五个舞步。

EFT的干预措施

步骤3和步骤4里主要使用的EFT干预措施着重于引出情绪、探索情绪。治疗师将更多的注意力转移到关系阻碍上，特别关注会谈中发生的互动，这些互动反映了家长和孩子在家里体验到的阻碍。这些体验使治疗师有机会引出、探索并调动新的情绪体验。这些体验也能鼓励家庭表达脆弱性，让家庭更能接触到与孩子的需求以及家长的照料反应相关的依恋情绪。治疗师还可能关注家长之间的照料联盟，以及在伴侣关系中存在的关系阻碍。这些通常用于处理情绪阻碍的EFT干预措施会强调更深层次情绪体验的产生与调节。

追踪与反映互动

EFT以过程为导向，强调把当下的体验看作接触和拓展情绪体验的源泉。家庭互动可以给治疗师提供丰富的资源，引出与家庭负向模式相关的体验。治疗师与家庭就这些困难时刻展开讨论，说明情绪如何影响形成了家庭成员之间僵化的互动方式。在步骤3中，治疗师会更多地关注家庭中最痛苦的二元互动，因为这些痛点往往标志着家庭主要的关系阻碍。治疗师会在家庭成员回顾与当前问题相关的事件时，反映他们的体验，并追踪在这些时刻里展现的行为、归因和情绪。通过追踪这些时刻，典型的家庭模式就会在会谈中浮现。

示例：

治疗师：所以，砰的一声，门被关上了，你又一次站在门外。

母亲：对，又一次。像这样被拒之门外太可怕了。（流泪）自己的孩子把你锁在外面。

治疗师：你现在正在体会这种感受吗？你眼里的泪水……是因为这种感受吗？

母亲：站在那里太难受了。明知我没办法进去……我无能为力。

治疗师：（转向儿子）在那些时刻，你好像需要一些空间，需要离开。你并不期待她来改善局面？

儿子：对。她不懂。主要是看她——看她需要我怎么样。

治疗师会追踪负向家庭互动模式中悲伤而酸楚的时刻。在负向家庭模式中，母子俩的行为显示了他们付出了怎样的努力来应对感觉关系受到威胁的时刻。当母子二人在回顾这一段痛苦的互动时，治疗师跟随行为的展开过程，反映了他们各自的体验。

唤起情绪的反映和问题

这项 EFT 干预措施旨在促进对家庭成员情绪体验的接触和拓展，这项技术通常用来聚焦于此刻正在发生的体验（Johnson，2004）。对体验做出提问和反映，往往比直接询问感受更能有效地引出体验。针对一个特定的行为或言论，治疗师会紧接着用陈述或提问来邀请家庭成员进一步探索自己的体验。在治疗师追踪家庭互动的过程中，可以使用唤起情绪的问题来激发此时此刻的体验。

示例：

治疗师：当你站在门口，被拒之门外，没办法让情况好转的时候，对你来说发生了什么？

治疗师：你关上门，坐在你的房间里，这个房间是你唯一能脱身的地方，那对你来说是什么感觉？

治疗师：所以，门一关上，你又觉得自己被丢在外面了。这才是真正艰难的时候。作为家长，作为他的母亲，你在这个时候感到如此失落，是吗？

同理的推测

通常在步骤 3 中，治疗师会邀请家庭成员在情绪浮现的时刻，在自己的体验中再向前多走一步。同理的推测（Empathic Conjecture）建立在识别一个人当前体验的基础之上，紧随其后的是推测其更深层的、往往与依恋有关的体验。这些关于依恋的推测常常指向父母的照料意图，以及孩子可能正在经历但却难以命名、也难以向家里其他人准确表达的需求。有效的推测有赖于治疗师的同理能力，即能设身处地地站在家庭成员的立场上，并透过依恋的视角对其体验进行推测。治疗师会试探性地进行推测，并邀请家庭成员纠正与其体验不符的那些论断。

示例：

治疗师：所以，当你说你不是她需要的样子时，我可能说得不对，但这听起来让你很难认为她愿意看到你真实的样子，即便只开始这么想都很难？就好像你真的可以做自己一样？

儿子：对啊，我觉得是的。在这个家里，没有人对我满意。

治疗师：这一点很难受，因为这是你的家。这应该是一个你有归属感的地方，在这里你感觉自己被需要，你因为做自己而重要。是这种感觉吗？

儿子：没有人看到我身上有任何优点。我不属于这里。

在步骤3中，同理的推测会促进家庭对潜在的依恋反应和照料反应进行觉察。治疗师会利用其对分离痛苦和次级依恋策略的理解，来推测某段特定体验的潜在重要性。例如，当一位家长应对孩子表达拒绝的回应时，治疗师可能会对这位家长说：

这是你已经料到的：你伸出援手，她却拒绝了你的帮助。好像一部分的你在说，为什么要尝试帮忙呢，让她自己去学吧；但另一部分的你却看到了她的脆弱，看到了这件事可能真的会伤害到她。你从心底里深深感到你是那么地在乎她，她是那么地重要，是吗？

肯定

家庭成员会在步骤3中接触并表达新的情绪体验，因而治疗师的肯定（Validation）非常重要，尤其是当那些情绪体验会创造新水平的脆弱时。通过承认这些体验并将其正常化，个体会感到自己更有资格拥有这些情绪，也能在自己的体验中更好地在场（Johnson，2004）。肯定还能在家庭中创造更多空间，来容纳彼此对同一事件的不同体验。通过肯定，情绪可以得到理解，并作为一种正当的体验得到承认。在有些家庭中，家庭会期待每个人都有相同的理解或体验，而家庭成员之间不同的体验会对这种期待造成威胁。在这样的家庭中，理解并承认情绪的正当性就尤为重要。肯定也为情绪的探索创造了空间，因为尊重和理解个体的体验有助于在家庭中建立联结，使家庭感受到更强的安全感。

示例：

治疗师：对，你质疑你的家庭是说得通的，你质疑他们是否真的会选择你、喜爱你、关心你，尤其是当你从他们那里得到的信息是他们要你变成另外一个人。

治疗师：当然，任何父母在被孩子锁在外面的时候都会感到失落，好像他们不知怎么就成了失败的家长。

当家长更多了解到孩子的体验后，肯定家长的努力和孩子的疑虑是非常重要的，这有助于治疗师协助家长采取新的尝试。在肯定家长的积极意图和努力的同时，也必须认可孩子可能会不信任家长新的尝试。家长的行为与孩子的需求可能是不同步的，克服关系阻碍需要家长和孩子的共同努力，打破此前决定他们关系状态的僵局。肯定可以确保治疗师承认并理解家庭成员之间可以预见的差异，正是这些差异让家庭有了分歧。肯定也能让治疗师正常化每个家庭成员在同一情景中可能产生的不同体验。

加强

随着治疗焦点转移到情绪体验的探索和拓展上，治疗师会通过加强（Heightening）来让家庭成员的注意力和关注点集中到深层情绪上。治疗师会综合使用各种回应来促使家庭更充分地参与体验。通过调动更加鲜活生动的情绪，这些时刻突出了这段特定体验的重要性（Johnson，2004）。治疗师可能会重复来访者的话或使用的意象，这有助于让来访者明确并聚焦于当下的情绪。在反映这种情绪时，变换语气和节奏也可以加强、加深这种体验。

示例：

治疗师：有时候你会对自己说："我不是他们想要的样子。我其实并不属于这个家。"我只能靠自己。好孤独。

儿子：（看向别处，神情沮丧）有时候会。

治疗师：对，那种孤独感真的很难受。你很难摆脱，也很难让那种感受消失。现在，在这里，你有那种感受吗？

儿子：有，我很讨厌这样。（停顿，擦拭眼泪）没人真的关心我。

治疗师：这就是如此痛苦的地方。在学校里已经够艰难的了，然后回到家里，感觉到更加孤独，你说没有人关心我，也没有人看到我所经历的一切，如果他们看到了，他们就会知道我很受伤。

治疗师在使用加强时，要与家庭成员浮现出来的体验保持同步，逐渐深入到体验当中，邀请来访者更多地进入这种体验。尽管唤起情绪的回应和同理的推测也聚焦于情绪体验，但治疗师需要通过加强才能让核心的情绪体验更加明晰（Johnson，2004）。非言语线索指向浮现出来的情绪体验，通过放慢互动的速度来聚焦这个线索，就可以为那种情绪提供空间。治疗师利用同理的推测来接触这种体验，并通过加强来加深体验以及对情绪的反映。这些以情绪为焦点的干预在步骤3中至关重要，治疗师会将焦点转移到潜藏在僵化互动方式之下的情绪现实上面，正是这些僵化的互动方式构成了家庭的关系阻碍。

重新界定问题

步骤4的一个关键目标是帮助家庭对当前的问题以及由此产生的痛苦转变视角，使他们得以了解负向互动模式和影响了这种模式的关系阻碍，并以此为背景来看待当前的问题。那些决定了负向互动循环的反应性回应往往围绕着家庭成员防御性的自我保护反应而产生。深层体验同样是反应性互动的一部分，治疗师会通过步骤3来接触它们，从而把家庭对这些负向模式的体验摊开。在将焦点转移到这些更深层的情绪时，家庭就能更多地接触到那些促成更为安全的依恋沟通的脆弱情绪。

重新界定（Reframing）的使用贯穿了整个阶段一，治疗师会在僵化模式的背景下界定家庭的痛苦，这些僵化模式会妨碍家庭有效地应对和解决特定的挑战。通过追踪具体的互动与体验，治疗师会形成对这些反应的总结，强调围绕关系阻碍所产生的行为和情绪。通过这样的总结，治疗师可以将焦点扩大到这一循环对整个家庭的影响上。重新界定的使用把重点转移到了家庭的关系模式，以及这些模式如何干扰和破坏了家庭有效应对困境的能力。这些总结通常是在处理了更深层的情绪体验之后进行的，使家庭可以从失败的依恋尝试和照料尝试的角度来观察和理解这些体验。

示例：

治疗师：（对母子俩说）在这一刻，你们才真正地看到了这种模式会给你们带来什么。你们两个人都因为不同的原因而感到沮丧和受伤。乔恩，你妈妈担心你出问题了，她来找你，而你听到的只是她的失望和担忧，所以你设置障碍来给自己空间，也想让她慢下来。而妈妈，你看到的是他的退缩，这只会加剧你的恐惧，也就是他不接受他所需要的帮助。当你们开始对彼此大喊大叫，摔门而去，这个循环就火力全开了。这很难，因为在这一刻没有空间可以交谈，可以找到让自己被听到的方式又或是可以有效地关心彼此的方法。这个循环又赢了。

父亲：（抗拒地）但是还有学校的问题和不及格的分数。这对乔恩来说是个问题。他需要面对自己的责任。

治疗师：对，这些担心是切实存在的。你可以看到，如果乔恩的情况没有变化的话，会发生什么样的后果。我想，如果我们在这里停一下，我们可能也会看到，当这种循环占上风的时候，大喊大叫和摔门就会主导这个局面，整个家都充斥着不好的感受。于是作业也没有完成，家人也不能互相支持。这就是这个循环取胜的方式。这样说得通吗？

父亲：嗯，我明白，但我认为我们不能推卸责任。

治疗师：是的，只有一个人能处理家庭作业和学校的情况，而你和你的妻子是来帮忙的，是来和乔恩并肩作战的，对吗？那么，当这种负向模式占据了主导的时候，对你来说发生了些什么事呢？

在这个例子中，父亲质疑治疗师把焦点转移到家庭冲突上的做法。治疗师肯定了父亲的疑虑，并承认他对于照料方面的顾虑（例如，责任）是重要的。与此同时，治疗师聚焦于消极家庭氛围的影响，以及这种氛围如何破坏了父亲为支持乔恩而竭力做出的尝试。通过这样的方式，治疗师便从父亲的照料意图出发，重新界定了父亲的担忧。

关系阻碍与父母的开放性

在EFFT中，治疗师会特别关注在依恋与照料的互动中形成的关系阻碍。作为一种经验性的方法，治疗师会通过处理因这些阻碍产生、又反过来会影响这些阻碍的情绪体验，在家庭中开启一个转化阻碍、重建安全联结的过程。在处理反应性的家庭过程时，治疗过程中的安全性和安全感是重中之重。治疗师与家庭成员个体之间的工作联盟以及对安全性的评估，为家庭治疗中联合会谈及个体会谈的使用提供了指引。EFFT决策框架说明了在改变特定治疗会谈的人员构成时，治疗师可以有哪些选择。评估家长的回应性和反应性，是判断家庭是否准备好进行联合会谈的核心。联合会谈以关系阻碍为焦点，有三个先决条件可以指引治疗师决定采用个体会谈还是联合会谈，包括：家长对不调谐情况的开放度、家长的矛盾情绪与防御性，以及家长的防御性与敌意。

家长对不调谐情况的开放度

家长会支持并努力回应孩子，但他们很难贴近孩子的体验和需求。家长的反应可能是轻视孩子的消极情绪，或者最小化孩子与依恋有关的担忧。联合会谈关注家长对于孩子体验的觉察和回应，使得家长有机会增加对孩子的关注。如果家长偏离了关注的态度，收回了对孩子需求的支持或对抗的态度，那么治疗师就要将家长的焦点转移到第二个判断条件上：家长的矛盾情绪和防御性。

家长的矛盾情绪和防御性

当家长与孩子的不信任及愤怒的抗议做对抗时，就更有可能出现第二种情况，即家长的矛盾心理和防御性。治疗师会将家长反应性的回应正常化，并肯定家长的意图，也会肯定孩子因家长不可得而给出的消极回应。通过追踪这种互动，治疗师放慢了反应性的时刻，并为家长提供了空间，让家长能通过伴随这些反应性策略的深层情绪，来更好地看到自己、看到孩子。家长担心孩子的愤怒是对家长的不尊重，治疗师可以借此肯定照料对于家长的重要意义，也可以向家长肯定他们在某种程度上恐惧于在这些时刻不能很好地帮到孩子。与此同时，治疗师对孩子的抗议所进行的接触和处理指出了孩子的恐惧，他们害怕家长并不重视自己变得更自主的努力。孩子的恐惧让他们难以向家长寻求安慰，他们谨慎地回应家长的防御行为，这导致了孩子的愤怒。

治疗师建立的联盟为家长和孩子提供了一种资源，使他们能够接触并成功地处理这些深层的情绪。当家长或孩子的防御反应升级，并通过敌意或完全退缩来表达抗议时，治疗师应考虑该家庭是否准备好在联合会谈中解决关系阻碍。我们认为这种情况是不安全的，尤其是当这些互动有造成更深伤害的风险时。

家长的防御性与敌意

在处理关系阻碍时，治疗师最关心的是安全性和准备程度。在EFFT的这一阶段，治疗师可以通过情绪表达水平（例如，情绪上的过度卷入、敌意和批评）来判断家庭是否准备好进行联合会谈。根据EFFT决策模型，治疗师可以使用单独的家长会谈以及以儿童为中心的个体会谈，来解决防御性和反应性水平提高的情况。如果家长或孩子在联合会谈中爆发了反应性的回应，那么治疗师必须要处理当下正在发生的伤害。在EFT中，治疗师会在伴侣开始反应性地交火时"接住子弹"（catches the bullet），这一干预在家庭工作中也是有意义的（Johnson，2004）。

家庭在面对脆弱而出现防御的、敌意的回应时，治疗师必须在这种反应性的时刻进行干预，处理这些消极回应给这次袒露脆弱的冒险带来的威胁和负面冲击。治疗师会承认家庭成员所分享的脆弱体验，并对该成员敢于冒险分享他的体验表示支持与关心，当孩子冒险表露脆弱却遭到拒绝时，这样做至关重要。例如，当一个女儿流着泪表达她有多孤独时，她的母亲严厉地回应道："你的孤独是你咎由自取。你对别人态度那么差，你应该为此负责，尤其是在家的时候！"治疗师快速地给出了回应：

"好，是的，我可以看到这就是症结所在。（转向女儿）你的眼泪似乎勾起了你妈妈的愤怒，我不知道她内心发生了什么，但我猜她的愤怒让她很难理解你的眼泪。我知道你在冒着风险，在这里告诉我们这种孤独对你来说有多难受，尤其是在这样的时刻，对吗？对于任何人都是，对吗？（把焦点转向母亲）所以我想，我们现在能不能深呼吸一下，然后试着来理解这个瞬间，因为看到她的眼泪、听到她这样讲述她的孤独很不容易。我在想，你是不是很难看到她的痛苦，因为你经常看到她把你和其他人推开，就像你想让她看到自己在干什么，尤其是在你看到她受伤的时候，是这样吗？"

治疗师承认并肯定了孩子的脆弱以及家长拒绝的反应，同时，也承认了家长的防御性反应，并推测她的回应中可能具有关心的意图。

EFFT 与阶段一的过程

在回顾了 EFFT 另一阶段的步骤，以及用于建立联盟、追踪家庭模式和处理关系阻碍的 EFT 干预措施之后，本部分将对 EFT 第一阶段的过程进行概括。首先，我们会回顾 EFT 探戈的元框架（Johnson，2019），将其作为贯穿 EFFT 阶段一的 EFT 过程总结。随后，我们会以一个案例来总结说明这一过程在实际工作中的运用。

EFT 探戈和阶段一

我们发现，EFT 治疗师并不会严格、线性地遵循这些步骤来组织会谈，而是会在建立联盟、识别模式、接触深层情绪、将问题重新界定为模式的过程中，灵活地遵循 EFFT 的改变模型。在这一部分，我们会重点介绍 EFT 探戈框架在 EFFT 会谈中的使用。

镜映当下的过程

在第一阶段，治疗师会调动家庭与当前问题相关的反应性过程，通过追踪家庭围绕当前所关心的问题发生的互动，整理出可预测的互动序列，这些互动加深了消极程度，导致了关系中的痛苦。同时，治疗师也会反映不同家庭成员在这种僵化模式中的体验。通过镜映当下的过程，治疗师会特别关注与这一逐渐展开的模式有关的行为、看法和感受。EFT干预侧重于建立联盟和追踪互动，这对于吸引家庭探索其典型体验来说必不可少。当会谈中触发了家庭的负向模式时，治疗师会利用家庭因此产生的当下体验来进行工作。

情绪的组合与加深

通过聚焦于当下的体验，治疗师会引出这些与负向家庭互动相关的情绪体验，并将其摊开。通过组合情感、加深情绪，治疗师可以转而利用当下的时刻来挖掘情绪体验，并着重关注更深层的、与依恋和照料相关的适应性情绪。治疗师会引导家庭成员穿过反应性的防御姿态，去探索那些更具适应性的、更脆弱的体验。唤起情绪的EFT干预措施经常被用来让家庭更专注，并使家庭成员更深刻地体验和理解在他们的冲突和疏远中正在上演的依恋剧本以及其中的深层情绪。这些干预措施包括唤起情绪的回应、同理的推测以及加强。在家庭的互动循环和关系阻碍中，很多情绪体验往往潜藏在自我保护的行为之下。治疗师对当前体验的反映和肯定，使家庭成员能够有目的地探索这些新浮现的情绪体验。

编排新舞步

在治疗师带领家庭去接触和组合自己的情绪体验时，治疗师也会引导家庭成员以一种更可控、更有条理的方式与其他人分享这些体验。这些现场演练可能包括分享当下的体验，以此让家庭对反应性模式的负面影响有更多的觉察和担当。更常见的情况是，这些新舞步会聚焦于个别家庭成员的深层情绪体验和理解。治疗师会主动地支持家庭成员，让他们感到自己有权利拥有这些体验，并在会谈中通过与其他人分享来调动这些体验。通过使用唤起情绪的干预措施，治疗师会持续注重让来访者体验并分享更脆弱的情绪。在EFFT的改变过程中，步骤3特别重视使用现场演练来调动这些情绪体验。

处理新经验

在家庭成员与其他人分享这种情绪体验后，治疗师会跟踪由此产生的影响。在第一阶段，分享脆弱的情绪可能会吸引其他家庭成员接纳并加入其中，也可能会引发他们的抵触反应。例如，一位家长在意识到严厉的养育策略对孩子和家庭的负面影响后，可能会触碰到自己的悲伤。虽然这位父亲的悲伤是脆弱的、也是自洽的，但他的孩子却并不信任他，因为他们一直在他的愤怒下受苦。他更柔软的情绪姿态反而激起了孩子对他情绪真实性的怀疑，他们不能信任那是真的。治疗师会通过反映和肯定来帮助家庭成员理解这些新的经历，而当诉说者脆弱的表达触发另外一名家庭成员的情绪时，重新界定他们苛刻的或拒绝的反应可能也是必要的。治疗师会注意治疗联盟的情况以便支持到家庭成员，使其有能力保持在场，并能对这一新的经历形成回应。

整合与肯定

治疗师在第一阶段的首要目标是对家庭的反应性循环进行稳定和降级。这些循环由干扰依恋沟通和有效照料反应的关系阻碍构成。在整个第一阶段，治疗师都会帮助家庭逐步将注意力从与孩子相关的特定问题转移到互动模式上，这些互动模式要么会恶化症状行为，要么本身就是家庭中实际的痛苦。这一 EFT 探戈最后的舞步为组合与分享情绪创造了意义，促进家庭感受到更深的理解。处理干预措施包括肯定、反映和重新界定，它们为家庭成员提供资源，使他们可以探索并理解家庭的情绪体验。通过聚焦于当下的体验，并关注特定家庭对分离痛苦的应对方式是如何造成了家庭在个人层面和关系层面的联结破裂，治疗师得以理清脉络，增加共同的理解。

案例

下面这个例子提供了第一阶段治疗过程的概览，说明了步骤3和步骤4如何着重处理母子之间的主要关系阻碍。对治疗的总结回顾了家庭在第一阶段所取得的进展。下面的治疗会谈摘录展示了家庭在共同面对特定的关系阻碍时所发生的转变。会谈的参与者包括儿子、母亲和父亲。

家庭背景

由于学业表现不佳和出勤率明显下降，卡尔（16岁）被学校治疗师转介来治疗。他的大部分科目都不及格，这对原本成绩优异的他来说是一个巨大的转变。卡尔与妹妹安吉拉（13岁）和他们的父母乔治、萨拉住在一起。安吉拉被诊断患有发育障碍，她住在家里，同时就读于一所特殊学校。由于乔治的工作需要，他每周都出差几天，因此养育孩子的主要责任落在了莎拉的身上。莎拉在五年前被诊断出慢性疾病，虽然这种疾病有时会让她虚弱不堪，但她总体上还是成功地控制住了症状。在生病伊始，由于乔治经常不在身边，莎拉就主要依靠卡尔来照顾安吉拉并帮忙打理家务。莎拉和乔治都是从艰难的家庭环境中逃离出来的，他们在各自16岁和18岁的时候结婚。考虑到安吉拉的状况，他们俩都希望让家人尤其是卡尔过上更好的生活。

在莎拉的健康状况恶化后不久，家庭中就出现了虐待的模式。由于父亲的缺席，卡尔要承担起照顾母亲和妹妹的责任，他因为抵制这种家庭压力而频繁与家长发生争吵。在保护性服务机构的干预下，莎拉在养育技巧上得到了更多的支持和帮助，而乔治也换了工作，能够更多地陪在家人身边。虽然虐待现象有所缓解，但家庭中的情绪纠葛仍在持续。卡尔的学业困境引发了莎拉的恐惧，为了应对这种恐惧，她密切地监视着卡尔的努力程度和学习时间，同时又小心翼翼地避免以前有过的虐待模式。

负向互动模式

莎拉发现自己很难让卡尔关心和重视他的学业。她只能在一家人吃晚饭的时候询问卡尔对未来的想法以及他在学校的优先事项是什么。面对卡尔的傲慢和消极的态度，莎拉努力地压抑自己的沮丧，这些单方面的对话充满了紧张的气息。当莎拉愈发焦虑地想让卡尔回应，而卡尔却避开时，莎拉强烈地要求道："跟我说啊！如果你不跟我说，我就帮不了你！"乔治保持沉默，他不知道该怎么做才能避免事态爆发，这让莎拉感到更加孤独，她越来越焦急地讲了一大堆，恳求卡尔回应自己，而卡尔此时已经离开了餐桌。莎拉流着泪跟在卡尔后面说："对不起。我需要和你谈谈。我能做些什么来改变呢？"但莎拉的眼泪吓坏了卡尔，他要离她远一点，因为母亲现在的情绪让他很羞愧。他锁上了卧室门，大喊着"别烦我！"莎拉的乞求变得更加绝望，她的声音低了下去，开始呜咽。卡尔恼羞成怒，因为他觉得自己要为母亲的情绪耗竭负全责。他愤怒地尖叫着"别烦我！"这时，乔治介入了，他把妻子从门边拉开，并朝着卡尔大喊，让卡尔不要再攻击莎拉了。卡尔瘫倒在床上，自言自语地说："我恨她，我恨我的生活，什么事都怪我。"然后，莎拉和乔治会躲到家里的不同地方。最终，莎拉会试图与卡尔重归于好，但等待他们的仍然是莎拉主动、卡尔拒绝的循环。这样的循环每发生一次，家庭成员都会对改变这种模式感到更加消极和无力。

关系阻碍

尽管莎拉的初衷是好的，并且她多次努力地教育自己，但她还是会与儿子陷入同样的消极而又焦虑的互动中。她消极的自我模式（我是个坏妈妈）和消极的他人模式（没有人支持我），让她难以清楚地看到儿子以及他需要什么。她被一种内在的需求所驱使，想接触卡尔来获得"我是好妈妈""我儿子需要我"的安慰。卡尔因为母亲的焦虑而感到压力，这让他离母亲越来越远，而且感到孤独、沮丧，觉得自己是个坏人。乔治则感到自己被保护妻子和儿子的渴望所拉扯，只有在危急时刻，也就是他们的互动已经失控时，他才会介入。他感到束手无策，不知道如何安抚和安慰他的妻子，而且他自己在照料孩子上也有阻碍，他会通过回避来应对。他觉得最好的做法就是支持妻子，但他对妻子的支持加上他对儿子的不作为，让卡尔变得孤身一人，卡尔对自己和对家庭的感受都很糟糕。

评估与治疗联盟的建立

在初次家庭会谈之后，治疗师又与卡尔进行了两次个体会谈，重点关注他自己面临的挣扎。卡尔比较回避，而且有些抑郁。他说自己在学校里没有朋友，也不知道自己未来想要做什么。在回答治疗师的问题时，卡尔小心谨慎、语速缓慢、字斟句酌。在谈到家庭状况时，他变得更活跃一些，他说自己"恨"爸妈，而且想尽快地离开家。卡尔对家庭的冲突感到厌倦，"我们只会吵架"，他怨恨母亲的打扰，"她就是不能让我一个人待着"。卡尔拒绝了家庭会谈的建议，因为他对与家人一起进行的任何会谈都不抱信心。在卡尔的回忆中，他有时不得不用推开家长的行为来让他们离自己远一点。治疗师承认这对卡尔来说很难，因为他在家里孤立无援、缺乏保护，这时，卡尔明显地变得悲伤起来。尽管这对他来说很艰难，换作任何一个人都是这样，但治疗师想知道，他是否还爱着自己的家长，希望将来事态能有一些不同。卡尔同意治疗师的说法。于是治疗师建议将个体会谈与家庭治疗结合起来。治疗师确保了卡尔在与家人交谈时是安全的，在有了这样的保证之后，家庭的联合会谈就开始了。

在家长的评估会谈中，莎拉主导了对话，又快又急地说了卡尔学习不好、白天大部分时间都把自己锁在卧室里的情况。治疗师请莎拉慢下来，表示自己很想听她的故事，于是莎拉讲述了她为了帮助儿子做了多少事情，包括请家教辅导他的功课，代表卡尔到学校与老师交涉了很多次，还给他报名参加了各种课外活动。

在探索莎拉对这些行为感到的挫败与愤怒时，莎拉表示，她对这个"身体健全的儿子"感到愤恨，因为他拒绝接受她的任何帮助，也拒绝帮她做家务。她讲述了不上班对她来说有多难，而且她无法理解为什么卡尔不仅不上学，也不帮助她这个行动不便的人。乔治在这时插话进来，他支持他的妻子，说他希望儿子在他不在的时候"做家里的顶梁柱"，并表达了他对卡尔的失望，他觉得卡尔挥霍了那些他辛辛苦苦提供的资源。治疗师开始澄清每位家长在家庭模式中的互动位置，并反映、肯定了每位家长的体验。

乔治和莎拉都表明了他们建立牢固的照料联盟的决心，但乔治经常不在家，他急切地想支持莎拉，这些事实提醒治疗师有必要对照料联盟进行持续的评估。在管教儿子这一点上，两人都认为彼此是"同一团队"的，尽管他们都感到很无助，不知道怎么做才能最好地支持卡尔。当事态升级时，乔治觉得自己应该成为莎拉和卡尔之间的"联合国"，他在家时会试图调解母子之间的争吵。治疗师评估了家庭中潜在的肢体与言语攻击的风险，于是莎拉告诉治疗师她以前对卡尔的虐待事件，以及因此而接受的保护性服务干预。

治疗师肯定了莎拉通过个体治疗来面对这些问题的勇气，莎拉也承认自己仍然对于那些虐待行为给卡尔造成的影响感到羞愧和内疚。但乔治则否认这种担忧，觉得那是"很久以前的事"，并认为每个人现在的处境都大不相同了，而且卡尔现在拥有的资源是他小时候从未有过的。治疗师反映了乔治为改善卡尔和莎拉之间的关系所付出的努力，然后乔治笑着说："我又来了，我又在当'联合国'！"两个人都笑了起来，在这一刻他们有了一些联结。

最后，家长会谈也集中讨论了家长双方的依恋历史。莎拉形容她的家长是"操纵大师"，目前她与父母都不再联系。她担心卡尔也会采取类似的方式与她断绝关系，因此她想尽一切办法来避免失去与卡尔的关系。乔治说他从很小的时候就开始自己生活了，因为母亲忙于照顾弟弟妹妹，而父亲则是缺席的。他16岁离开家，学会了照顾自己，而且在很年轻的时候就开始了全职的工作。家长会谈最后确定了一个共同的治疗目标：治疗师协助每位家长与卡尔建立更紧密的关系，而不只是采取目前他们行之无效的管教方法。莎拉和乔治承认自己需要找到一种更好的方式来与他们都深爱着的儿子沟通。治疗师放大了家长的这一积极意图，强化了他们想陪在儿子身边的愿望，并且肯定和正常化了家长艰难的感受，尤其是当他们接触不到孩子、还看到孩子在困境中挣扎的时候。通过指出家长的坦诚和意图，治疗师强调了家长对建立照料联盟的决心，并让治疗师有机会加强他们的希望：作为家长，他们希望能在儿子刚成年时为他提供一个比他们自己当年更好的起点。

首次家庭会谈

在家庭会谈开始时卡尔就抱怨说，他在家里感到"压力很大"，会自己在房间里弹吉他来寻求慰藉。在他抱怨完之后，治疗师紧接着询问在卡尔躲回房间后，家里发生了什么，以此将焦点转移到家庭在高压时刻的互动模式上。莎拉说自己在这些时候会跟着卡尔，并要求他从房间里出来谈话。治疗师聚焦于莎拉的体验，问她在这种时候会对自己说些什么。"有三点。第一，他不想和我待在一起。第二，我肯定做错了什么事。第三，我得补救。"卡尔回应说，他在那些时刻感到"窒息"，他觉得这一切更多地是为了让她得到她想要的，而不是关注他需要从她那里得到什么。莎拉接着解释了事态是如何升级的，她会用一种标志着她越来越痛苦的声音恳求卡尔说话，而卡尔在听到她语速变快、音调升高后，会默默地走开，或者对她破口大骂，让她别管他。这时，乔治就会出面训斥儿子别说脏话，然后把他的妻子和儿子分开。

当治疗师对关系阻碍有了更好的认识后，她就开始询问卡尔拒绝回应或做出攻击反应时的情况，以便处理家庭中这对更痛苦的二元关系。莎拉看到了自己有多需要与卡尔修复关系，对莎拉来说，卡尔的消极情绪意味着他在"躲着"她、不想和她待在一起，也意味着她是一个失败的母亲。她坦白在卡尔小的时候，"我打了他，那是不对的，这很丑陋"，然后她迅速补充道，"但那是很久以前的事了，我觉得他应该摆脱这件事的影响"。治疗师让莎拉聚焦于这个后悔的时刻，并承认了她在讲述这段困难时期时所展现的力量。下面展示了步骤3的互动，其重点是接触与组合深层情绪。

治疗师：那么，让我们慢慢地一步一步来，因为你们在这里都受伤了，你们很痛，我听到了，我们正在跳进深水区。我想确保我们所有人都能一起游泳，我们要绕着那个在缓慢沸腾（父亲的形象）的地方游，而你们所有人都承认发生了什么（治疗师直接转向莎拉）。我听到你现在说的是："我确实知道我做了什么。我确实知道是为什么。"比如因为你自己的心理健康状况。

母亲：以及我的成长经历。

治疗师：是的，你的成长经历让你变得脆弱，导致你（指向卡尔）（轻声地）伤害了这个珍贵的小家伙。（莎拉点点头，眼神低垂）

治疗师：当你现在想起这些的时候呢？

母亲：我觉得反胃。

治疗师：它让我反胃，它触动了内心深处的某个地方，而且让你真的、真的很伤心。（停顿）这个词对吗？（治疗师反映了她脸上闪过的痛苦）

母亲：我甚至无法形容它带给我的感觉，因为我知道像那样长大有多痛苦。

治疗师：对。你知道这种感觉有多糟糕。

母亲：但我心想，感谢上帝，我在它变成家常便饭之前就及时发现了它。

治疗师：嗯，有一部分的你在观察自己，能把你拉回来。但当你想到他所经受的伤害时，你的内心也会升起一种痛苦。（治疗师让莎拉重新聚焦于她的深层痛苦）

母亲：我从来没想过要这么做，从来没有。（伸手触碰卡尔）

治疗师：那么，你现在碰了碰他，还拍了拍他的肩膀，你想对他说什么？（治疗师反映了非语言的过程）

母亲：我一直想碰一碰他，我一直想靠近他。

治疗师：对于已经发生的事情，你想和他说什么？（治疗师引导莎拉回到当下）

母亲：（含泪看着卡尔）我真的很抱歉。

治疗师：你在说，我真的很抱歉，我知道我做了什么。（治疗师通过使用来访者的口吻来强化家长的意图，加强家长的回应性）

母亲：（陷入羞愧）我为那些事恨我自己。

治疗师：这对我来说太难了，因为它让我"恨我自己"，是吗？（莎拉点点头，难以言表）

治疗师：你现在说的这些，需要很大的勇气，我看到你丈夫就在你身边，他搂着你。（治疗师强化了照料联盟的支持）

母亲：（抽泣）乔治知道我在成长中经历了什么。

治疗师：对，他现在就在支持你。（治疗师重新聚焦于此刻）

母亲：我不应该这样做。

治疗师：没关系，没关系，没关系。（治疗师安抚、肯定莎拉）

母亲：（看着卡尔）但我对他的爱胜过一切。

治疗师：是的，我理解，我也是母亲，我知道。

母亲：（变得激动）他是个非常棒的人，但我却这样对他。（抽泣）

治疗师：（靠近母亲并往前倾）好，我们在这里得慢下来。我们慢慢来，好吗？因为你表现出了极大的勇气。这是非常大的进步。你在对卡尔说："我伤害了你，我为你忍受的伤害和痛苦感到非常抱歉。"他当时很小，很孤独，很害怕。（治疗师肯定了莎拉的勇气，并凸显了她在照料方面的懊悔）

母亲：我无法想象看到那个怪物的情景，但我也能想象，就是那样。

治疗师：这就让你更艰难了，对吗？是的，但你想让他知道你看到了他的痛苦，对不对？莎拉，这需要很大的勇气和力量。你在这里表现出了不可思议的力量，你能把这些话大声说出来，能对着坐在你旁边的卡尔把这些话大声说出来。

母亲：（往后靠）那他生我气的时候呢？

治疗师：（抬起手，让莎拉停下来）好，让我们……（莎拉想插话）待在这一刻。

治疗师：来，让我们待在这一刻，因为你现在做得非常好。（治疗师停顿，母亲点头）我们就通过呼吸来体验这个时刻。（治疗师放慢对话，通过缓慢、有意的呼吸来调节母亲的情绪）你现在其实触碰到了那个很痛的地方，那个你不想碰的地方，这个地方实际上也是你恐慌的一部分，这种恐慌驱使着你的语气急促，在卡尔离开时也驱使着你努力地和他建立联结。

母亲：是的，我只想保持冷静，然后解决这个问题。

治疗师：对，让事情好起来。我听见你刚刚在说你知道你伤害了他。你知道你伤害了他吗？

母亲：我知道（看着卡尔），我知道这对他来说有多难，也知道他要原谅我有多难。

治疗师：我们慢慢来。你在说，"我看到你了，卡尔，在我眼里你是一个小男孩。"你之前在楼下跟我讲他的成长经历，然后，爸爸，你说你以前抱着这个小朋友到处跑，（看着卡尔）他是个小孩子。（治疗师唤起卡尔作为一个脆弱的小男孩的形象。）

母亲：小伙子，你小时候真的很可爱！

治疗师：你记得这些时光，对吧，今天你们作为一家人在这里谈论一个家的样子，让今天的卡尔和过去那个可爱的小孩子知道，你们看到了他今天的痛苦。（治疗师转向卡尔）你妈妈现在说了自己的心里话。如果她知道她伤害了你，你会感觉怎么样（靠近卡尔），你现在听到了会有什么感觉？

卡尔：我无法描述这种感觉，因为我既感觉松了一口气，又感觉很难过。我不知道怎么形容。

治疗师：你刚才说得真好，"它既让我感到松了一口气，又感觉很难过"。一方面，你妈妈能看到你，看到你经历了什么，这是你如释重负的这部分吗？

卡尔：如释重负，对。

治疗师：那难过的那部分是什么呢？

卡尔：看到她那个样子。

母亲：我可以承受，卡尔。（妈妈焦急地打断）

治疗师：没关系，他在乎你，让他难过的东西是你的难过，对吗？但你也在对你的儿子说（治疗师坐直、张开双臂）："我是妈妈，我能承受，我比卡尔你多活了很多年，我在生活中经历过很多事情，我现在稳稳地在这里，我没关系。"你是在这么说吗？

母亲：是的，我能处理好，我现在能更好地处理自己的情绪了，比我16岁的时候好多了（转向卡尔），而你现在16岁，16岁的时候很难自己消化所有的事情，就算没有所有这些情绪上的创伤，16岁要面对其他事也是很难的。（莎拉的语气坚定、稳重）

治疗师：莎拉，你现在正在理解卡尔。这和你们一贯的模式很不一样，以前你总是逼着卡尔，而卡尔离开或反击。这种模式让人觉得很艰难，因为它进展得太快，而且有太多的情绪。但我们现在正在放慢速度，你们都在用一种不同的方式交谈。卡尔也非常清楚自己的情绪。

母亲：这个过程也减轻了一些恐慌。

治疗师：这样说话能减少恐慌。你现在能够看到这种恐慌吗？（莎拉点点头）你看到了它，你走进了它，你感受到了恐慌之下的痛苦，而且你还为此做了一些事情。（莎拉轻描淡写地说了一声"是的"）你能够对卡尔说："我知道我伤害了你，我知道我给你带来了痛苦。"但你也在说，你知道卡尔有他自己的体验，有他自己的痛苦，而这和你自己的是不同的。这是你想要看到和理解的，对吗？

会谈小结

在会谈之初，治疗师重点关注的是家庭的负向互动模式，这个模式与家庭对卡尔未来的担忧有关。治疗师将注意力集中在莎拉和她儿子之间的关系阻碍上。虽然乔治在这一反应性的模式中也扮演了调停者的角色，但治疗师还是把焦点缩小到了更痛苦的这对二元关系上，将其视为家庭的痛苦与辛酸的来源。通过为母亲建立安全性并创造空间，让她能在此时此刻探索自己的深层情绪，治疗师便接触到了母亲的体验。在焦虑与恐慌的困扰下，莎拉发现卡尔的退缩引发了她深深的羞愧感，并为自己曾像"怪物"一样对待卡尔而感到懊悔。面对这些痛苦的感受，莎拉的反应是努力与卡尔"修好"，而对于她虐待卡尔对他所造成的痛苦，莎拉则不予考虑或者不予重视。莎拉的自我保护反应，让卡尔觉得自己得为自己经受的痛苦负责，也让卡尔在这份痛苦中感到很孤独。他认为母亲看不到他的痛苦，他也不再相信母亲可以支持他，她关注的只有她自己的需要。这次会谈说明了治疗师如何通过处理关系阻碍，来展示和调动家长更高的开放度和参与度。不过，现在还没有完成关系的修复，处理母亲在照料中的焦虑阻碍只是转变这对母子之间照料体验的开始。

治疗师遵循了 EFT 探戈的五个舞步。首先，治疗师专注于"镜映当下的过程"，引导莎拉来探索在她与卡尔的关系阻碍中自己有怎样的体验。随着她的体验被探索、被调动，治疗师让过程慢下来，以便聚焦于莎拉的深层情绪，这些情绪在她谈到卡尔封闭自己、拒绝她的关心时逐渐浮现。于是，通过关注莎拉被卡尔"躲着"的感受，治疗师便转到了"情绪的组合与加深"这一步。当莎拉开始碰触到羞愧带来的痛苦时，她会立即无视并最小化自己的体验，然后把焦点转移到卡尔身上。通过肯定和支持她积极的照料意图，治疗师帮助她重新聚焦，将她重新引导到她的痛苦上，以便为她提供一种更强有力的方式来面对她的羞愧，而不被羞愧淹没。通过让莎拉停在这种体验里，治疗师让莎拉更有能力去关注她不愿面对的这部分自己。这部分自己就是伤害了她孩子的"怪物"，也是她自己童年时的受虐经历中的那个"怪物"。

莎拉有了治疗师的支撑和在场，并且意识到了丈夫的支持，她表达了自己的懊悔，也更温柔地表达对卡尔的关心。这一次的"新舞步"是更加自发地产生的，治疗师强调了莎拉在回应中的照料主题，将她的关注点从羞愧转移到内疚和哀伤上，从而完成了这次演练。莎拉能够开始修复与儿子的关系，她直接向他表达了她的懊悔和悲伤。于是，治疗师转而与卡尔一起"处理新经验"，让卡尔能够分享他的解脱和难过。这一次，莎拉能够回应卡尔的难过，这与他预期中母亲会展现出的焦虑与恐慌不同。通过"整合与肯定"，治疗师巩固了家庭在这次家庭对话中体验到的不同。莎拉能够看到，在这个循环中她的恐慌与她的羞愧有关；她也看到自己成功地与卡尔进行了更有回应性的对话，而卡尔也相应地给出了回应。

小结

在阶段一中，治疗师会根据家庭在照料和依恋中的关系阻碍所延伸出的负向互动模式，重新界定家庭当前的问题。在步骤3和步骤4中，处理关系阻碍时，治疗师会在一个新的水平调动脆弱性，这些脆弱与依恋和照料关系的联结破裂有关。通过接触和处理这些深层情绪，治疗师便可以在这些受阻的关系之间创造新的经验，使家庭更加开放，促进其探索家庭中与依恋相关的痛苦。治疗师对负向模式和关系阻碍的聚焦，使家长和孩子能够看到分离痛苦的影响，也能够看到由此产生的消极情绪如何影响了家庭成员有效回应彼此核心需求的能力。

EFFT 的过程要点

下列过程要点强调了建立联盟和做出评估在EFFT初始阶段的关键作用。

1. 识别家庭的负向互动，可以使治疗师将治疗焦点缩小到受阻的依恋模式和照料模式上。

2. 治疗师会探索关系阻碍，以及家庭未能成功克服这些困难而产生的深层情绪。被扰乱的依恋过程和照料过程可能会带来分离痛苦，治疗师会从这一角度来看待家庭的负面情绪和症状行为。

3. 治疗师遵循EFT探戈的舞步来处理关系阻碍，包括接触和调动与关系阻碍中僵化的互动方式有关的深层情绪。治疗师对深层情绪的探索，可以推动家庭成员做出更多适应性的回应，并对反应性更强的互动进行降级。

4. 治疗师会强调并肯定家长的积极意图，这一过程会提升家长的开放性，启动家长与照料相关的主要情绪。治疗师也会引出孩子在面对关系阻碍而做出自我保护的反应时所隐藏的深层情绪。

5. 识别可预测的情绪困扰模式，接触更脆弱的情绪，有助于家庭产生更有效的依恋反应和照料反应，从而减轻家庭的痛苦。

参考文献

Bowlby, J. (1969). *Attachment and loss: Vol 1. Attachment.* New York: Basic Books.

Bowlby, J. (1980). *Attachment and loss: Vol 3. Loss.* New York: Basic Books.

Johnson, S. M. (2004). *The practice of emotionally focused therapy: Creating connection,* 2nd Ed. New York: Brunner/Routledge.

Johnson, S. M. (2019). *Attachment theory in practice: Emotionally focused therapy with individuals, couples, and families.* New York: Guilford Press.

Kobak, R., Grassetti, S. N., & Yarger, H. A. (2013). Attachment based treatment for adolescents: Repairing attachment injuries and empathic failures. In K. H. Birsch (Ed.), *Attachment and adolescence* (pp. 93-111). Stuttgart: Klett - Cotta Verlag.

Kobak, R., Duemmler, S., Burland, A., & Youngstrom, E. (1998). Attachment and negative absorption states: Implications for treating distressed families. *Journal of Systemic Therapies, 17,* 80-92.

Kobak, R., Zajac, K., Herres, J., & Krauthamer Ewing, E. S. (2015). Attachment based treatments for adolescents: The secure cycle as a framework for assessment, treatment and evaluation. *Attachment & Human Development, 17,* 220-239.

Mikulincer, M., & Shaver, P. R. (2015). Boosting attachment security in adulthood: The "broaden-and-build" effects of security-enhancing mental representations and interpersonal contexts. In J. A. Simpson & W. S. Rholes (Eds.), *Attachment theory and research: New directions and emerging themes* (pp. 124-144). New York: Guilford Press.

第六章 调动家庭的脆弱性

步骤5. 接触并加深孩子被否认的自我和依恋需求。

步骤6. 促进家庭接纳孩子的新体验及与依恋相关的需求。

在EFFT的改变过程中，家庭的稳定与降级是家庭尝试进行修复和成长的起点。通过阶段一，家庭成员可以更好地意识到那些在困境中可被预测的、主宰了痛苦家庭的冲突模式，并且更加关注特定的关系阻碍，这些阻碍让家庭难以持续感受到安全感，也扰乱了情绪的平衡。当家长对渗透在关系阻碍中的深层情绪保持开放和觉察时，家庭才能做好准备进入EFFT第二阶段。

本章将回顾EFFT的相关实践，它们可以用来推动孩子对依恋相关的情绪与需求进行探索。阶段二的过程侧重于促进家长的接纳和参与，本章用案例来说明同理失败和关系创伤如何干扰了依恋过程和照料过程。同时，重点介绍如何使用EFT干预措施来支持家庭向脆弱与接纳迈出新的步伐。

步骤 5 和步骤 6 的目标

EFFT第二阶段的主要目标是通过调动孩子的脆弱性和家长的可亲性，提升家长与孩子之间积极的联结体验。在步骤5和步骤6中，有四个目标引导着治疗师的工作重点，它们对于重建依恋联结和照料联结至关重要。

另一个目标是识别出孩子不被认可的、与依恋相关的需求，包括孩子对自我和他人（如照料者）的看法。治疗师会探索孩子与关系阻碍相关的焦虑和愤怒，并将孩子未表达需求的脆弱情绪变得更加清晰。

与此相关的第二个目标是，在家长的可亲性提高后，帮助孩子对自我和他人（如家长）的内在运作模式进行命名与重新界定。例如，一个过去质疑自己在家长眼中到底重不重要的女儿，现在能够说出自己的害怕，并渴望家长对自己产生兴趣和关注。她能够将自己的这种体验宣之于口，并与一位家长分享，这让她能够更深刻地表达自己不被喜爱、害怕被拒绝的感受。有了这些体验，孩子便能更好地说出自己对关心和安慰的需要。如果家长接纳孩子的新体验，孩子自己也尝试与家长分享更多脆弱，那么孩子对家长的可亲性就会有更多信心。随后，治疗师在步骤7中会将重点转移到现场演练上，帮助孩子主动向家长表达她的需要。女儿得到了家长的回应，她不仅从中获得了支持，而且更有可能认为自己值得拥有这种需求（对自我的看法），也认为家长更有能力回应她最脆弱的担忧（对他人的看法）。治疗师在步骤5和步骤6中的工作是非常关键的，这些工作为孩子即将到来的这一修正性体验做好了准备。

第三个目标是帮助家长主动表达，接纳孩子表露的脆弱。要促进孩子转变对家长可亲性的体验，家长的参与和他们对孩子的调谐至关重要。例如，当孩子感到被忽视，渴望确认自己的重要性时，治疗师会鼓励家长表达对孩子这种新体验的支持和关心。治疗师会与家长一起努力，使家长接纳孩子的信号变得清晰、连贯，并且能够触及情绪。

最后一个目标预测了孩子新的脆弱体验会如何引发家长对孩子或者对他们自己的负面看法。因此，第四个目标涉及处理家长在接纳中持续存在或再次出现的阻碍。这一过程可能包括重温那些在步骤3中得到命名的、属于家长的阻碍，并通过家长对孩子、对自己作为父母的看法来探索这些阻碍的影响。这些关系阻碍也可能反映出家长在自身的依恋史中有何纠结之处，以及在过往的经历中有哪些未解决的需求。要实现这一目标，治疗师就需要更多地肯定家长作为孩子的依恋对象在他们的家庭角色中所付出的努力，支持他们的需求，支撑家长成为孩子心目中更强大、更智慧的存在。

治疗干预的四个切入点

在步骤5和步骤6中，治疗师的干预切入点是优先接触孩子与依恋相关的情绪和需求，并鼓励家长支持孩子的新体验。在会谈中，EFFT 的过程会更多地遵循 EFT 探戈的框架，更加关注对情绪的组合与加深，为更脆弱的体验编排新的舞步，并且处理这些深层情绪的影响。有四个切入点可以突出治疗师在处理之前受阻的依恋和照料反应时所实现的特定转变。

接触孩子与关系阻碍相关的深层情绪

针对在第一阶段中识别出来的关系阻碍，治疗师会引出孩子对其所产生的体验。在这一过程中，治疗师会注意与孩子的情绪反应有关的言语及非言语线索，虽然儿童的情绪反应是在回应父母当下的开放性，但此前家长的阻碍对他们的情绪反应也有影响。孩子的新体验可能反映了残留的愤怒与受伤，它们和之前的同理失败或依恋相关的创伤有关，这些经历削弱了孩子对家长开放性的信心。治疗师会组合并加深情绪，以进一步探索和命名孩子之前不被承认的情绪，从而让孩子的痛苦与恐惧得以表达。治疗师还会肯定孩子对这些感受的惯常反应以及由此产生的行为（即孩子对关系阻碍的反应）。例如，当一位女儿对父亲提供关怀和安慰的努力做出轻蔑的反应时，治疗师会跟随这一反应，并把她反应的强度作为切入点，以此接触她对于被父亲拒绝的恐惧。

处理孩子对自我和家长的看法

在接触与探索更深层的情绪时，关于孩子对自我和家长看法的主题便会显现出来。通常来说，孩子在第二阶段中所经历的最强烈、最有张力的情绪都与这些特定的主题有关。治疗师会肯定这些情绪，让孩子感到自己有资格害怕，也有资格体会这些害怕所代表的渴望。治疗师在处理这些经历时会整理孩子的体验，这样做通常能让治疗师识别出依恋需求。可能在第一阶段的早期，治疗师就对这些需求进行过命名，但当治疗重点在第二阶段变为加深情绪时，孩子将有可能更深刻地感受到这些需求的意义。在场的治疗师通过肯定这些新浮现的需求，承认这些需求的重要性，并邀请孩子在与家长的关系中采用新的互动方式。这些工作可以为步骤7中孩子演练这些需求做好准备。

同时，关注孩子的体验也包括注意那些与家长严厉的对待和拒绝有关的恐惧与痛楚。当孩子因为对家长的负面看法而产生恐惧时，孩子可能不愿意用比较脆弱的态度来命名这些恐惧。治疗师会通过肯定、反映和同理的推测，让孩子能够表达家长严厉的对待给自己造成了怎样的伤害，并且命名这些伤害的影响。这些关系中的裂痕会让孩子心存怀疑，不确定家长是否有积极的意图，是否会为了修复过往而努力。因此，就算家庭成员变得更加可亲，孩子也很难接受他们的关心。孩子对安全性的怀疑和需求会带来恐惧和受伤，而命名并唤起这些情绪为治疗师逐步转移工作方向奠定了基础，使其得以识别与关系创伤有关的特定需求。

通常来说，孩子更脆弱的情绪会让家长更温和地回应以关怀和歉意，但对另一些家长来说，孩子的这些脆弱时刻意味着指责，会引发家长防御性的反应。治疗师会通过与家长之间的治疗联盟来理解他们的挣扎，并通过"接住子弹"的方式重新引导他们的防御性反应。在与家长的个人会谈中，治疗师也许需要进一步处理家长自身的创伤，并帮助他们在面对孩子的抱怨时提升可亲性。治疗师可能需要提供额外的鼓励来帮助家长实现目标，向孩子提供支持，进而维持第二阶段的治疗过程。

促进家长的接纳，重新讨论家长的阻碍

虽然第一阶段识别并探索了家长在可亲性方面的阻碍，但在第二阶段，对孩子脆弱性的探索仍然可能会触发这些阻碍。在孩子脆弱地倾诉自己与依恋相关的情绪和需求之后，治疗师的一项基本任务是肯定并认可家长在接纳时的难处。重要的是，治疗师要帮助家庭认识到，家长此时的阻碍是对孩子的脆弱性和依恋需求的反应，这可能不同于在第一阶段中由孩子的自我保护反应所引发的阻碍。当孩子因为体验到关系阻碍而明确地表达出恐惧、受伤和伤心时，家长可能会在恐惧中僵住，不知道自己该作何反应。在家长回应孩子的体验和需求时，对自己不能胜任家长一职的恐惧可能会让他们难以对孩子保持调谐和同理。同样，家长的羞耻感也可能使其做出不屑一顾的反应，因为家长需要最小化孩子提出的问题来保全颜面。总而言之，家长可能会缺乏信心，感到自己无法有效地回应孩子的需求。

治疗师对家长的难处给予支持和肯定，这可以使家长恢复情绪的平衡，并专注于自己的深层体验。接触家长自身的脆弱、聚焦家长的照料意图，可以使其更好地贴近孩子的体验。例如，儿子因母亲的缺位感到受伤与愤怒，并表达了抗议，母亲对此不知所措，这时治疗师便会肯定家长的恐惧，将注意力扩展到家长的照料意图上，通过同理的推测来抱持母亲的恐惧并尊重她的意图。

要倾听他的愤怒实在是太难了，你会在这样的时刻僵住，不知道该如何回应，尤其是当你知道他在看着你，你知道你的回应真的很重要的时候。就好像你知道他对你真的很重要，而且这一刻也真的很重要，但你就是不确定该如何表达出来，尤其是在他生气的时候。所以，有一部分的你真的很关心他，这部分的你发自肺腑地说这个时刻很重要，因为他是你儿子，如果你去听一听这部分的自己，她会说什么？

通过肯定家长的次级反应，并聚焦于那些此刻仍在起作用的深层照料意图，治疗师得以处理家长的阻碍。在处理家长自身的脆弱时，治疗师会关注家长的恐惧和痛楚，但并不会让家长对着孩子把这些情绪再现出来，因为这样做会混淆属于家长的照料之责，而且对于有的孩子来说会更进一步地鼓励他们亲职化。相反，治疗师会让治疗联盟成为家长的安全基地和安全港，并且会帮助家长直面阻碍他们照料孩子的情绪，而克服这些阻碍特别有助于家长贴近孩子。家长自身的脆弱可以让他们对孩子的体验有更多同理的理解，而且当家长能够调节自己的情绪体验时，他们就能利用这种觉察和体验，从情绪上与孩子同在。

如果在孩子在场的情况下家长无法修通自身的阻碍，那么治疗师可以建议用一节孩子不在场的家长会谈来对阻碍进一步工作。

增强家长提供回应性的信心

第四个切入点是强化家长的信心，让家长感到自己有办法为孩子提供帮助，尤其是在情绪层面。上面的例子说明了治疗师如何为家长提供支持，使家长能够恢复情绪的平衡，贴近儿子的担忧，并做出同理的回应。科巴克和曼德尔鲍姆（2003）主张：特别是在那些正在面临分离痛苦的家庭中，家庭的变化往往和照料者的信心增强有关，这种信心的提升是因为另一个成年人对该照料者提供了支持。两位作者也指出，治疗师可以与家长联盟来共同帮助孩子。治疗师强调孩子对家长的重要性和意义，邀请家长更清晰地看到孩子的担忧，并主动地探索在那样的时刻他们如何才能做出更有效的回应。

在双亲家庭中，治疗师在这些时刻可以争取另一位家长的支持，把重点放在伴侣对彼此的支持上。处于困境的这位家长可以从双方的照料联盟中获得同理与支持，在另一位家长的帮助下，也更能对孩子保持调谐和同理。不过，如果一位家长在养育上的阻碍触发了另一位家长批评、拒绝的反应，治疗师就会重新将注意力转移到与这位面临困难的家长之间的治疗联盟，并在单独的伴侣会谈中再次讨论这对伴侣受阻的照料联盟。

探索孩子的脆弱，促进家长的接纳

在这一部分，我们将回顾治疗师的工作焦点，即加深孩子与依恋相关的情绪，这些情绪在亲子间的互动中被阻塞了。当家庭治疗过渡到第二阶段时，治疗师会强调家长在探索回应那些关系议题时保持开放性，正是这些议题妨碍了有效的依恋互动与照料互动。这样做可以为治疗师创造条件，使治疗师能够集中精力整理并加深孩子的深层情绪乃至与依恋相关的需求。当孩子的脆弱成为EFFT过程的焦点时，面对孩子新表达的体验和明确说出的需求，治疗师会促进家长对此的接纳与参与。在这一部分，我们会跟随治疗师通过步骤5和步骤6来修通关系阻碍，其中我们将回顾阶段二的常用干预方法，用两个案例来说明治疗师如何处理根植于同理失败和依恋创伤的关系阻碍。

向阶段二过渡

当家庭的负向模式有了明显的降级之后，治疗就可以向EFFT的第二阶段过渡。治疗师通过识别并处理关系阻碍来实现这一转变，这些阻碍扰乱了特定的家庭关系，并且损害了家庭的灵活性，使其难以对需求做出有效的回应。在这些阻碍之下的深层情绪可以更清晰地体现家长的照料意图，也能促进家长的觉察，看到这些阻碍对孩子的情绪产生了怎样的影响。于是，家长的态度就会更加开放、更感兴趣，尤其在他们面对孩子的深层需求时。因此，家长的开放性和负向循环的降级标志着治疗从 EFFT 的阶段一转入了阶段二。

情绪变化的过程很少是线性发展的，相反地，当家长和孩子冒险调动了更深的脆弱时，却可能发现家里的其他人不能在同一层面进行回应。此时，孩子开始对治疗师的支持以及对家长不断增加的可亲性有了更多信心，治疗师会贴近这种信心，并根据这一点来调整家庭的步调，使其有更深的参与。因此，当治疗师在步骤 5 中转向孩子的依恋情绪和需求，并促进家长对孩子更深的脆弱和相关需求展现出更多的可亲性时，家长的开放性是十分关键的。在 EFFT 中，步骤 5 和步骤 6 要双管齐下，以便家长和孩子做好准备，重新调动之前在家里受阻的依恋与照料状态。这一过程需要调动家庭更深层的情绪体验并互相交流，这样才能带来人际层面和内心层面的改变。

第二阶段的会谈会更加深入地接触情绪，以便澄清依恋需求和照料反应。与 EFT 伴侣治疗类似，治疗师会请家庭成员调动这些与依恋相关的情绪和需求，以转换为更脆弱且更具回应性的状态。约翰逊（2019）指出了家庭治疗和伴侣治疗在第二阶段的两个关键差异。首先，亲子之间的依恋动力没有那么对等，不像一个人在浪漫关系中体验到的那样。在家庭关系中，EFFT 治疗师会主动地促使家长成为孩子"更强大更智慧的存在"，也会推动家长成为家庭关系中提升安全性及安全感的发起人。与此不同的是，EFT 伴侣治疗师注重于转变"追"和"逃"这两个相互关联的对等位置，而 EFFT 治疗师的重点则是推动孩子表露脆弱，并在家长面对孩子新表露的、与依恋相关的情绪和需求时，帮助家长提升可亲性和回应性。约翰逊还指出，在第二阶段，家庭治疗中的情绪强度往往低于伴侣治疗。这第二个关键差异表明，治疗师必须有能力贴近、匹配儿童与青少年所表达出的情绪强度，在唤起情绪的策略与认知的反映这两种干预中取得平衡，才能最接近孩子对情绪的处理能力和忍耐力。

在第二阶段中，家庭的负向互动模式不太容易出现反应性的升级。当家长更开放、家庭里的情绪安全感更强时，孩子此前被应对分离痛苦的次级反应所扭曲的、与依恋相关的情绪和需求就能更好地得到接触。当家庭的痛苦模式含有威胁性、攻击性以及风险相关行为时，依恋的信息便很难被清晰地辨别出来（Moretti & Craig，2013）。面对破坏性的互动升级，治疗师会承认家庭成员孤注一掷的应对方式及其带来的痛苦后果。通过界定孩子未被满足的依恋需求并将其正常化，治疗师就有机会邀请孩子来分享这些负向模式所带来的伤害、恐惧和悲伤等深层体验。治疗师通常会回到孩子在步骤3中被命名的更脆弱的情绪中，通过聚焦于孩子对自我和他人（通常是对家长）的看法来加深孩子的体验。

提升家长的开放性

阶段二的家庭会谈重点关注家长的照料意图，以及家长是否对更高的可亲性保持开放的态度。治疗师会探索家长的照料意图和愿望呈现出了哪些主题，从而移除那些过往使亲子互动饱受折磨的关系阻碍。当家长更加了解孩子最初在阶段一中被提及的体验时，承认并肯定这些照料意图就能表达家长的态度，并帮他们做好回应的准备。治疗师也可以谈论家长由于不清楚或不理解孩子的体验而产生的好奇或担忧。在下面的例子中，治疗师使用了同理的推测来肯定和界定父亲越来越能同理地关心自己的儿子。

治疗师：（反映和重新界定）你对儿子的担心从一开始就很明显，当他的行为和你产生冲突时，这种冲突就完全左右了你。

父亲：我现在能把情况看得更清楚了。事情越糟糕，我就越是想让事情变好。我讨厌这对我们俩造成的影响。

治疗师：（反映，同理的推测）是的，虽然方式不同，但这让你们俩都很痛苦。但重要的是，你看到了这一点，对吗？几个月以来，你好像一直在敲响警钟，试图引起他的注意，改变他的方式，因为危险就在眼前，你当时看到的只有危险。而现在，你的另一部分在说："我要保护他。他是我儿子，他很重要。我看到的不仅仅是危险，我也看到了他是我儿子，我想以他需要的方式陪伴他。我不想让他独自面对这一切。"

治疗师肯定了父亲的照料意图，并调整了他的注意力，让他不仅留意自己对儿子行为的恐惧，也关注儿子想被看到、被理解的需要。对有的家长来说，他们在当下对孩子行为的担忧可能会引发他们采取更加防御性的态度。在这种情况下，治疗师在肯定和承认家长意图的同时，也要处理家长的防御立场。这样做可以让孩子对家长的开放性更有信心，因为他们在会谈中能够体验到家长的转变。即便在这样推测时，治疗师也可以表达孩子被保护的需要（依恋）和被支持的需要（探索）。增强并尊重家长的觉察，帮助家长认识到依恋和自主这两种需求的平衡，可以增强家庭的安全性，也可以促进家庭探索孩子的需求（Moretti & Obsuth, 2009）。在整个青春期，持续对联结和自主这两个相互矛盾的目标进行工作，才能使孩子持续感受到安全感（Allen, 2008）。

将焦点转向孩子的脆弱

无论是提升家长的开放程度，还是加入孩子对家长照料的抗议，治疗师都会镜映当下的过程，并采取唤起情绪的干预措施来引出孩子与依恋相关的情绪。治疗师会肯定孩子的防御立场，并表达对孩子的理解，他们采用这些自我保护的行为是用来应对家长的同理失败及关系创伤的。使用唤起情绪的策略可以更进一步地觉察孩子与依恋相关的情绪和需求，同时使这些感受在会谈中更加明确、更被感知（Kobak, Duemmler, Burland & Youngstrom, 1998）。在 EFT 中，这些唤起情绪的策略包括：同理的推测，加强，以及唤起情绪的回应。正如约翰逊（2019）所指出的，使用反映和肯定可以帮助孩子在认知上有所反思，从而帮助孩子组织自己的体验。

紧接着上面的例子，当父亲有了更投入的回应时，治疗师引出了儿子对此的体验。

父亲：（回应治疗师的推测）没错。我觉得他不会这么想。我觉得他并不真的相信我在意的……不仅仅是他带来的麻烦。就好像我只是又一个跟他对立的人，而不是站在他这边的人。这样让我很难受……

治疗师：（同理的推测）你不是你想成为的那个父亲，不是你心里的那个父亲。

父亲：没错。

治疗师对儿子说：（唤起情绪的回应）听到你父亲说，在内心深处，他明白了他以前没有理解你，你是什么感觉？

儿子：（防御地）有点晚了……

治疗师：很难相信现在他这么说会有什么不同。

儿子：是吧。反正他好像在和你说一样的话，无所谓了。

治疗师：（反映和同理的推测）当他只是附和我的时候，你很难相信他。好像你的一部分在说："之前发生了那么多事，我怎么能相信他真的能理解我？"但我想知道有没有另一部分的你仍然希望，在某种程度上他或许能更懂你，而且能理解这一切对你来说意味着什么？希望他能真正地用心去体会？

儿子：我想是吧。

治疗师：（肯定，唤起情绪的问题）你现在很难相信爸爸会在这里，尤其难以相信他会用这种关心的方式出现，这合情合理。因为如果你相信的话，你就得稍微放下一些防备，而过去的你正是因此受到了伤害。但是现在，当你看到你爸爸坐在这里说，他不明白、不知道你经历了什么，你听到他因为丢下你一个人而感到伤心……听到他说他想知道这对你来说意味着什么的时候，你心里是什么滋味？

儿子：挺难受的。我不知道……我觉得我也让他失望了。

治疗师：（肯定、重新界定、唤起情绪的问题）确实，你和你爸爸之间的情况也不是你想要的，对吗？好像这个难处绊住了你，让你们之间的距离变远，也让你很难开口讨论真正重要的事情……比如说这一切对你来说有多难？

对话不断展开，而治疗师始终聚焦于儿子逐渐显露的脆弱。治疗师使用唤起情绪的干预措施来加强儿子的挣扎和孤独感，帮助他用语言表达这种体验。通过反映和肯定这些新浮现的体验，孩子也能够更好地接触他所感受到的伤害和拒绝。

儿子：（眼神低垂）就像照镜子一样，只有我自己。其他的什么都没有。没有人在乎，他们看不到你。没有人需要你，因为你是个问题，你犯了太多的错。

治疗师：（反映、肯定、现场演练）你在说这些的时候，我从你的脸上看到了痛苦。任何人都会感到孤独、被忽视、没人要……你觉得你能告诉你爸爸，没人要的感觉有多糟糕吗？

儿子在自己情绪爆发、触发负向互动模式时有孤立无援的感觉，治疗师帮助儿子明确了因此产生的、与依恋有关的主题和深层情绪。这位父亲坚定了自己要陪伴儿子的意愿，在此情况下，治疗师便将这种孤立无援的痛苦呈现出来，让它得到理解。治疗师通过现场演练的方式，邀请儿子向父亲倾诉他的体验，并开始逐步地重新处理父子之间的关系阻碍。要实现这个过程，父亲必须能回应并接纳儿子的深层体验。

提升家长的接纳度

在EFFT中，要提升家长对孩子脆弱性的接纳程度，就要使家长转而采用一种更可及、更具有回应性的照料方式。如果说家长的开放性是治疗师能专注于加深孩子脆弱性的前提，那么家长对这种脆弱性的接纳则是必不可少的结果，有了它，治疗师才能推动亲子之间产生新的关系联结，这正是步骤7的目标。尽管与依恋相关的情绪往往会令家长做出更体贴的照料反应，但孩子深刻的恐惧或痛楚也可能触发家长在接纳上的阻碍。在步骤6中，我们专门聚焦于家长的阻碍，承认这一阻碍的功能，并探索更深层的情绪，在重建更调谐、更可亲的照料反应时，这些情绪能提供丰富的资源。

当孩子在分享深层体验以及与依恋相关的需求时，治疗师会使用唤起情绪和过程处理的干预措施来促进和澄清家长对此的照料反应。唤起情绪的回应和同理的推测有助于治疗师引导家长，走进孩子所分享的、那些最苦涩的依恋相关主题。例如，治疗师可能会问一位家长听到女儿被拒绝的感受对其有何影响："你现在听到甚至感受到了你女儿的害怕，她讲到了这些她感到被拒绝、被嫌弃的时候，当你听到她的害怕时，在此刻，你心里发生了什么？"

在步骤6中，治疗师的重点是拓展并组织家长对这一时刻的反应。通过治疗联盟，或者该家长与另一位照料者之间的照料联盟，治疗师可以支持家长去探索自身在照料角色中的脆弱性。家长的脆弱性提供了一种贴近孩子的资源，有助于他们主动地对当下的情绪线索做出回应。不过，这个过程与EFT伴侣治疗有着明显的不同，因为在伴侣治疗中，会谈的目标是寻求双方对等的可及性、回应性和情感投入。但在家庭治疗中，关注家长的脆弱性旨在加强家长对孩子的接纳程度并调整家长的照料反应。

过程处理的干预能扩展家长的觉察并提升家长对孩子接纳程度。治疗师会使用肯定和重新界定的方法，让家长关注孩子分享的依恋主题和情绪。例如，治疗师在承认家长的失望时，会重点关注她对女儿的害怕所感到的懊悔。

你看到了她的害怕，你心里也有自己的害怕。当你看到她退缩的时候会想："她还会再相信我吗？"你的不确定是有道理的。在过去，你会因此不惜一切代价地把她争取回来，但与此同时，如果我们来听一听你现在的害怕，我们会发现这也标志着你有多在乎她、有多关心她，因为她对你来说真的很重要。

治疗师主动地与家长一起努力，让她理解自己作为照料者的脆弱性，并找回她成为孩子更强大、更智慧的另一半的自信。治疗师也可以鼓励家长在此刻向伴侣寻求支持来面对这种恐惧。在治疗师承认了家长的接纳与支持后，如果家长没有自发地转向孩子，那么治疗师就会邀请家长直接向孩子表达。

处理家长对于接纳的阻碍

在步骤5中，当孩子的态度变得更脆弱时，也可能触发家长对于接纳的阻碍。这些阻碍可能来自家长的不安全感，这种不安全感根植于家长的恐惧或羞耻。这里家长的阻碍更多聚焦于家长在照料者的角色中所体验到的内在挣扎，而不是在步骤3中所探索的互动方面的阻碍。因此，与一位家长单独进行会谈可能有助于处理家长对自我的负面看法，以及这种负面看法对家长的调谐与可亲性的扭曲。与家长的联合会谈也有助于巩固照料联盟并克服家长的阻碍。

家长的恐惧和不称职感

孩子与依恋相关的情绪和需求可能会触发家长的不安全感。作为父亲，他可能会质疑自己是否能有效地回应女儿的需求；作为母亲，她可能会担心自己一旦犯错，痛苦的互动模式就会卷土重来。家长对自我的负面看法会加剧他们的恐惧，他们担心自己没有知识、没有能力来回应孩子的需求。家长可能会采取自我保护的策略来应对这些恐惧，而这样做又进一步强化了这些阻碍。这些家长没有向其他可以提供支持和协助的成年人求助，相反，他们失去了情绪的平衡，焦虑地对孩子的需求过度回应，或者完全忽视了他们的需求。

在EFFT中，治疗师会聚焦于这些阻碍出现的时刻，并调动家长一起来处理自身的恐惧。作为家长的安全基地，治疗师能帮助家长探索自己的疑虑，将情绪体验作为一种贴近孩子需求的资源组织起来。通过与治疗师或其他成年人一起接触、处理和分享这种恐惧，家长便能带着信心，采取一种能回应孩子的互动姿态。当治疗师和家长一起努力，有效地回应了孩子的脆弱性时，家长的信心也会随之增强。

家长的羞耻感

母亲：我辜负了她。我知道我把她逼得太紧了，现在她对我的感觉只剩下害怕。我只是想让她尊重我，可她却恨我。

治疗师：你女儿的恐惧对你来说是个沉重的打击。听到她这么挣扎让你很难受，你说我辜负了她。在这些时候，她不希望你在。对吗？

母亲：（情绪升级）对，我什么也做不了，我没办法让她回来。

治疗师：你在这些时候会很迷茫，感觉就像失去了自己的女儿一样。这种感觉让人不知所措、胆战心惊。我们能在这里深呼吸一下吗？停留在当下。当你听到

她的恐惧时，你会惊慌失措，这时你很容易觉得自己是一个不被需要的、无能的母亲，你有理由这样想。但是，如果我们停留在当下，我能看到你现在想站在她面前，想给她传递不同的信息，是这样吗？

母亲：是的，但我觉得她不想听我说话。

治疗师：嗯，那种恐惧现在占了上风。所以，我们能不能在这里一起来面对那种恐惧，哪怕只有1分钟。我在想，如果我们能贴近那一部分的你，那部分的你看到女儿既孤单又害怕，你说我真的在乎、我在这里、我是你妈妈，你会对她的恐惧说什么呢？

治疗师为家长提供了资源，承认了引发她羞耻感的原因。治疗师承认她反应性的回应并专注于当下，以此让她的情绪恢复平衡。治疗师将母亲的恐惧和羞耻感以及它们的功能进行了正常化，然后让家长重新聚焦于女儿的恐惧。治疗师把母亲的深层恐惧当作了一种资源，用于帮助母亲贴近女儿，并把会谈的焦点重新转移到女儿身上。通过帮助母亲处理她的恐惧，使她对女儿保持回应性，治疗师便让母亲有能力以不同的方式来使用自己的情绪。如果家长的阻碍是弥散性的，那么治疗师可能就需要进行个体会谈来着重处理家长的恐惧和羞耻感。这种会谈的重点在于促进家长调节自己在养育过程中的痛苦感受，处理家长对自我的负面看法，并看到这些体验如何裹挟了家长，使其难以保持在场，难以照顾孩子的情绪需求。

步骤 5 和步骤 6 中的 EFT 干预措施

在阶段二的会谈中，通过探索在家庭关系阻碍之下的情绪体验，治疗师可以将与依恋相关的情绪和照料意图变得明晰。接触并拓展这些更深层的体验可以澄清与依恋相关的需求，当孩子面对无效的或有害的照料回应时，这些需求会内隐地影响孩子做出自我保护的反应。同理的反映、肯定以及对治疗联盟的检查都是治疗师必不可少的工作，因为家庭会冒险分享那些与创伤和失败的依恋回应相关的、更为脆弱的体验。

随着阻碍得到探索，照料者同理失败或关系创伤的负面影响展露出来，治疗师与照料者的联盟对于维持家长的开放性来说就变得至关重要。若家长能积极地提升接纳程度，那么对孩子依恋情绪和需求的探索便能够逐步深入。这些新的依恋经验可以恢复孩子对家长可亲性的信心，而家长的可亲性是步骤7中孩子能对依恋需求进行现场演练的必要条件。

如果要促进孩子和家长觉察并处理对自我和彼此的看法，那么促进情绪体验的EFT干预措施就是必需的。通过亲子之间的现场演练，治疗师可以调动更深层的情绪，从而鼓励家长给予具有更高可亲性和接纳程度的具体回应。

唤起情绪的干预措施

治疗师会邀请家庭成员关注自己的新体验，因为通过使用唤起情绪的干预措施，治疗过程中的安全性会提升，这又进一步促进了更深的探索。这些干预方法包括唤起情绪的回应、加强技术以及同理的推测。

治疗师会将唤起情绪的陈述和提问，与治疗师对当下体验的反映和肯定相结合。唤起情绪的问题会突出当下的体验；唤起情绪的回应可以邀请家庭成员探索和拓展自己的体验。随着家庭对那些干扰了特定互动的关系阻碍有了更深的理解，懂得了这些阻碍背后的行动和意图，这些体验也会不断演变。当家庭成员能更直接地触及在家庭困境和疏远背后的情绪时，唤起情绪的问题会推动他们更深刻地觉察和理解其他人的情感体验。治疗师会使用加强这一技术，来强化并加深这些新浮现的体验。

加强技术包括治疗师的陈述和同理的反映，这些陈述和反映捕捉到了个体在当下情感体验的本质，治疗师会利用这些反应来加强情绪，并将注意力集中到情绪上。治疗师会借用家庭成员的字句或意象来最准确地捕捉那种情感体验，并且在反映时放慢节奏、放缓语气，来传达这些语句和体验所蕴含的内心世界。重复与依恋有关的主题也可以强调一段互动经历的依恋意义。"你不想把他一个人留在这个绝望的地方。你心里的每一个声音都在说，这样不行，我不想丢下他一个人。"

同理的推测可以鼓励来访者探索并调动那些前沿的或刚浮现的情绪体验。在对依恋有了更多的理解后，治疗师就会试探性地对依恋或照料相关的反应进行推测。通过预测来访者在会谈的当下可能出现的反应或体验，治疗师便能引导来访者进行探索。"好像一部分的你在说，不要相信这一点，不要相信他们的关心，但我想知道还有没有另一部分的你，这部分的你真心希望这些是真的，希望他们确实爱你？"

过程处理的干预

在第二阶段，新的体验是EFFT会谈的重中之重，而过程干预则使家庭成员能够对新的认识与接纳进行反思和理解。同理的反映传达的信息是：面对来访者表露的脆弱，治疗师在情绪上是可及的、有回应的。类似地，治疗师的反映也可以作为一种工具，让治疗师与来访者不断展开的体验步调一致，在治疗师贴近当下时增加一定程度的有意性。例如，治疗师可能会通过反映来放慢一位家长反应性的回应："我想确保我理解了你现在所说的话，我听到你说，你表达关心的尝试好像并不重要，这还挺让人沮丧的。"反映可以让治疗师以一种理解的态度对家长的防御性反应做出更多的关注。

肯定让治疗师的回应可以促进家庭对体验的接纳，这既包括接纳自己的体验，也包括接纳其他家庭成员的体验。第二阶段的治疗会更加注重深层情绪，因而，肯定是至关重要的，它能够尊重家庭成员的独特体验，也能鼓励家庭成员感到自己有权利拥有这些通常未被表达也未被承认的体验。肯定可以用来使体验正常化，帮助家庭成员认识到情绪在家庭中很常见，虽然大家的情绪并不总是相同的。使用肯定还可以帮助家庭成员"保全颜面"而不是显得很羞愧，也能促进家庭成员的自我同情，使其意识到这些体验是普遍存在的。例如，治疗师在回应家长的羞耻感时可能会说："作为家长，这些时刻让人很难受，你清楚地知道自己想做什么，但实际做的却是你想要极力避免的。作为家长，要把事情做对就像要努力击中一个移动的目标一样。我们经常会失手。"

在第二阶段中，治疗师会通过几种方式进行重新界定。首先，治疗师可能会从关系阻碍或负向互动模式的视角来重新界定当下的体验。这样做可以将家庭重新导向关系现实，这些关系现实扭曲了家庭互相影响和互相沟通的努力。例如，治疗师请一位母亲也把女儿的愤怒看作是想要冲破关系阻碍的孤注一掷。"又一次听到她的愤怒真的很让人气馁，尤其在你们取得了这些进展以后，这个时候，负向循环就通过她的愤怒和你的恐惧，把你们俩牢牢抓住了。"在阶段二，重新界定的使用会更经常地聚焦于与依恋相关的主题，即从依恋的角度重新界定深层情绪。例如，治疗师重新界定了女儿愤怒的抗议："你听到了她的愤怒，在过去，这是她与你保持距离的方式，但现在，她愤怒的是在危急关头、在她需要你重视她的时候，你没有看到她。"

在 EFFT 中，依恋的重新界定还包括家长与其原生家庭的关系。治疗师可能会从家长过去在原生家庭中接受照料的经历出发，来界定家长当下的体验：

"你听到了你女儿的孤独，在看到她的痛苦时，一部分的你也会很痛，但她的这种痛苦也是你曾经体会过的，当你还是小孩子的时候，你也是孤身一人。"

过程处理这一干预可以推动家庭在新的体验中获得意义。新的理解和新的情绪体验共同促进了新的关系舞步，而这正是EFFT改变事件的核心。在整个第二阶段，治疗师都会使用现场演练来调动家庭分享新的情绪体验，并促进亲子间主动交流孩子与依恋相关的情绪以及照料者的照料反应。在EFT中，现场演练是在会谈中让来访者转向另一个人的指令，这种转向既包括情绪层面、也包括关系层面。家长和孩子在第二阶段一直在朝着更合拍的依恋沟通、更有效的照料反应而努力。

案例

以下两个案例展示了EFT治疗师如何通过唤起情绪和过程处理的干预来处理孩子对关系阻碍的体验。一个案例聚焦于孩子因家长的同理失败而产生的阻碍，另一个案例说明了治疗师如何支持一个家庭来面对特定的关系创伤。每个案例都使用了EFT探戈的五个舞步来突出EFT的过程。

案例一——处理同理失败

下面的例子说明了治疗师如何处理父母和外公对孩子的同理失败，这使得这位青少年难以倾诉他的挣扎和失败。这一案例展示了治疗师通过EFT探戈的五个舞步（Johnson，2019），来关注孩子的脆弱性并处理家长对孩子的接纳。这次会谈突出了在孩子与依恋相关的深层情绪被接触、被探索和被调动后，家庭会出现怎样的转变。这个过程也让他的两个主要依恋对象能够克服自身在可亲性上的阻碍，并能在家庭中更好地实现情绪的平衡。

杰克是一个聪明、智商很高的17岁男孩，他有三年没去上高中了。他与母亲索尼娅和父亲格雷格生活在一起，他是他们俩的独生子。索尼娅是一名专业的教育工作者，格雷格已失业多年。经历了多年的隔阂，索尼娅和格雷格最近分居了。杰克的外公希德虽然住在附近，但他并没有参与到杰克的学业和他父母失败的婚姻中，杰克不在家的大部分时间都和外公在一起。杰克旷课的问题一直是父母的关注点，他们与学校的工作人员一起想办法，计划让杰克重返正规的教育。不过，格雷格对这些举措表示抗议，他认为杰克的慢性压力和惊恐发作是学校环境造成的，他鼓励杰克去发展学业以外的兴趣爱好。索尼娅觉得自己对杰克没什么影响力，她多次鼓励他重返校园，但都没有成功。好几次行为干预都没能成功地把杰克带回校园，此后这个家庭被转介来进行家庭治疗。治疗的焦点是杰克和母亲的联合会谈，格雷格拒绝参加家庭会谈。作为母亲，索尼娅感到羞耻和不称职，这经常让她无力与杰克相处。为了应对这些不安全感，她把大量的时间都投入到自己的事业中，让杰克去做他想做的事，而他几乎都是自己一个人待着。

经过 EFFT 的第一阶段，索尼娅开始更有意识地重新与杰克相处，包括询问他做了什么梦、有什么忧虑。杰克也开始在与学校相关的事情里表现出更多的主动性，并对父亲的未来感到担心。关于成功和失败的对话经常会引发家庭的负向模式。索尼娅急切地想让杰克重返校园，这让杰克感到很有压力，他会躲到自己的房间里，或者去外公那儿。于是，索尼娅会更努力地告诉杰克他多么有潜力、他过去有多么成功，并且会向他道歉，因为她感到自己没能做更多努力来帮助杰克重返校园。最终，杰克的学业这个话题会被搁置，直到学校联系到家里，这种模式就会再次出现。在接下来的会谈中，杰克、索尼娅和希德一起讨论了最近的复学计划，索尼娅积极乐观的态度再次触发了她与儿子之间的关系阻碍。会谈中的关键时刻被治疗师凸显了出来，治疗师通过使用 EFT 探戈来突出 EFT 展开的过程。

镜映当下的过程

在索尼娅表达了她对于杰克会成功抱有希望和信心之后，治疗师转移了焦点，不再聚焦于讨论之前提出的让杰克重返学校的计划。索尼娅虽然积极评价杰克具有成功的潜力，但她的焦虑和恐惧仍然从话语中渗透出来。杰克退出了谈话，治疗师把注意力转向了他。

治疗师：那么，杰克，当你听到母亲说"我为你感到骄傲"的时候，你是什么感觉？你心里发生了什么？我注意到你（在他的椅子上扭动）……

杰克：我不喜欢别人夸我。

治疗师：你能帮我弄明白吗？当她说她很自豪的时候，你感觉怎么样？

杰克：这让我很不舒服……因为我觉得我不配。

治疗师：你不配？

杰克：我没有做什么特别的事情，所以当别人说"我为你感到骄傲"，或者"你在这方面很出色"的时候……随便他们怎么说吧。

治疗师：嗯，你不会把这些话当回事？

杰克：我不会接受这些表扬。这些话没什么大不了的。

治疗师：所以，当你说"我不配得到这个，我不配得到那个，我做的事情没有那么特别，你们只是说说而已"的时候，就好像这些话不是真的，他们只是想让你感觉好一点？

杰克：是啊，大家只是出于好意才这么说。就像外公总是说"你好聪明"，我真的不明白他怎么能这么说？

外公：好吧，但我们需要承认自己是什么样子。

杰克：反正我还是不相信那些话，外公。我不相信我是你说的那种人，因为如果我是的话，我现在就不会这么狼狈了。（叹气）

外公：你总是这么说。

杰克：（防御地）我总是这么说是因为我就是这么觉得的。

治疗师：对，对，你不可能接受赞美，也不可能相信别人会在你身上看到好的东西，因为现在的事实是，你眼里的自己是……

杰克：六七年来一直在失败。

情绪的组合与加深

治疗师将这节会谈的焦点转移到了杰克身上，以挑战家庭固有的倾向，即扩大积极面、同时忽略消极面。对杰克来说，消极的一面就是他因无法取得学业进步而感到的痛苦和恐惧。杰克的母亲和外公对他能力的信心，只会加剧他辜负了家庭的羞耻感，而家庭对于父亲那种无言的蔑视又会放大这种羞耻感，因为父亲也同样辜负了他报酬丰厚的工作。在下面的片段中，治疗师承认了杰克的挫败感，并把焦点放在了新出现的悲伤和沮丧上，杰克的家人很少能看到这一点，因为杰克在这些时刻经常会退缩。家长的开放性对于安全性至关重要，要使杰克调动更深层的悲伤、羞耻和恐惧，安全性是必不可少的。

治疗师：（语气柔和，身体向杰克倾斜）这真的很难受。有很多的失败。

杰克：我已经很久没有做过有意义的事情了。今年本该是我上大学的第一年，但我还没走到那一步。我可能还要再过两年的高中生活，所以，所有的这些表扬，所有的"我在这方面很优秀，你在那方面很有天赋"根本没有任何意义。（沮丧，强忍泪水）

治疗师：你没办法真心相信妈妈会为你感到骄傲。相反，你会说"我很失败，在我眼里我很失败，我没有在做我应该做的事。我失败了。"

杰克：是的。（眼神低垂）

治疗师：在这里，在今天，你愿不愿意说出你对自己的感受？

杰克：（看着母亲和外公）我可以接受那些话是你们的感受，我也很高兴你们是这样看待我的，但我真的不相信。

治疗师：（用来访者的口吻）你好像在说"但我不能相信。真的不能。因为对于我来说，哪怕是试着接受这些话都真的很难"。是吗？

杰克：是的，我很高兴妈妈你为我感到骄傲，外公你认为我有很多天赋，但这对我来说没有任何意义。我就是个失败的人，我总是让人失望。

治疗师：所以，你觉得在你妈妈的眼中、你外公的眼中……你父亲的眼中……你都觉得自己很失败。而且只有你一个人有这种感受，因为在过去的几年里，你不得不把自己的情绪压下去，在过去的六年多你一直都在这么做。

杰克：我的愤怒被压下去了，失败的感觉也被压下去了。我不想让这些人失望。我不想因为我是一个失败的人，或者因为我说自己是一个失败的人而让他们失望，因为，你看看我现在说的这些对他们有了什么影响。（母亲流泪）

治疗师：对，对，你在这儿是冒着很大的风险说"我最后就是这样觉得的"。我不能接受你们的赞美，因为我内心觉得自己很失败。

杰克：我觉得我在努力硬撑，就像一个故事里说的，有个孩子把手伸进大坝来挡住洪水一样。

治疗师：你在努力硬撑，能否挡住洪水全靠你，而如果你在这里敞开心扉，那么……（治疗师使用来访者的语言和画面来加强杰克的情感体验）

杰克：那么一切都会被放出来，我的情绪，我的失败。我很害怕之后会发生的事。我会……太可怕了。

治疗师：我害怕……它会把我淹死。（反映灾难性的恐惧）

杰克：它会淹死我，也会淹死你们，我更担心我周围的人，我不在乎自己会怎么样。

治疗师：你害怕淹死你妈妈，害怕让她失望，她可能会被你的感受压垮。她可

能无法承受。（治疗师加强了杰克的恐惧，这种恐惧与杰克对家长可亲性的担忧有关——他失去了对他们的信心）

杰克：没错，我自己是我最不关心的人。（对自我的负面看法）

治疗师：（轻柔地）这让人很难受，因为现在我们在谈论的就是你。

杰克：这是我很讨厌做的事。

编排新舞步

杰克对自我的负面看法和失败感变得更加明晰起来。当他艰难地承认了自己的哀伤和恐惧，同时又想保护他人免受这些负面情绪的影响时，他对于自己感受到的不安全感就明显有了重要的觉察。治疗师使用他被加深的情绪体验，来与他的母亲和外公分享这些情绪。治疗师引导杰克吐露心声，否则他会保持沉默、独自承受这种失败感。

治疗师：但我在想，你现在要不要抓住这个机会，看着你妈妈告诉她，在内心深处"我觉得自己很失败"。

杰克（对母亲说）：在我内心深处，当你表扬我的时候，我仍然觉得自己很失败。（转向外公）你也一样，外公，你们都在给我打气，有时候这让我感觉很好，但大多数时候我觉得自己只是一个失败者。在得到这么多的肯定之后，我还是觉得自己很失败……

治疗师：这真的很难，让他们失望是你最不想做的事情，对吗？（治疗师反映了杰克的意图，这一意图加强了杰克退缩的行为倾向）

杰克：这对我来说是很难，因为我确实让你们失望了，我不想伤害你们，不想伤害你们，我真的不想伤害你们……这是我最不想做的事……我宁愿冲到一辆卡车前面，也不想让你们失望。

治疗师：对，这对你很难，因为这就是你现在正在做的事……就好像你现在说的这些，也可能会让他们失望？

杰克：你说的就是我在做的，我在努力克制自己……才没有冲到卡车前面。

处理新经验

治疗师将焦点转移到索尼娅身上，并邀请她参与到杰克的冒险中，他正在倾诉自己害怕被看作一个失败者。杰克害怕让他们失望，并感到自己很失败，这些感受让他的母亲和外公有可能接受杰克逐渐显露出来的脆弱。杰克在现场演练时表达的恐惧给了治疗师一个机会来调动索尼娅向儿子做出合拍的照料反应。杰克对母亲的安慰与关怀本已失去了信心，而现在，母亲同理的存在给出了不一样的回答。

治疗师：杰克，此刻的你就像在往卡车前面冲一样，你在冒险。（转向母亲）当他这么说的时候，对吧，他说他在心里觉得自己很失败，你能想象那是什么样的感觉吗？

母亲：（深深地叹气）大概可以吧，我能想象那种感觉。我也不善于面对失败。

治疗师：是的，因为无论你付出了多少努力，你的婚姻都不成功，还有杰克的学业，作为家长……

母亲：（打断）没错，没错。我理解……但我又觉得我没有真正地理解，我想理解杰克。

治疗师：你想理解他，而我也看到你不能理解这种感受的全部，你只能根据自己的经验来体会，但你希望自己能够知道，这对于杰克来说是什么样的。

母亲：是啊，我知道杰克从一年级开始就一直想把事情做对、做完美。他经常觉得自己再怎么尽力也不够好。

治疗师：你见过他为此苦苦挣扎吗？

母亲：见过，但当他情绪流露，他说自己在努力克制、觉得自己很失败的时候，我很心痛。我知道学习上的事很难，但我不希望他觉得自己很失败。

治疗师：就好像他根本没有真正地看到自己。

母亲：我看到他的时候，就像看到我的母亲一样，她是家里那个充满爱意的人，我们家的所有拥抱都是她给的。她总是在我们身边。杰克（看着他）刚才的行为也是如此，就像是"妈妈，我需要一个拥抱"，他一直在给予他没有得到的东西，他在给予他自己需要的东西。

治疗师：杰克很擅长那么做。所以，当他没有那么珍惜或重视自己那部分的需要，而这个家又非常需要他变得"很杰克"的时候，你就可以从中得到解脱。

母亲：（现在泪流满面）他在教我，却没有得到应有的功劳。

治疗师：是的，这就是他的特别之处。（母亲点头）这就是"很杰克"的地方。

母亲：让我很心痛的地方是，原来拥抱和愤怒都是合理的，（落泪）我觉得我

以前从来没有意识到这一点。（杰克现在正专注地看着她）

治疗师：（用来访者的口吻）我没有意识到这一点。（杰克递给母亲一张纸巾）

母亲（面对着杰克）：我没有意识到。你这么有爱，这么能够表达自己，你一定要都说出来。我以前没有意识到你在克制什么。（杰克点头回应）

治疗师：他的所有。

母亲：你的所有。好的和坏的，优点和缺点。

治疗师：你在说的好像是，（转为母亲的口吻）看到这些我很伤心。我很难过的是，我没有真正地看到这一点，没有真正地看到杰克所经历的一切。他让你想起了自己的童年，而这个过程打开了你内心深处的一些东西，当你的内心被打开时，你感觉怎么样？

母亲：非常、非常好，……感觉就像一份礼物。

治疗师：是的，因为你也一直压抑着自己的内心，你一直如履薄冰，而且正在一点点失去靠自己经营的一切。

母亲：有趣的是，当你有了孩子以后，你可以自然而然地流露心里的东西。你会笑，会哭，但从某天开始你会变得字斟句酌，我不想再这样做了。

杰克：我受够了这样，受够了把一切都压在心里。

外公（对治疗师说）：如果杰克能把一切都发泄出来——我知道他很害怕，但我认为这会是一次释放自己的体验。这样做看起来比生活在一个充满压力的狭小空间里好得多。把它发泄出来，随它去吧。

杰克：但如果我毁了这一切怎么办？

外公：那是不可能的。在这个家里不会的，杰克。

治疗师：是的，这是杰克的恐惧在说话。它在说一些很重要的话——"如果我已经觉得自己很失败了，如果我让你们失望和受伤了，那我为什么还要发泄出来呢？"

杰克：我为什么还要说出来让别人赞同我呢？

治疗师：确实，如果你说了，却最终在他们眼中看到失望。

杰克：那你就真的很失败！

治疗师：所以，不说出来可以保护你，也可以保护其他人。你不得不把感受闷在心里，或者离开，这样你就不会打破平静，能够维持现状。就像你对你爸爸做的那样。

杰克：我也对我妈妈这么做，到今天为止。（露出笑容）

整合与肯定

治疗师总结了家庭成员在参与和处理杰克的恐惧时所承受的风险和发生的转变。这些新的经验被赋予了意义，并且治疗师肯定了家庭成员鼓起勇气、冒险前行的经历，他们能够直面关系阻碍并开始克服它们，能够采取更加开放的立场，尊重那些常常被积极的言语和良好的意图所掩盖的情绪。这段摘录表明家庭成员所做的改变是脆弱的，因为旧模式的影响力在充满不确定性的时刻是相当重大的。

治疗师：有了更多空间以后，事情就开始转化、改变，而且会有一个大的蜕变，每个人都会受到影响，但你们会一起经历这一切。我刚才听到你妈妈说，她不想让你待在这个封闭的处境里，她在自己的生活中也有过这样的感受，而现在她向你靠近，并且说"我受够了"。

杰克：我真的太累了。（开始说他才是问题的所在）

治疗师：好，让我们慢下来。当你看到你妈妈，看到你外公，看到你有这个了不起的后援团来支持你的时候，这时不时地会让你感到很难受，因为你在心里觉得自己不配得到这些支持。（治疗师重新聚焦于当下的时刻）

杰克：接受帮助真的很难，就算你需要帮助，你也不配。我不想浪费你们的时间。

治疗师：是的，所以最后你就一个人在房间里待着。但今天你走出了你的房间，你在这里做出了突破性的举动，你往前迈了一大步，让你妈妈和外公真切地知道了你内心的感受，他们说为你感到骄傲，但你并没有听进去，因为你觉得自己很失败。让他们知道你的感受很难，因为你不想让他们失望。让这两个人失望是很重大的事，但你让他们知道了。妈妈，你说杰克在教你，他在教你这些情绪都是没问题的，这一点让人感到解脱。外公，你说"杰克，试试看"，在这个家里，杰克不可能毁掉任何东西。无论如何，我们都爱你。然后，杰克，你又迈出了很多成年人都不能迈出的一步，你说相信自己很失败可以保护你，让你不会从他们那儿听到你很失败，因为你已经先这么说了。（杰克开始微笑）

治疗师：我能知道是什么让你笑了吗？

杰克：其实我并不觉得自己很失败。（母亲大笑，欢呼，并拥抱了杰克）

案例二——克服依恋创伤

在EFT中，依恋创伤在伴侣关系中代表了根本性的信任危机，而且会阻碍伴侣通过成功处理必要的脆弱性来重建彼此的关系联结（Johnson, Makinen & Millikin, 2001; Makinen & Johnson, 2006）。在EFFT中，亲子之间的依恋创伤也是接触脆弱性的一个重大阻碍。如果不专门处理依恋创伤，这些伤害可能会对孩子冒险表达依恋需求造成严重的冲击，而家长进一步的失败往往会引发家长的羞耻感，这种羞耻感会扭曲家长的行为，使其难以在情绪上与孩子同在。治疗师必须保持平衡，在关注依恋创伤的同时也不忘家长的可亲性，看到家长的失败与羞耻背后他们自身的挣扎。下面的案例展示了治疗师在处理依恋创伤的同时，也在提升家长的可亲性。这次会谈的例子延续了上一章中治疗师与卡尔及其家人的工作。

卡尔是一个16岁的男孩，他形容自己的家庭"敌对且冷淡"，而且所有的压力都集中在他身上，因为家庭中的大部分问题都会被归咎于他。在阶段一的会谈中，治疗师追踪了卡尔的家庭模式，这种模式挑选出卡尔作为家庭问题的。治疗师也将焦点从家庭的痛苦转移到了可预测的互动模式上，其中包括母亲会过度反应并努力控制卡尔，以防止卡尔变得孤立无援、从家里退缩。在接下来的会谈案例中，卡尔的家长表达了自己的懊悔，因为过去不断升级的矛盾导致他们在身体上虐待了卡尔。当卡尔回忆起他不得不"为自己的生命而战"时，这个创伤的影响再次浮出水面。

镜映当下的过程

这个情况激发了卡尔母亲的情绪，她开始最小化卡尔的体验，并转而关注她自己当时正在处理的事情。遵循EFT探戈（Johnson, 2019），治疗师将会谈过程重新引向当前的时刻，并鼓励家长放慢脚步，给卡尔对家里这些艰难时刻的体验和回忆留出更多空间。治疗师肯定了卡尔在说出他之前一直回避的事情时是冒着风险的，治疗师也支持了父亲，同父亲一起邀请卡尔多说一些他的体验。

治疗师：你想让他知道，他可以安全地说出任何事情，无论是好的、坏的，甚至是令人不快的，对吗？（父亲深有同感地点头）但另一方面，卡尔最后还是会觉得全是他的错。（父亲用遗憾的语气回答"是的"。治疗师转向卡尔，他正看着别处）你有时候受到责怪，这让你感到压力很大，而唯一能让你摆脱这种糟糕感受的办法就是回到自己的房间去。（卡尔点头，仍然低着头，避免目光接触）那么，在你的房间里会发生什么呢？（轻柔地）你能告诉我吗？

卡尔：我就是看着屏幕。我就是坐在那里，有时候一坐就是几个小时。

治疗师：你在房间里感觉如何？你知道吗？

卡尔：我感觉很可怕。

情绪的组合与加深

会谈的焦点转为探索卡尔在退缩之下的深层情绪。治疗师使用唤起情绪的干预和肯定来加深卡尔的情感体验，这些体验经常被他的回避所掩盖。

治疗师：（语速缓慢，语调柔和）这太难了。（停顿）那种可怕的感觉是什么样？

卡尔：（沉默）我想离开，（更长的沉默，治疗师轻声回应"是啊，当然了"）然后再也不回来（卡尔的眼泪流下脸颊，父亲递给卡尔一张纸巾）

治疗师：你会不会觉得，这才是每个人真正想要的？

卡尔：对。（情绪激动，声音嘶哑）

治疗师：就好像如果你不在家里，这个家就不会有任何问题？

卡尔：（点头）我觉得没有我，每个人的生活都会更轻松。

治疗师：这种感受太难受了。（停顿，承认房间里弥漫的痛苦）所以，当你看到父母的眼泪，听到他们说有多么爱你，以及他们因为伤害了你、搞砸了关系而多么难过的时候，你是怎么理解这一切的？

卡尔：我不知道怎么理解。这太复杂了。

治疗师：这太复杂了，我希望能帮助你理解它们，因为它们真的很复杂。我是这么理解他们的情绪的，（卡尔现在与治疗师有了目光接触）就是你对他们来说如此重要。（语气轻柔，几乎像耳语一样地轻声说）你对他们来说是最特别的人。（停顿）这就是为什么你妈妈在流泪，你爸爸在流泪。对吗？（卡尔点头表示同意）但也会有一些这样的时候，你害怕、恐惧、孤独。没有人在你身边。（卡尔深深地叹气）而你父母真的不了解那些时候是什么样。他们不知道你吓坏了，不知道你不得不自己照顾自己，你在今天的早些时候这么说过。当你大声说出来的时候，你是什么感觉？（治疗师将椅子移到卡尔身边）此刻，你是什么感觉？（治疗师聚焦于卡尔在分享自己的体验时所浮现的恐惧上，他邀请父母走进他孤身一人且孤立无援的痛苦。治疗师使用加强、肯定和同理的回应等方法，将注意力集中在他与依恋相关的恐惧和新浮现的需求上）

卡尔：说出来让我感觉很不好。

母亲：（轻柔地安慰卡尔）没关系。这就是你的感觉。

治疗师：（对母亲）他有这种感觉是没关系的吗？

母亲：他说出自己的感受没问题，这样我们才可以帮他。没事的，卡尔，我们想知道。

治疗师：所以，你给他空间去感受他的感受？

母亲：（拉开距离，冷静地说）不管他感受到什么都好，我的职责就是安慰他。

治疗师：是的，让我们现在给他空间。（把注意力转回卡尔）你觉得分享你的感受让你感觉很不好？

卡尔：对，我感觉很不好，我不想让他们伤心。

治疗师：（转向家长）卡尔让你们伤心了吗？

父亲：（看着卡尔）是我的懊悔让我伤心，不是你。（对治疗师说）我感到伤心是因为他的伤心。

治疗师：这就是家人之间奇妙的地方。我们都会对彼此产生影响，我们的情绪很重要，你在对儿子说的是，你的懊悔、你的伤心并不是他的错。（治疗师肯定了父亲，并将他的注意力重新引向儿子）

父亲：完全不是他的错。

治疗师：（对卡尔说）你听到了吗？（卡尔点头肯定）好的，很好。此时此刻，你听到这句话是什么感觉？

卡尔：让我松了口气，但我还是觉得我不该提起这些懊悔。（依然对羞耻感无法释怀）

母亲：（转过身来吸引卡尔的注意力，坚定地说）我需要你听我说接下来的话。你说出来这些对我很有帮助，也有助于我审视自己。我希望我对你做出的回应更多的是为了你，而不是我自己。（母亲自发地表达了安慰）

治疗师：所以，你在让卡尔知道，是你的问题，而不是他的问题。但在家里发生的恶性循环里，（看着卡尔）你得到的是相反的信息，你得到的信息是你才是问题所在，全都是你的错。对于妈妈来说，她通过惊慌失措来表达这是她的问题。对于爸爸来说，如果他感到沮丧，选择离开，他其实是在表达这是他自己的问题。但对于你来说，这时你并不这样认为。这些都给了你空间，让你能说出你的感受。你有勇气直截了当地说，我觉得这些都是我的错，我觉得我必须为自己站出来。你能说出这样的话非常了不起，（转向家长）他能说出这样的话很了不起。这说明了这个家庭的很多东西，也说明了他的情绪有多成熟。（转向卡尔）不过，你认为他们真的明白了吗？（治疗师通过反映和肯定家庭浮现的脆弱性和回应性，来处理这次新的经验）

卡尔：我不知道。（看着父母）你们明白了吗？

母亲：（急切地）我想帮你，我一直都在和你说，我不觉得这是你的错……

治疗师：（打断）我要让你们慢一点。（转向卡尔）如果你的父母真的明白了，你怎样才会知道这一点？（重新聚焦于卡尔的依恋需求）

母亲：这是个好问题。

治疗师：卡尔，当你说"我觉得这都是我的错，我必须为自己站出来"的时候，你觉得你的父母听到了吗？你觉得你可以对着他们说出来吗？你能看着他们，然后说出来吗？（治疗师为卡尔浮现的依恋恐惧编排了现场演练）

卡尔（对治疗师说）：对他们说，我觉得都是我的错吗？

治疗师：这是很困难的部分，这部分让你感觉很可怕，让你想永远地离开，因为你感觉如此糟糕，如此孤独。你的眼泪让我在想，现在的你是不是也还能体会到那种感受？你能看着他们吗，就在此时此刻？

卡尔：（转向家长）我觉得都是我的错。（沉默）

母亲：（伸手拉住卡尔的胳膊，轻柔地说）你唯一的错，就是让我们成为了一个家。其他的一切都不是你的错。在有你之前，我们并不是一个家。

处理新经验

治疗师会提供支持，帮助家庭处理这次新经验。当家长直面卡尔的恐惧感和羞耻感时，治疗师会反映并肯定家长不同的体验。在处理儿子的现场演练时，治疗师会继续拓展这次新经验，将焦点转移到卡尔与父亲的关系上。

治疗师：噢，这是很特别的感觉。你不仅没有错，而且卡尔，是你让大家成为一个家的。这听起来怎么样？

卡尔：感觉很好。

治疗师：听到你妈妈说"这不是你的错"，实际上，你对这个家非常重要，你在家里有着特殊的地位，你听到后感觉很好，对吗？

母亲：我们真的很爱你，卡尔，你爸爸和我都很需要你。

治疗师：那么，爸爸，你听到儿子直接对你说，他觉得这都是他的错，你是什么感觉？

父亲：（哭泣）我感觉很糟。

治疗师：你能听到他吗？你能听到儿子的心声吗？

父亲：能，我能听到，我能做些什么来弥补呢？（治疗师做出手势让父亲转向儿子）

父亲：你需要我做些什么呢？

卡尔：我不知道。

治疗师：这是一个很大的问题，一个很大的问题。所以，当你说"全都是我的错"，而你妈妈说你唯一的错就是你让他们成为了一个家的时候，这让你感觉很好，好在哪里呢？（治疗师让卡尔重新关注妈妈安慰的言语，并用唤起情绪的问题来澄清卡尔的体验）

卡尔：这让我觉得我是被喜爱的。

治疗师：是的，它让你感觉自己被喜爱，你也是家庭的一分子，这是你归属的地方，这种感觉怎么样？

卡尔：解脱又自由。

治疗师：解脱又自由。哇，你的身体能感受到这种感觉吗，在哪个部位？

卡尔：我感觉胸口的紧张感消失了。

治疗师：所以，当你知道父母爱你、需要你的时候，有一些紧张感就得到了缓解，因为这对你很重要，对吗？他们怎么看待你、他们会不会选择你，对你很重要？

卡尔：他们需要我，我属于这里，这对我来说的确很重要。

治疗师：你想让他们看到什么？

卡尔：我希望他们对我抱有希望，不要放弃我。

母亲：（焦急地回应）我们有希望，卡尔，我们看到……

治疗师：好的，让我们慢一点，来真正地看到这个过程，因为他在说的事真的很重要。

卡尔在回答那个问题，他在回答他需要什么的问题。（对卡尔说）你说"我希望他们对我抱有希望，我希望他们对我抱有希望。"让我们理一理，你说"我希望他们对我抱有希望，他们在看着我的时候是充满希望的。"

母亲：（从容地）卡尔，你觉得什么叫作"充满希望的"？

卡尔：我希望你觉得我能成功、我想成功。我在尽我所能地努力，虽然我的努力可能不是你想要的那样，但我在努力，我在试着让自己变得更好，我在尽全力。

治疗师：你想让他们相信你在努力，信得过你的努力？你想让他们信任你？

卡尔：我在努力成为一名好学生，我想有一个好的未来。

治疗师：你想要那些东西，而且你想让他们知道你心里是这么想的？

卡尔：没错！

治疗师：好样的，卡尔，我感觉到了。特别好！

卡尔：谢谢你。

整合与肯定

随后，治疗师转而整合并肯定家庭因卡尔的脆弱性所产生的体验。在最后的这部分例子中，家庭从卡尔的冒险中获得了意义，卡尔此前冒险分享了自己的内心体验，包括他对家庭困境所承担的责任。治疗师也在继续处理母亲对卡尔的体验做出过度回应的倾向，治疗师的做法是肯定卡尔的需要，并将母亲的注意力重新聚焦到对儿子的理解上，看到他自己对美好未来的渴望和潜力。

治疗师：（转向家长）太了不起了，他正在让你们走进他的世界，他让你们看到了他的内心。（父亲点头，极力表示同意）

母亲：我本能地想把我看到的优点都告诉他。我想让他知道。

治疗师：（对母亲说）我听到了，但在此时此地，你不用这么努力。听我说，他正在告诉你，他正在教你了解他，他的所思所感，以及他的内心世界。你在接收并理解这些的时候是什么感觉？你的儿子在让你走进他的内心。当你体会到他的感受，这对你来说意味着什么？

母亲：我做得不够好，这让我很心痛。

治疗师：好的，那么我能帮一帮你吗？（母亲流着泪点头）你看，你的儿子正在告诉你他内心的想法。他在告诉你他需要你做什么。他能做到这一点。我也有孩子，我不确定他们能不能这么清晰地表达出来。

母亲：我很开心他对我有足够的信任，他很勇敢。

治疗师：是的，这个过程展现了他的很多东西，也展现了你们俩的很多东西。

母亲：我想把我看到的所有闪光点都告诉他。

治疗师：然后卡尔对你说"我知道，妈妈，我能感觉到，我希望你相信这一点，妈妈，我希望你相信那些感受在我心里也有，你不用告诉我。你不需要美化这一切。你只需要看到我的样子。"（治疗师使用了来访者的口吻和同理的推测）

母亲：好。

治疗师：好吗？你确定吗？

母亲：嗯，我会试一试。

治疗师：你要抓住这个时刻，这一刻太重要了，这一点就是你需要牢牢抓住的东西，也就是他内心已经有这些感受了。乔治，你听到了吗？

父亲：我听到了。

治疗师：就在此时此刻，我们做的事情和你们以往的循环非常不同。你们之前的恶性循环导致这样的时刻无法出现，而我们做的事打破了这种循环。（对家长说）你们都向儿子展示了自己内心深处的情感，你们能够清楚地告诉他，是的，你们伤害了他。（转向卡尔）而这对你来说很难，因为有太多的情绪，就好像"噢，噢，这些也都是我的错吗"。而你妈妈说，你唯一的错就是你让我们成为了一个家，这是一件美好的事，对吗？这让你稍微敞开了一点心扉，你可以对父母说"我觉得这一切都是我的错，这种感受让我很想消失"。因为这种感觉很痛苦，让你很受伤。你的父母听到了你的痛苦，他们想知道怎么帮助你。然后你说"我想让他们对我有希望，有信任，我想让他们看到我想成功，而且我正在尽我所能。我内心有这些感受"。你希望父母信任你，相信这是你真实的样子，相信你有这种力量。对吗？（卡尔微笑，并点头表示同意）

在这个片段中，卡尔能够接触并探索在和家长的互动中被引发的羞耻感。卡尔的羞耻感源于他年幼时遭受的身体虐待，这段经历让他相信自己是不好的，而且要为家里的一切过错负责。鉴于过去发生的伤害，两位家长都害怕自己辜负了儿子，他们对自己犯错的焦虑导致他们给出过度的照料反应。他们的过度反应向卡尔传递的信息是：他是一个需要被解决的问题。卡尔通过退缩来逃避家长的担心和忧虑，这种方式加剧了家庭的负向循环，而且强化了他的判断——他是有缺陷的（对自我的运作模式），没有他大家都会过得更好（对他人的运作模式）。

在这次会谈中，卡尔从退缩的状态里走了出来，他直接又清晰地说出了他有多么不知所措，因为他有着深深的绝望，而且感到自己要为家里出现的所有问题负责。当莎拉和乔治能够听到、看到儿子在情绪上的痛苦时，他们便能够以平稳的情绪状态来安慰和安抚他，而卡尔也能够接受他们的抚慰，并能让自己感觉不错、可爱的那部分发声，让家长相信他、信任他。处理身体虐待的创伤需要所有家庭成员的参与，这个过程始于父母向卡尔承认并表达了自己的懊悔，结束于卡尔在当下倾诉了虐待对他的影响，虐待让他的自我价值感以及他在家里感受到的归属与爱受到了冲击。会谈结束时，卡尔从一开始低头、盯着地板的姿势，转变为在椅子上坐直、肩膀后展，脸上还挂着灿烂的笑容。

小结

在整个EFFT过程中，治疗联盟始终是家庭成员的安全基地，让他们得以探索那些被痛苦的互动模式所阻碍的情绪体验。在第二阶段，治疗师从治疗联盟出发，引出孩子的深层情绪和需求，并将它们摊开，这些情绪和需求通常是在第一阶段中识别出来的。治疗师会加深孩子的脆弱体验，并支持孩子和家长一起探索和倾诉与依恋相关的情绪。通过步骤5和步骤6，治疗师可以引导家长关注这些与依恋相关的信号，并推动家长试着承认并支持孩子浮现出的体验。经历了更深层的脆弱，家长和孩子都能更好地审视自己秉持的、因家庭关系阻碍而起的消极期望。本章的案例表明，家庭脆弱的新舞步会触发家长自身的阻碍，使其难以接纳孩子，案例也展示了治疗师的举动如何促进家长更深地觉察自身的脆弱。当家庭再次冒险去分享、回应那些标志着依恋反应和照料反应的情绪时，家长和孩子就朝着关系的重建更进一步，围绕着新的互动方式展开新的关系，这样的方式既能够孕育感受到的安全感，又能够鼓励家庭继续探索。

EFFT 实践要点

以下过程要点强调，EFT治疗师的焦点在于加深情绪，并促进家长接纳孩子与依恋相关的情绪和需求。

1.家庭负向互动模式的降级和家长开放性的提升，标志着治疗师可以将焦点转移至加深孩子的脆弱性，以及促进家长的接纳。

2.治疗师会加强家长的开放性并帮助家长做好准备，以便找到一种新的回应方式，来回应孩子的深层情绪和与依恋相关的需求。

3.治疗师会更深地接触和探索孩子与依恋相关的情绪和需求，因为这些新的体验可能会启动新的照料动机和行为，促使家长表达出更强的可及性、回应性和更深的情感投入。

4.孩子更深层的情绪体验常常会引发家长自身的阻碍，包括家长的羞耻感与恐惧感，使其难以接纳孩子。治疗师会引导家长克服这些阻碍（例如，对自我的看法和对孩子的看法）并做出转变，以便在面对孩子新表达的脆弱性时能够更加回应、更加接纳。

5.步骤5和步骤6可以帮助家庭做好准备，围绕依恋反应和照料反应来重新界定新的互动方式。

在更深的层面调动家庭来处理关系阻碍，可以培养孩子对家长可亲性的信心，也能促使家长更敏锐地意识到孩子对于联结和支持的需求。

参考文献

Allen, J. A. (2008). The attachment system in adolescence. In J. Cassidy & P. R. Shaver (Eds.), *Handbook of attachment theory: Research, and clinical applications,* 2nd Edn. (pp. 419-435). New York: Guilford Press.

Johnson, S. M. (2019). *Attachment theory in practice: Emotionally focused therapy with individuals, couples, and families.* New York: Guilford Press.

Johnson, S. M., Makinen, J. A., & Millikin, J. W. (2001). Attachment injuries in couple relationships: A new perspective on impasses in couples therapy. *Journal of Marital and Family Therapy, 27,* 145-155.

Kobak, R., & Mandelbaum, T. (2003). Caring for the caregiver: An attachment approach to assessment and treatment of child problems. In S. M. Johnson and V. E. Whiffen (Eds.), *Attachment Processes in Couple and Family Therapy* (pp. 144-164). New York: Guilford Press.

Kobak, R., Duemmler, S., Burland, A., & Youngstrom, E. (1998). Attachment and negative absorption states: Implications for treating distressed families. *Journal of Systemic Therapies, 17,* 80-92.

Kobak, R., Zajac, K., Herres, J., & Krauthamer Ewing, E. S. (2015). Attachment based treatments for adolescents: The secure cycle as a framework for assessment, treatment and evaluation. *Attachment & Human Development, 17,* 220-239.

Makinen, J. A., & Johnson, S. M. (2006). Resolving attachment injuries in couples using emotionally focused therapy: Steps toward forgiveness and reconciliation. *Journal of Consulting and Clinical Psychology, 74,* 1055-1064.

Moretti, M. M., & Craig, S. (2013). Maternal versus paternal physical and emotional abuse, affect regulation and risk for depression from adolescence to early adulthood. *Child Abuse and Neglect, 37,* 4-13.

Moretti, M. M., & Obsuth, I. (2009). Effectiveness of an attachment-focused manualized intervention for parents of teens at risk for aggressive behaviour: The Connect Program. *Journal of Adolescence, 32*, 1347-1357.

第七章 重建依恋与照料的回应

步骤7. 以依恋需求的倾诉和照料的回应为焦点，重建家庭互动。

第二阶段治疗的结束使亲子互动得以重建，在这一过程中，孩子的依恋需求得以表达，由于家长提供了可及的、有回应性的照料，孩子也更能确信家长的可亲性（Johnson & Lee, 2000）。因此，在成功的EFFT治疗中，步骤7是关键的改变事件。面对孩子表达出的依恋需求，家长照料回应的现场演练会创造一种修正性情绪体验，从而重新调整那些影响了亲子关系的期待，同时，这些转变也会影响家庭的情绪氛围。家庭积极情感水平和表达能力的提升，使关系阻碍的重新界定更有可能对家庭里的其他关系也产生相似的影响。

本章讲述EFT治疗师在引导家庭成员经历修正性情绪体验时所发挥的作用。在修正性情绪体验中，孩子能够向可以回应他的照料者表达依恋需求，而照料者也会对此做出有效的回应。在这一成功经验的基础上，家庭便能更好地面对在之前的治疗中没有那么明显的其他关系阻碍，而且也能更深入地探索这一经验对重建家庭内的安全联结有何积极影响。

案例展现了在第二阶段中使用的EFT干预措施，这些干预可以推动依恋需求的演练，并在整个家庭中处理这些新体验。要有效地解决导致家庭负向模式的困境，并使家庭在更广泛的关系中感受到安全感，最后这几个步骤是不可或缺的。

EFFT 步骤 7 的目标

在步骤7中，治疗师受到四个目标的指引。首先是帮助孩子澄清依恋需求，并向一位能够有效回应的照料者倾诉。通常，在直接告诉孩子家长能够回应他们的需求，或者直接邀请孩子分享他们的需求之后，孩子便可以倾诉。其次，帮助家长对孩子表达出的需求做出调谐有效的回应。治疗师会支持家长参与其中，处理并分享自己所受到的影响，其中包括他们开始对孩子的依恋需求有了更清晰的理解。再次，治疗师会与孩子一起工作来接收家长的回应，也会处理家长更贴合孩子需求的照料反应所带来的影响。最后一个目标便是拓展这次重建联结的现场演练的积极影响，让它可以影响到其他家庭成员。

在家庭感受到更强的安全感之后，家庭成员往往会受此鼓励倾诉在其他家庭关系中更深的脆弱。这种涟漪效应也可能导致家庭发现家庭中的其他不安全联结。这些额外的关系阻碍一经发现，治疗师就会使用与第二阶段相同的步骤继续对此工作。通过进一步提取家庭克服这些阻碍的成功经验，帮助家庭采取新的、既具有脆弱性又具有可亲性的互动方式，治疗师便能将这些新的正向循环作为"解毒剂"，推动家庭摆脱原有的负向互动模式，从而采用新的依恋沟通模式，增进照料行为的可得性，治疗师会加强因此产生的积极情绪。

治疗干预的六个切入点

在步骤 7 中，治疗师会表现得更有指导性，引导家庭在依恋与照料的互动中采取新的方式。治疗师会依据下述的每一个关键切入点在会谈中做出干预。

1.孩子一致地表达出自己未满足的依恋需求

通过步骤 5 和步骤 6，孩子特定的依恋需求得到了深刻的呈现，而当家长的态度更为投入、更为接纳时，治疗师就会引导孩子通过现场演练来表达对依恋的需求。从广义来说，孩子的依恋需求与支持（例如安全基地）和安全性（例如安全港）有关。这些需求及其表达方式可能因孩子发展阶段的不同而有所差异，因此家长需要保持敏感性和回应性，才能察觉到如何在提供支持和保障安全中获得平衡，尤其是在面对青少年的时候。例如，一位青少年可能通过愤怒来表达自己对自主性的需要，如果家长把这次冲突看作是不想要的或不能接受的反应，那么亲子之间的情感便会失调，未能修复的情况久而久之便会导致关系阻碍。治疗师会使用唤起情绪的策略来"收听"孩子的深层体验，并协助孩子把依恋需求变得明晰。这些需求通常在孩子的脆弱性被加强时最为明显，这时，一个好用的提问是"在此时此刻，你需要从父亲/母亲那里得到什么？"

2.针对家长的回应与投入进行现场演练

在步骤 7 中，治疗师通过肯定、唤起情绪的回应和加强等干预措施，来引导孩子接触家长，同时也引导家长对孩子做出照料回应，以此推动双方做出更深入、更一致的反应。治疗师会将现场演练的节奏放慢，并在孩子表达了需求之后，聚焦于家长对此的感受与回应，从而促使亲子之间的反应信号更加清晰。治疗师会主动地将互动重新聚焦于孩子对需求的表达，以及家长在回应这些情绪线索时的特异性和敏感性。

3.孩子参与到照料回应中

治疗师会帮助孩子接纳家长的照料回应。最初，孩子可能会立即就接受家长的支持，也有可能回应以不信任和恐惧。对于前者，治疗师会放大这次积极的转变，并在家长给出的照料中加深孩子的参与。反之，当孩子对家长感到不确定或不信任的时候，治疗师会回过头来继续处理孩子的关系阻碍，并聚焦于家长特定的照料举动在当前所引发的孩子的不信任感。通过处理家长的支持与关怀所带来的影响，治疗师便能探索这些新的联结时刻如何让孩子有机会重新考虑对自我和对家长的看法。

4. 亲子关系受到的影响

在现场演练之后，治疗师会探索这次亲子间情感投入的新经验有何影响。治疗师会识别那些具体的体验，尤其是与孩子对自我和家长的看法有关的体验，同时也会关注家长对孩子和对自己作为照料者的看法。当会谈中还有另一位家长或照料者时，治疗师也会处理现场演练对照料联盟的影响，并支持两位照料者一同进行关于孩子的反思。成功的现场演练可以为家长和孩子打下基础，让孩子对家长的可亲性开始建立更强的信心，也能让家长更深入地理解孩子的需求。

5. 将影响扩展到其他人

修复性现场演练的作用可以延伸到家庭对自身的理解上。治疗师会探讨家庭价值观受到的影响，并肯定这些新经验使家庭能够更好地实现安全性和安全感的目标。新的互动取代了先前的关系阻碍之后，通过聚焦于这些新互动，并纳入其他家庭成员来观察家庭的变化和体验，治疗师就能加强重建后的关系模式所带来的积极影响。这一过程的重点在于积极情绪（例如自豪、喜悦、爱），这些情绪与家庭中更安全的回应有关，治疗师也会着重关注互动的正向循环如何成为家庭初始负向互动模式的"解毒剂"。

6. 额外的关系阻碍

处理家庭变化影响的过程可能会识别出家庭里的其他关系阻碍。随着最痛苦的那段家庭关系得到修复，治疗师会开始遇到家庭困扰的其他来源，这时未满足的家庭需求可能就会浮出水面。通常来说，解决最初的关系阻碍所取得的进展会让家长做好准备，在面对这些额外的阻碍时更具回应性。治疗师会将焦点转移到新的关系阻碍上，并采用与第二阶段中相同的步骤来处理剩下的阻碍。

重建互动

本章探讨了治疗师如何围绕孩子成功表达依恋需求、家长也给出照料回应的现场演练来重建互动，我们会特别关注 EFT 在现场演练的使用，以及这种干预如何推动了家长和孩子采取新的互动方式，从而增强家庭感受到的安全感。在重建家庭成员互动方式的过程中，我们会回顾使用到的 EFT 干预措施。聚焦于现场演练的不同阶段，本章用一则案例研究展示了治疗师遵循 EFT 探戈的舞步来重建互动的过程。

米纽庆（1974）开创性地在家庭治疗中使用了现场演练的技术，即治疗师给出指令，让家庭成员在治疗师的影响下参与对话。在家庭治疗中，当治疗师聚焦于家庭互动中特定的僵局时，使用现场演练可以产生更大的作用（Friedlander，Heatherington，Johnson & Skowron，1994）。在 EFFT 以及其他以依恋为基础的家庭疗法中，治疗师可以通过和主动回应的家长一起直接调动孩子的深层需求，来修复家庭中的关系创伤和同理失败（Kobak，Grassetti & Yarger，2013）。

约翰逊（2019）提出，治疗师最好将这种类型的新接触理解为建立联结的事件，通过向依恋对象做出的安全依恋行为，最终可以引发具有变革性的互动。

"人类大脑把这些事件编码得极其重要，因此它们会对家庭关系的质量产生巨大的影响，就像家庭的联结对健康发展有着巨大的重要性一样。对于起决定性作用的核心依恋互动进行恰当的、系统性的塑造或编排，是家庭治疗实践中的一个重要进步。"

在 EFFT 中，治疗师会引出孩子在与照料者之间的关系阻碍中体会到的深层痛苦和恐惧。通过引导和肯定这些体验，治疗师会强调在孩子的依恋需求中让人辛酸的脆弱性，然后通过一系列的现场演练调动家长对这些需求做出积极的回应。于是，这就启动了一个转化的过程，这些互动会逐渐向关系中注入安全感，从而改变孩子对自我价值和家长可亲性所持有的预期，同时，也会改变家长对孩子的价值感以及家长作为照料者对自身重要性的体会。对具有脆弱性和安全回应的正向循环进行演练，可以建立并扩展家庭感受到的安全感，从而为家长与孩子之间独特且相互独立的联结需求与探索需求提供支持。

EFT 现场演练的目标是让家庭成员切实地体验到情感的投入和同理的回应，以提升其感受到的安全感。现场演练中的互动也可以暴露出感受到的安全感目前存在哪些阻碍。与在 EFCT 中使用的情况类似，现场演练的展开包括三个阶段（Tilley & Palmer，2013）。

1. 搭建舞台

步骤 7 中的现场演练主要是让孩子以脆弱的姿态倾诉自己的依恋需求。步骤 5 和步骤 6 为此提供了土壤，让孩子可以向一位有回应的、可及的家长倾诉这些需求。在此过程中，治疗师会明确指出家长的照料意图，而且，面对孩子所表达的需求，治疗师在处理遗留的阻碍时会侧重于澄清家长对孩子体验的觉察，帮助家长贴近孩子的体验。治疗师会使用唤起情绪的干预措施，包括加强和同理的推测，以便让孩子更清晰地感受到自己的需求，更明确地说出他们的渴望。

在下面的例子中，治疗师编排了一次现场演练。夏莉莎泪流满面地说自己在家里常常感到不被需要，并且对父亲感到失望。治疗师对夏莉莎使用了同理的推测："如果你现在含着眼泪转向父亲，让他知道你需要什么，是不是太难了？对吗，你很难告诉他，你需要他的安慰和保证，你需要知道你很重要、你对他很重要？"

在父亲在场时，治疗师萌发了夏莉莎的依恋渴望，这位父亲刚刚分享了他对自己和女儿之间的疏远感到遗憾和深深的懊悔，也谈到当他在会谈中如此清晰地看到了女儿的痛苦时，他很希望自己能安慰她。通过界定和加强父亲具有回应性的互动方式，同时萌发女儿的依恋渴望，治疗师便为现场演练搭建了舞台。

2.指导现场演练

在现场演练的过程中的一个关键步骤是治疗师向孩子或家长给出指示。对有的家庭来说，当治疗师提出现场演练时，家长或孩子就会根据当下的情绪线索自发地开始。在此情况下，治疗师可能仍然需要引导家长和孩子，使他们重新聚焦于自己建立联结、给予回应的尝试上。治疗师可能会请家长或孩子重复表达照料的回应或依恋的呼唤，以突出和加强其影响，在现场演练中的情绪强度开始变弱的情况下更是如此。在自发的现场演练中，治疗师之后也会寻找机会，在演练中让孩子自洽地表达依恋需求，让家长清晰地给出照料回应。若孩子能有意地分享依恋需求，家长能有意地对此做出回应，则标志着亲子关系正在向安全的依恋转变。

在另一些情况下，治疗师可能会指导家长，让他们邀请孩子分享自己的需求。这种情况更多见于家长刚刚克服了自己在照料中的阻碍，而孩子的依恋需求也已经被清楚地表达出来的时候。又或者，治疗师会鼓励孩子在脆弱被加强的时刻向家长求助。这种情况更常见于家长的可亲性已经得到确定的时候，但即便在有全然接纳的父母在场的情况下，孩子也仍需要处理自己的恐惧和不信任。无论是哪种情况，治疗师都会承认家长或孩子在演练中的主动行为所承担的风险，并且会做好准备，在双方难以回应对方的靠近时提供支持。

在步骤7中，现场演练的重点是依恋和照料系统的参与，在其中，情感的调谐和同理地在场对建立情感联结至关重要。因此，治疗师会引导家庭重新聚焦于家长与孩子之间的互相分享，从而对每个人最前沿的体验保持聚焦和关注，特别是在那些他们开始冒险靠近彼此，并在回应中明确表达了依恋需求和照料支持的时候。

3. 处理每个人的体验

现场演练的最后阶段是探索每个人对这次新经验的体验，治疗师也会特别关注这次演练对于情绪的影响。治疗师会结合唤起情绪的问题和肯定来促进家庭对当下体验的探索，而且通常会留意与依恋相关的主题（例如关心、安慰、保证）和照料意图（例如理解、重视、支持），以及这些主题如何反映了家庭成员对自我和他人的看法。这种反思性的沟通可以萃取这次互动在依恋层面的意义，并为家庭提供了机会，去回顾过去那些与家庭成员对自己的负面看法（例如缺乏价值）和对他人的负面看法（例如心不在焉、排斥拒绝）有关的负面预期。治疗师还可以比较这次互动和之前的关系阻碍有何不同，那些阻碍干扰了家长和孩子，使双方无法在这种更直接、更有影响力的层面上进行沟通。

在上面的例子中，治疗师向夏莉莎的父亲提出了一个唤起情绪的问题，来探索当女儿接受他的照料回应时他有怎样的体验。"当夏莉莎把你的话听进去，还让你抱一抱她的时候，你有什么感觉？"这位父亲回忆了他的感受，他感到自己真的有能力在女儿面前成为他想成为的父亲："我想让她知道我在这里陪着她，无论何时她需要我的支持和拥抱，我都会在！"治疗师反映了父亲的照料意图，并加强了他讲述的可亲性。随后，父亲在回应中进一步地说明了他的意图："我现在更明白了。虽然我一直都可以提供拥抱，但是这得适合夏莉莎才行。重点是她需要什么，拥抱并不一定总是她想要的"。通过处理自己的体验，这位父亲能更准确地贴近女儿的需求，而不仅仅依赖于自己的照料意图。治疗师可以在这个时候使用现场演练再次循环这个过程，这一次的焦点是父亲的意图，即他希望以女儿最需要的方式为她提供支持。

总的来说，步骤 7 在 EFFT 的改变过程中至关重要，因为它要求家庭成员直面他们在依恋和照料中的关系阻碍，并通过彼此之间共同的脆弱性一起找回安全感。这些脆弱的时刻可以导向新的关系模式，从而与负向循环形成鲜明的对比，正是这些负向循环在家庭互动中强化了自我保护的行为和反应性。步骤 7 中的修正性情绪体验可以让家庭转而朝着具有安全性和安全感的方向前进。在此过程中，更深层的情绪得到明确，而且在家庭恢复情绪平衡的过程中，这些深层情绪可以用来满足需求、提供资源。大致说来，通过在安全性、安全感、重要性等主题上进行接触，这些互动可以开启更深层的情绪体验。

成功的现场演练可以促进依恋的沟通和照料的回应，进而构建并扩大家庭中感受到的安全感，这一结果可以加强家庭在困境中的耐挫力，下面的案例就说明了这一点。

步骤 7 中的 EFT 干预

唤起情绪和过程处理的干预在 EFT 的改变事件中不可或缺。使用唤起情绪的回应、同理的推测和加强可以提升情感的投入，这在 EFFT 的改变过程中是必不可少的。根据依恋理论的宗旨（第二章），EFT 治疗师眼中的情绪在关系中既是改变的目标，又是改变的催化剂，同时也是联结的语言。要在依恋的层面改变并转化关系，情绪是核心。过程处理的干预侧重于用新的体验为家庭创造出共同的意义。治疗师会平衡地使用唤起情绪、反映、肯定等策略，来巩固家庭对第二阶段发生的变化所形成的新理解。重新界定的干预措施可以将家庭新的修正性体验与之前痛苦的负向模式进行对比，正是之前的模式主导了家庭建立联结和纠正问题互动的失败尝试。在第二阶段中，现场演练的使用对于重建关系位置十分关键，下面的部分将更多关注旨在重建关系的现场演练过程。

唤起情绪的干预

在步骤 7 和步骤 8 中，唤起情绪的策略对于聚焦于当下的情绪体验非常重要。唤起情绪的问题被用于捕捉家庭成员新浮现的体验，特别是关于依恋和照料主题的体验。例如，治疗师可能会问一位青少年："当你看到母亲的眼泪，听到她为没有陪伴在你身边而感到懊悔时，你此刻有什么感受？"治疗师可能会在唤起情绪的问题之间穿插着加强的干预，从而让家庭所表达的深层依恋情绪得到更多的关注。例如，当孩子因为得到家长的慰藉而潸然泪下时，治疗师这样回应了孩子："这对你来说非同寻常。对不对？你的母亲就在你身边，向你伸出手，向你保证你对她有多么重要，当你终于在这一刻感受到她的关心时，你的内心发生了什么？"同理的推测也能加强家庭对当下的关注，治疗师可以试探性地请来访者在他或她的体验里面再往前走一步。通过同理的推测，治疗师就可以利用自己对依恋和照料主题的调谐与觉察，来有效地加深家庭的体验。

通常，步骤 7 中的这些推测都集中在与依恋相关的恐惧和现场演练的情况上。当一位青少年吞吞吐吐地向家长表达他的需求时，治疗师可能会这样推测："对，你现在的情况是，你希望你妈妈理解你、懂你，但如果你真的要找她、和她分享你的真实感受，那又完全是另一回事了。就好像一部分的你在说，不要去，不要问，不要和她分享，这样做就太过了。但另一部分的你又非常渴望她的安慰和关怀，对吗？在我说这些话的时候，你能帮帮我，让我知道现在发生了什么吗？"

这些干预也可以用来加深家长对其照料意图的觉察。例如，治疗师可能会问："作为她的母亲，听到她那么害怕自己会辜负别人，会辜负你，你现在是什么感觉？"治疗师将注意力集中在了家长的照料回应上。

这些干预还有助于家庭的其他成员提升这次联结互动的积极影响。当一位家长和孩子之间的联结得到修复时，治疗师可以使用同理的推测，帮助另一位家长更好地觉察这次修复的影响。

"就好像一部分的你很欣慰，看到在家里生出分歧的两个人重归于好，我也在想，另一部分的你有没有在这一刻看到你伴侣的在意、力量和爱。看到她的关心和同情，你有什么感觉？"

这一推测可以鼓励家庭朝着更积极的情绪迈进，也能反映出他们现在在一起时如何更成功地获得了安全感。

过程处理的干预

在步骤 7 中，由于关系阻碍被联结的互动所取代，在这种新体验的基础上，过程处理的干预能够促进家庭产生新的理解。治疗师使用反映和肯定来放慢这一过程，使家庭成员能够理解这些逐渐展开的体验，尤其是在这些新的体验给家庭成员提供了充分的理由去重新审视自身期待的时候，这些期待包括对家长的关怀和可亲性的期待，抑或是孩子对于支持和脆弱性的需要。在孩子和先前关系疏远的家长有了联结的互动后，治疗师可能会问这个孩子："当你感受到母亲碰了碰你的肩膀，感受到她此刻就在你身边时，你的脑海中出现了哪些字眼？"治疗师会帮助孩子"收听"自己的体验，并用语言描绘出孩子在此刻得到的关怀。

重新界定有助于为家庭所面对的挣扎设定背景，他们一边袒露脆弱，一边冒险靠近彼此。治疗师会依据家庭的负向循环历史和一直以来导致失望的模式，重新界定家庭在当下因为采取新措施而产生的恐惧。治疗师也可以用重新界定来帮助一位家长更好地贴近孩子在演练中浮现出的恐惧："是的，你很难理解她为什么不信任你此刻给出的关怀。就好像你们历来的家庭模式，那些疏远和伤害，比你此刻说的话或给出的安慰更有说服力。在这里让我们慢慢来。"

由于家庭过去的模式，女儿是有理由害怕接触、害怕冒险去表达依恋需求的，而从过去的角度重新界定这种挣扎有助于正常化这种害怕，进而为承认和理解它创造空间。

下面的案例展示了实际应用这些干预的例子，也强调了在重建互动时使用的EFT实践。在家庭的关系阻碍里转变互动方式时，我们会特别关注现场演练的作用。

案例

下面的案例展示了步骤7的改变事件：女儿向父亲求助，因为她需要知道自己可以这么做。在此之前，她一直和父亲比较疏远，因为她害怕父亲会消失不见，或者让她的母亲来处理她的担忧，而这会进一步让他们已有隔阂的婚姻产生更大的分歧，女儿也会夹在敌对的父母中间左右为难。这一片段说明了治疗师如何使用EFFT来巩固父亲的参与和支持，澄清女儿的依恋需求，并就女儿的需求和父亲的照料回应进行一次现场演练。这个例子也说明了在这一改变事件中，治疗师如何持续地遵循了EFT探戈的过程。

劳拉（16岁）在父亲雷的要求下寻求治疗，雷担心自己与劳拉的母亲雪莱分居后会对劳拉造成影响。劳拉称自己被父母"夹在中间"，尤其是最近她的母亲雪莱与雷吵架，并因此向劳拉倾诉的时候。雷担心劳拉受到负面影响，虽然劳拉表示她对参加治疗感兴趣，但她不想让父母参与进来。随着劳拉对治疗师的信心不断增强，她同意与父母一起参加联合会谈，但家长拒绝作为夫妻来参加。于是，治疗以父女、母女关系为重点来进行，下面的片段来自劳拉与父亲雷的会谈。

治疗师发现这对父女的关系阻碍主要集中在雷的做法上，他通过给女儿提建议、监督并干涉她的行为来管她。劳拉通常会说那些她认为父亲想听的话，再不然就是对她自己的忧虑闭口不谈，以此来安抚担忧的父亲。

在第一阶段，治疗师肯定了雷对女儿的担心与关心，这使得雷吐露了他害怕劳拉有物质滥用和物质依赖的风险。雷的担忧源于他以前与劳拉的姐姐乔迪相处的经历，乔迪一直挣扎于物质使用的问题，而且在最近的康复项目中失败了。劳拉戒备的行为和讨好的反应让雷感到格外不安，因为这些行为正是他之前在劳拉的姐姐身上观察到的。下面的例子展示了在劳拉分享了来自父亲的压力对她造成的负面影响后，治疗师如何处理雷对劳拉未来的担忧。这个例子特别强调了现场演练的三个阶段，以及治疗师对 EFT 探戈过程的运用。

搭建舞台

在这个例子中，女儿渴望自己能更加信任父亲，能向他求助，我们看到治疗师通过关注父亲对女儿这一需要的反应来镜映当下的过程。治疗师借助当下的时刻，将父亲和女儿的投入提升到一个新的水平，并将他们的情绪体验作为一种资源和焦点来实现这一可能。在下面的片段中，我们可以看到治疗师通过情绪的组合与加深来为现场演练搭建舞台。治疗师聚焦雷的深层情绪，通过反映和肯定他过去与劳拉的姐姐乔迪之间的挣扎来梳理他的恐惧。治疗师意识到，雷可能会被恐惧压倒，并在此过程中失去与劳拉的联结。通过将雷的注意力集中在劳拉以及他现在对劳拉的担忧上，治疗师利用雷更深层的情绪反应来强调他的关心并澄清他的意图。父亲一边袒露脆弱，一边展现可亲性，这为劳拉向父亲靠近的现场演练搭建了舞台，随着这一情感信号的明确，劳拉对此作出了反应，表达了她对父亲健康的担忧。

治疗师：她是你最小的女儿，你对她的担心是很有道理的，特别是当她发出的信号让你想起乔迪的时候，你感到害怕，希望能有更多掌控。所以，听到劳拉说"我希望你能更信任我"的时候，你会因为自己的恐惧而很难听得进去吗？

雷：（轻描淡写地）对，但我不确定是不是仅仅"信任"她就够了，她才16岁！

治疗师：（轻柔地、缓慢地）这真的很难。她是你最小的孩子，你已经亲身经历过一遍可能会发生的事，你最担心的事可能会变成现实，她可能会遇到非常糟糕的情况。（雷看着治疗师，眼泪浸湿了眼眶）真的不能变成那样，你一直非常努力地确保这种情况不会发生。如果你付出了所有的这些努力，却还是失去了她，会怎么样？

雷：（流泪）我实在受不了，不能再一次这样了，不能是劳拉。

治疗师：噢，对你来说，看到你爸爸这么不安一定很吓人，吓到你了吗？你需要照顾他，是吗？如果你让他很有压力，他生病了，会怎么样？

劳拉：我不想让他因为我而有压力。我会做得更好，刚才我们来这里之前我还在做作业。（急切地回应，试图向父亲来保证）

雷：对，她表现得很好，老师们在和我沟通的时候都说她是一个很棒的学生。（在女儿做出安慰的举动后，父亲从恐惧中走出）

治疗师：（重新聚焦）对，劳拉，我明白你想让爸爸开心，你当然会这么想了，不过他的眼泪，在几分钟之前，会让你感到愧疚吗？

雷：她不用担心我。

治疗师：对，你不想让她担心你的状况，但她爱你，关心你，所以她会担心也是很正常的。（治疗师将女儿的反应正常化）但是劳拉，当你爸爸害怕时，他说他不希望在你身上发生任何不好的事情，他这么说是因为他爱你，而不是因为对你失望，他在努力地想照顾你。（治疗师将父亲的情绪性反应重新界定为他在表达照料意图）

雷：也许我的方式并不总是最好的，我有时会讲得太过头了。

治疗师：但当你在对她说教的时候，你实际上是在告诉她，你在为她担忧的时候就会这么做，这一切之所以重要，是因为她对你来说弥足珍贵。她对你很重要，这就是你想让她知道的，对吗？（治疗师基于父亲的照料意图，重新界定父亲焦虑的说教）

雷：当然！！！（转向劳拉，伸手去拉她的手）你也知道我是这个意思，对吗？你是我的宝贝女儿，我想陪在你身边。

治疗师：所以，你现在在很清楚地对劳拉说，你想陪在她身边，是吗？

雷：（看着劳拉）不管你需要什么，我都在这里。（劳拉扭动着身体，看向别处）

治疗师将父亲对女儿的关心和担忧进行了组合。通过使用过程处理的干预，治疗师聚焦于父亲潜在的照料意图，从而肯定并重新界定了父亲的焦虑与恐惧。治疗师澄清并加深了他的情绪体验，使父亲能够发出清晰、一致的信息来表达他的可亲性、支持和关怀。通过处理劳拉的恐惧，着重关注她对父亲脆弱性明显的担忧，咨询师进一步地搭建舞台。

指导现场演练

在这一部分，治疗师使用了EFT探戈的第三个舞步——编排新舞步。治疗师主动地引导、支持和指导劳拉说出她需要父亲的关注，从根本上来说，她在寻求父亲的信任和关怀。

治疗师：劳拉，这对你来说是什么感觉？你爸爸想陪在你身边支持你，这让你感觉怎么样？这种感觉陌生吗？你一直忙于照顾自己，发生了这么多事情，你有很多事情要独自面对，乔迪不在这里，你哥哥也结婚了，有了自己的家庭，只有你一个人在这里处理这些事情。你父母的婚姻、你爸爸的健康、他的担忧……（劳拉点头表示同意，但仍然避免目光接触）要像你以前那样真正地敞开心扉，真的太难了……以前你会让父亲知道你需要他信任你，相信你。但现在这样做很难，因为你也不想让他担心，不想成为他的累赘。你看到了他的压力，然后你退缩了。你真的没有办法跟他说你需要什么吗？

劳拉：（小声说）我做不到。

治疗师：（身体前倾）你做不到吗？太难了吗？你能不能告诉我，会发生些什么？如果你和他谈谈，会发生什么？（加强劳拉体验到的阻碍，萌发她的依恋渴望）

劳拉：（仍然看着地面）他会离开的。

治疗师：噢，如果你敞开心扉，你爸爸会离开吗？他会对你很失望，然后就会离开？那么你就真的变成一个人了。

劳拉：他以前就这么干过。（愤怒地抬头，语气带着挑衅）不是吗，爸爸？遇到你不喜欢的情况，你就离开。

雷：（生硬地）那是另一回事，那是你妈妈和我，而你姐姐呢，你也知道她得跌入谷底才会好起来。

治疗师：（重新引导）等一等，雷。我们能慢慢来吗？我只是想确保你现在在倾听劳拉，因为我知道你希望自己能够听到她的心声。你想陪在她身边支持她，也许现在有一种新的方式，既能让她说出来，也能让你听进去？此刻，劳拉就在和你倾诉，她在说她不能跟你倾诉，因为她害怕你会离开。她也在害怕。（治疗师保持着与雷的目光接触）你看，如果她真的敞开心扉，也许你会不喜欢你看到的情况，而她现在正在冒险敞开心扉。你能看出她害怕，害怕她只剩下自己吗？（治疗师让父亲重新聚焦于女儿与依恋相关的情绪，这些情绪在当下很明显）

雷：（语气柔和下来）是的，我看得出来，（对劳拉说）我很抱歉，宝贝。

治疗师：你听到她的话了。你可以看到这对她来说有多难吗？

雷：她经历了很多。事情不应该是这样的。

治疗师：你能告诉她吗？

雷：我希望你能来找我。我知道你为什么会害怕了。但现在是你和我，我们是一起的，我们是一家人。（澄清照料意图，发出邀请）

治疗师：一家人团结一心，对吗？（同理的推测，雷回应说："当然！"）劳拉，你听到爸爸说"我们是一起的，我们是一家人"时，你是什么感觉？

劳拉：（微笑）感觉很好。

治疗师：是的，知道自己归属于哪里，知道家人们同在一起，这感觉很好。而且你现在14岁，未来还有很长的成长之路要走，在这一路上会有起起伏伏，对吗？

雷：（对劳拉说）我想让你知道，无论发生什么事，你都可以给我打电话。

劳拉：我不敢给你打电话。

治疗师：很难给你爸爸打电话吗？如果有什么事情发生，如果出了问题怎么办？

劳拉：嗯，我不想引起争吵。

治疗师：不想在父母之间引起争吵吗？这确实是个棘手的情况，因为，也许在你妈妈那儿发生的事情可能会成为一个问题，这对你来说很难办，对吗？你不希望父母吵架，所以，你被夹在中间了。这很难受。你爸爸怎么做能帮到你呢？他现在就在这里，他想在你身边支持你。

劳拉：他需要听我说。我需要知道他不会因为妈妈的事大发脾气。

治疗师：是的，你妈妈和你爸爸之间的情况很复杂。你需要一个安全的去处。你真的很勇敢，可以在这里向你爸爸大声地说出这些。你觉得你可以告诉他你真正需要他做什么吗？

劳拉：（轻柔地微笑，试探性地）我需要在你不谈论妈妈的情况下和你说话。

治疗师：你想让你爸爸听你说出什么对你最重要吗？

劳拉：（对父亲说）你知道我不能指望妈妈，她身上有太多自己的问题了。

雷：但我想知道我怎样才能在你身边，怎样才能帮到你。

劳拉：你听我说就可以了。别想妈妈，想想我。我需要你听我说，而且认真地对待我。我得知道你关心我。（一致地陈述了依恋需求）

处理新经验

劳拉和她的父亲成功地做出了转变，他们通过袒露脆弱、给予支持的新方式来靠近彼此、回应彼此。通过面对那些阻碍了依恋需求和照料回应的恐惧，女儿与父亲表达了各自的脆弱与需要。随后，治疗师会探索这种新体验，重点关注女儿和父亲尝试触碰这些脆弱与需要的行为和回应。治疗师会"回放"这段经历，强调在他们的体验中所呈现出的、与他们对自我和他人看法有关的主题。

治疗师：劳拉，你抓住了这个大好的机会，就像你现在这样，你和你爸爸沟通了。让他听到你的心声，知道你的需要以及他能提供什么样的帮助，这是非常重要的。这才是一家人的感觉，对吗？（治疗师启动了家长的可亲性，加强了与依恋相关的需求。雷伸手拥抱了女儿）

治疗师：雷，你现在抱了抱女儿，你想对她说什么？（治疗师将父亲的照料回应变得明确，以此象征他行为的重要性）

雷：（微笑）我为她感到骄傲，因为她大声地说了出来，她向我靠近了。

治疗师：劳拉你呢？你觉得怎么样？你告诉了爸爸你的需要。你觉得他现在在听你说话吗？（劳拉点点头，轻轻地说"嗯"）感觉到爸爸就在身边、用手臂抱着你，告诉他为你感到骄傲，你是什么感觉？

劳拉：嗯……还不错吧？

治疗师：好。你很难相信这一切，毕竟这是一种全新的体验，对吧？通常都是雷你在说，而劳拉你在听。但劳拉，你在这里做了一件大事。你告诉了你爸爸，你害怕如果你做了什么让他失望的事，他会离开你，而爸爸，你告诉劳拉，你想陪着她，和她同甘共苦。（治疗师反映了依恋和照料的行为及相关情绪）

雷：当然。

治疗师：然后，劳拉你又迈出了一大步，告诉你爸爸说，你不想听他谈论妈妈，而是希望他能听你说，听你说说你发生的事。在你真正有需要的时候，你非常信任你爸爸。你接受了他提供给你的东西。他想知道你需要什么。干得漂亮劳拉，你今天真的很勇敢。（治疗师强调了女儿对父亲的看法）

劳拉：（微笑）我之前觉得我做不到。

治疗师：对，我听出来了，我之前猜到了，嗯？（劳拉微笑着表示同意）所以，这对你们俩来说都很重要。你们都为自己和家人做了很重要的事。雷，你让劳拉知道你很害怕，当你教训她并对她态度严厉的时候，你是在担心她会发生什么不好的事情。而对你来说，劳拉，你最不想做的事情就是给你爸爸造成压力，但你身上的确发生了一些事情，你让你爸爸知道你不敢敞开心扉，因为你害怕他会离开，或者如果你说了，可能又会引发一场争吵。所以，你当然会保持沉默，但你在这里做了一件非常不同的事情。你没有保持沉默。你告诉爸爸你需要他听你说话，而且他听了！（微笑）我为你们俩感到非常高兴。

爸爸：（回以微笑）谢谢你，劳拉让我非常骄傲。

治疗师：是的，劳拉真的展现出了勇气，在发自内心地表达。而且她之前觉得自己做不到。你现在能告诉她你有多自豪吗？在此刻，你在她身上看到了什么？（治疗师邀请父亲演练积极情绪的表达，强调父亲对女儿的看法）

爸爸：当然可以。（伸手握住她的手）劳拉，你真了不起，我为你感到骄傲。我需要从你口中听到这些，因为你，你对我很重要。

劳拉：（开玩笑地）这比感觉自己是个让人失望的人好太多了！

治疗师：对，这和你的那种感觉很不一样。这很有意思，因为这和你所担心的完全不同，这让你松了一口气。知道你爸爸听到了你的心声，而且他此刻就在你身边，这感觉真好。

通过处理这些反思，治疗师为劳拉和她父亲创造了机会，使他们能够发掘出自身体验更大的意义，并且在面临意义重大的需求时，帮助他们进一步地把这次演练整合到父女关系中。治疗师利用他们的成功演练来调动双方因关系的修复而产生的积极情绪。

促进积极的影响

在克服关系阻碍的过程中所产生的转变会对家庭氛围产生积极的影响，因为在那些给家庭带来最大困扰的关系里，通往安全感和安全性的新路径得以实现。特别是从那些重新引入了安全性和安全感的行为中，家庭成员能够体会充满信任和信心的新时刻，治疗师会利用这些新时刻带来的积极情绪，并处理这些变化在亲子关系中造成的影响。这些积极情绪以及家庭对自我、对他人的一致性回应向治疗师表明，治疗正朝着依恋联结的修复与重建稳步前进。

使用 EFT 唤起情绪的干预来促进接触并分享积极情绪，不仅能加强家庭成员从这些变化中获得的满足感，还能让他们更有可能感受到被爱和被关心。与在夫妻中发现的资本化原则（the principle of capitalization）类似，分享积极情绪及体验能在关系层面放大这些情绪及其意义的积极影响（Gable，Gonzaga & Strachman，2006）。

通过一起分享这些积极的体验，家庭成员更有可能对这些变化以及他们之间的关系感到满意。除了积极情感本身带来的好处（e.g.，Frederickson，2001），与修复相关的积极情绪还可以让个人对他人的可靠性和回应性有更积极的期望，并增强个人的信心和效能感（Fosha，2000）。由于家庭成员直接体验了积极情绪，把这些经历分享出来又反过来增强了这些情绪，这样一来，家庭就能感受到关系修复的力量。

由修正性情绪体验带来的积极情感鼓励着家庭继续探索，也鼓励着家庭对关怀和支持抱有新的期望。这些转变会形成一个构建并拓宽安全感的循环，这一循环的动力正是与自豪感、爱、慰藉和自信有关的积极情绪（Mikulincer & Shaver，2016）。这些正向循环可以增加情感投入，支持成长性活动，并强化家庭对自我和他人的积极看法。这些资源增强了家庭支持成员个人发展和社会发展的能力，并能借由家庭感受到的安全感，起到"成长的心理催化剂"的作用。

将影响扩大到家庭中

在对这些界定了步骤 7 的关系重建事件进行整合和肯定之后，治疗师通过让其他家庭成员参与进来，将焦点从特定的关系阻碍拓展到整个家庭。一次修正性体验所产生的影响可能像涟漪一样在家庭的关系中传递，并给予其他人新的机会来重新审视和更新那些构成了家庭的情感联结。特定家庭关系中的转变可能会使其他关系失衡，从而暴露出额外的关系阻碍。一段关系中的转变可以在另一段关系中触发更深的困扰，从而影响到家庭这张依恋关系之网。治疗师会通过步骤 7 来提升特定修正性体验的积极影响，同时也会监控家庭的反应，以评估家庭是否会出现其他的关系阻碍。

在米格尔的案例中，他的家长曾威胁说，如果他不改正旷课和在学校打架的行为，就送他去住院治疗或者寄宿学校。米格尔的冥顽不灵和破坏性行为让他的家长感到心急如焚、挫败不堪。米格尔导致的冲突闹得沸沸扬扬，这让整个家庭都感到很难堪，尤其是他的家长都在校区工作。在评估和第一阶段的会谈中有五位家庭成员到场，治疗师识别出了家庭的负向模式，其重点是米格尔和他父亲之间的关系阻碍。父亲对米格尔批评与苛刻的态度导致了儿子的封闭和退缩。他努力避免冲突，但他学业表现不佳，还会时不时地被其他同学霸凌。在进行第二阶段的会谈之前，米格尔要求以后的会谈只有他和父母参加。

他发现自己很难在哥哥们面前讨论自己的恐惧和担忧，因为他们会嘲笑他表现出的任何弱点。在米格尔表达了他需要父亲的支持之后，他的父母都做出了回应，表示他们有了更强的信心让家庭成为一个团队来面对米格尔在学校面临的挑战。当米格尔冒险让家长，尤其是爸爸走进他的恐惧时，两位家长都开始看到，在米格尔被他们解读为无礼的行为之下隐藏着他的脆弱。米格尔敢于面对恐惧的勇气鼓舞了他的父亲，并促使父亲尝试更加直接地支持儿子。

治疗师召开了一次包括米格尔的哥哥们在内的家庭会谈，以扩大米格尔及其父母所做改变的影响。米格尔的母亲分享了她看到的整个家庭的进展，尤其是在她丈夫和米格尔之间。米格尔的哥哥们开始嘲笑他"小屁孩一个"。但米格尔没有回避任何冲突，他站起来对他们说："我不是小屁孩，我只是不知道该怎么做。我受够了躲藏和退缩，就算害怕也没关系。"父亲加入了儿子，回应了米格尔的哥哥们，他说："米格尔说得对，我没能很好地像米格尔一样向你们展示这种勇气。我教给你们的是把自己的感受藏起来。（强忍住情绪）米格尔提醒了我，真正的勇气是直面恐惧而不是逃避它。我为你感到骄傲，米格尔。"

两位哥哥一脸惊讶、充满困惑，米格尔则努力掩饰自己的笑容。治疗师帮助米格尔用语言表达他听到父亲的维护而不是失望时所感到的喜悦和满足。当爸爸伸手去拥抱米格尔时，两位哥哥都开始微笑，于是，治疗师转移了焦点，调动兄弟俩对父亲的话和弟弟的勇气做出反应。

治疗师请家庭成员说出他们看到米格尔与父亲的改变给整个家庭带来的不同。唤起情绪的干预侧重于引出和扩展父母和哥哥们对米格尔以及他在学校做出的努力所展现出的积极情绪。治疗师将家庭在会谈中的体验与在早期家庭会谈中尤为常见的负向循环加以对比。治疗师问这个家庭："与过去你们陷入的模式相比，今天的谈话最让你们注意到的是什么？对你们来说，此刻有什么不同？"与最初的评估类似，治疗师有意地邀请每个家庭成员反思自己对家庭的体验，以及家庭做出这些改变对他们意味着什么。最后，治疗师使用了反思性的问题来凸显出父亲和儿子是如何通过克服并改变那些主宰了他们关系的困难模式，从而以不同的方式看待自己的。在 EFFT 中，治疗师会主动调动家庭在迈向安全感时所产生的积极情绪，并聚焦于个体对自我和他人的看法来促进反思性的对话。

处理其他的阻碍

治疗师会以更广泛的家庭系统为背景，让家庭对关系阻碍的解决进行更广泛的探索。通常来说，治疗师会在家长的支持下，重新召集参加了之前会谈的家庭成员，并用这次会谈回顾家庭在处理阻碍的过程中获得的新体验和产生的变化。扩大对于变化和影响的关注使其他家庭成员能够分享自己的体验，而这可能会强化改变，也可能会指向其他尚未解决的关系阻碍。治疗师会在会谈中探索脆弱性对其他家庭成员的影响，这样做有可能会揭示出家庭中其他的关系阻碍。

艾丽莎（24岁）最近结束了一段长期关系，因情绪相关症状和自信心的丧失而寻求个人治疗。在搬离了前任伴侣的住所之后，她回到了家人身边生活。由于她最近与家长发生了冲突，治疗师建议她进行家庭治疗。家庭治疗的重点是处理艾丽莎在母亲焦虑地过度介入时所做出的防御性反应。在艾丽莎最近一次抑郁发作后，母亲很担心她过得好不好，也因为她的姐姐曾在20多岁时自杀而感到害怕。艾丽莎的父亲和弟弟肖恩（14岁）也参加了 EFFT 治疗。艾丽莎发现，最初的个体治疗有助于处理她的丧失和无望感，但她无法减轻母亲的恐惧。在第一阶段，治疗师重点加强了家长之间的照料联盟，并促进了父亲的支持，因为他之前经常在外出差，一直远离母女之间的斗争。父亲对母女俩保持理性的态度，他认为妻子对艾丽莎的"成长的阵痛"反应过度并对此持隐含的批评态度，这些都加剧了这对母女的关系阻碍。

在第二阶段中，艾丽莎表达了她很害怕在成人世界中取得成功，也谈到了最近结束的那段长期关系让她丧失了信心。她的母亲和父亲一起对艾丽莎表示理解，并且肯定了他们对她的信心。治疗师引导艾丽莎通过现场演练表达了她在这个时期需要父母的支持和信心，也需要他们更少地参与到她的个人事务中。艾丽莎请求，在她准备独自搬出去住的期间，家人能抽出时间在一些积极的场合增进感情，并在她需要空间的时候允许她独自面对那些挣扎。在处理这些家庭转变的影响时，艾丽莎的弟弟肖恩却在会谈中退缩了。

肖恩无声的抗议迎来的是家人的压力，他们要求肖恩顺应家庭取得的成功，但这反而加剧了肖恩的退缩。治疗师处理了在肖恩与父母之间不断升级的紧张局面。在与艾丽莎共度了一些温和的时刻后，两位家长也更具有回应性地、更开放地面对了肖恩的担忧。在这种情况下，家庭对艾丽莎"问题"的关注掩盖了肖恩对父亲缺席的担忧。于是，治疗师回到了阶段二的步骤，开始引出肖恩的深层情绪和依恋需求。肖恩愤怒的抗议首先表现为对父亲的直接挑战，父亲则无视了肖恩的忧虑，认为他是在索要关注。在处理这一阻碍的过程中，治疗师重新聚焦于肖恩的痛苦，因为父亲缺席了他运动相关的活动。治疗师为肖恩提供了支持，请他呈现自己一次痛苦的经历：肖恩在最近一次的学生颁奖宴会受到了表彰，可父亲却没能出席。肖恩表示，父亲错过了这一时刻以及其他对家庭很重要的时刻，他感到非常难过。他表示自己需要看到"爸爸露面"，并害怕父亲的工作比家庭更重要。肖恩的父亲向他道歉并抱了抱他，向肖恩保证他听到了儿子的需要，也听到了大家对他能不能在场有更多的担忧。随后，一家人讨论了在家庭正在改变的情况下，如何能更有意识地创造家庭体验。父亲表示，他承诺参加每月一次的家庭出游，并且当家庭或肖恩有重要的活动时，他会协调自己的工作安排。

这个家庭成功地克服了他们最棘手的关系阻碍。他们成功地演练了脆弱性和依恋/照料反应，这使得他们有更大的灵活性，也让他们更能接触与依恋相关的情绪。在这个例子中，基于这个家庭已经取得的进展，治疗师能够迅速地转向第二个关系阻碍。治疗师在处理最初现场演练的影响时的关注和觉察，让这个家庭有了第二次机会来重新贴近其他的关系阻碍，并处理家庭中未被满足的依恋需求。

小结

在阶段二的最后几个步骤中，治疗师会引导家庭重建植根于关系阻碍的反应性互动方式，这些关系阻碍扰乱了依恋的沟通和有效的照料反应。在治疗师的指引下，孩子得以澄清、分享自己的依恋需求，而且由一位有回应性的家长能够同理地投入进来，在此过程中，这些通过演练而产生的修正性情绪体验帮助家庭解决了关系阻碍。EFFT的过程会以共同的脆弱性为背景来接触更深层的情绪，使家庭成员能够在新的基础上重新审视关于依恋和照料的假设（对自我和对他人的看法），此前这些假设是基于家庭的负向互动模式和特定的关系阻碍构建起来的。治疗师会使用这些修正性情绪体验处理在安全感方面发生的转变，这些转变不仅发生在特定的关系中，也发生在更广泛的家庭关系网络里面。治疗师加强家庭中的情感联结，并通过积极的情绪体验来萃取新的意义。调动安全感的积极影响还可以帮助家庭发现其他的关系阻碍，治疗师可以遵循第二阶段的过程来重新审视这些阻碍。修复了裂痕、纠正了同理失败的家庭能够更好地做出符合实际的养育决策和实践，而之前充满消极情绪的反应性模式让这些决策和实践变得复杂。解决这些关系阻碍并调动脆弱性可以建立一个安全的家庭系统，这样的系统可以为家庭成员的健康发展带来更多样、更有力的资源。

EFFT 实践要点

以下过程要点强调了治疗师在指导EFFT第二阶段的主要改变事件时的基本实践。治疗师会重建家长和孩子的互动方式，邀请孩子向家长一致地、清晰地表述自己的依恋需求。

1.治疗师会编排重建互动方式的改变事件，使家长和孩子能够克服在照料和依恋反应中的关系阻碍。

2.通过鼓励和加强家长的可亲性，治疗师会为孩子搭建舞台，方便孩子脆弱地靠近家长，从而指引孩子进行现场演练。

3.治疗师主动地指导现场演练，并将家长和孩子的回应重新聚焦到依恋和照料方面的情绪与主题。

4.治疗师会处理现场演练与依恋相关的影响，包括亲子关系，以及家庭成员对他人、对自我的看法。治疗师会进一步促使孩子对家长的可亲性有更多的信心，并让家长更加重视自己对孩子的体验，加深作为家长的自我认识。

5.治疗师会与其他的家庭成员一起探索已解决的关系阻碍有何积极影响。在讨论这些影响时，可能会促使家庭朝着安全感和家长的可亲性更进一步，也可能会揭示更多的关系阻碍。治疗师会带着这些新的阻碍回到步骤5和步骤6，解决这些新的阻碍之后，家庭系统中的安全感也会增强。

参考文献

Fosha, D. (2000). *The transforming power of affect*. New York: Basic Books.

Frederickson, B. L. (2001). The role of positive emotions in positive psychology: The broaden and build theory of positive emotions. *American Psychologist, 56,* 218-226.

Friedlander, M. L., Heatherington, L., Johnson, B., & Skowron, E. A. (1994). Sustaining engagement: A change event in family therapy. *Journal of Counseling, 41,* 438-448.

Gable, S. L., Gonzaga, G., & Strachman, A. (2006). Will you be there for me when things go right? Social Support for Positive Events. *Journal of Personality and Social Psychology, 91,* 904-917.

Johnson, S. M. (2019). *Attachment theory in practice: Emotionally focused therapy with individuals, couples, and families*. New York: Guilford Press.

Johnson, S., & Lee, A. C. (2000). Emotionally focused family therapy: Restructuring attachment. In C. E. Bailey (ed.) *Children in therapy: Using the family as a resource,* pp. 112-136. New York: Norton Press.

Kobak, R., Grassetti, S. N., & Yarger, H. A. (2013). Attachment based treatment for adolescents: Repairing attachment injuries and empathic failures. In K. H. Birsch (Ed.) *Attachment and Adolescence* (pp . 93-111). Stuttgart, Germany: Klett-Cotta Verlag.

Mikulincer, M., & Shaver, P. R. (2016) *Attachment in adulthood,* 2nd Ed. New York: Guilford Press.

Minuchin, S. (1974). *Families and family therapy*. Cambridge, MA: Harvard University Press.

Tilley, D., & Palmer, G. (2013). Enactments in emotionally focused couple therapy: Shaping moments of contact and change. *Journal of Marital and Family Therapy, 39,* 299-313.

第八章 巩固家庭系统中的安全感

步骤8.从更安全的互动位置出发，探索旧问题的新解法。

步骤9.巩固新的互动位置，强化正向互动模式。

EFFT最后阶段的重点是在两个重要方面巩固和整合家庭所做出的关键改变。首先，家庭现在能够利用新的关系资源来更好地应对过去的问题。通过EFFT的治疗，家庭与当前问题或症状之间的关系会发生改变。过去的需求往往会使家庭成员产生分歧，而负向互动模式又会使这些分歧升级，而现在，这些新的转变让家庭成员能用更安全的方式相互联结，从而加强了家庭以新的方式共同面对旧的问题的能力。其次，治疗师会引导家庭巩固已经做出的改变，并使其有机会对他们作为一个家庭的体验形成新的理解。这些新理解得以诞生，是因为家庭能够从积极的视角去解读每个家庭成员所做的改变，从而创造意义，让家庭从过去的负向互动模式转变为现在具有信任感、安全性和安全感的互动模式。当家庭从治疗中过渡时，治疗师的最终目标是支持家庭走上新的探索与成长之路，充满可亲性和安全性的新模式将促使家庭拥有更强的耐挫力。

本章将重点讨论EFT治疗师如何通过特有的方式让家庭感受到更多的安全感。在EFFT治疗的最后阶段，我们会罗列在巩固方面的特定目标和干预标志，并用一个简短的案例来说明EFT治疗师如何帮助家庭重新审视遗留的问题，并促进家庭一起以新的方式应对这些问题或压力源。在治疗结束时，治疗师会引导家庭更深刻地认识到这些改变的意义和重要性，看到这些新体验如何反映出一种新的家庭认同。我们也提出了依恋仪式的使用，并给出了一些教育资源。

第三阶段的目标

在EFFT治疗的最后阶段，会谈围绕两个主要目标展开。第一个目标是帮助家庭处理那些在当前仍会引发担忧的老问题。当家庭在治疗中获得新的关系资源时，治疗师就会邀请家庭使用这些新的资源来面对过去引发他们负向互动模式的老问题。在这一阶段，治疗师会引导家庭就这些具体的担忧进行更具脆弱性和回应性的讨论。在家庭成员努力解决长期存在的问题时，治疗师可能需要将他们重新引导至更具回应性、可及性且情感更投入的互动位置中去。在家庭共同面对这些挑战的过程中，从过去的问题入手并解决这些问题的过程会让家庭感受到更多的安全感，对此具备更加充足的信心。

第二个目标是让家庭对其成员间的关系和家庭认同有新的理解，以巩固家庭在治疗中取得的成果。EFT治疗师的重点是帮助家庭表达自己对依恋关系的新的信心，并采取措施增强这种感受到的安全感。这个最终的目标标志着家庭已经向更安全的互动模式转变。治疗师会邀请家庭成员对这些改变赋予意义，并让他们意识到他们在看待自己、家庭以及共同的未来时和以前有何不同。

第三阶段的三个切入点

在第三阶段，治疗师会引导家庭利用新的关系资源来处理家庭中仍然存在的具体问题，并通过这些新的体验重新理解在这个家庭中生活的意义。在最后的几次会谈中，治疗师会根据具体的切入点进行干预，支持家庭参与、反思和投入到他们所取得的成长中。

（1）回到当前或过去的担忧上。在家庭重新处理某个过去的困扰或开始讨论具体的相关问题时，治疗师会跟随家庭的对话，并引导家庭走向在他们在解决过去的关系阻碍时所建立的更安全的互动模式。治疗师会追踪家庭的互动，并使用唤起情绪的和过程处理的干预，使家庭运行在具有可及性、回应性，并能共同分享脆弱性的轨道上。

（2）家庭的互动过程展现出更安全的互动位置。治疗师会强调那些家庭成员表现出可及性、回应性和情感投入的、具有安全感的正向循环，并强调家庭中具有联结的那些关键时刻，帮助家庭作为一个整体对此进行反思。治疗师会协助家庭共同建构一种新的叙事，强调家庭是一个安全港和安全基地（Byng-Hall，1995；Dallos，2008）。于是，家庭成员便能够形成一个一致的叙事，详细说明家庭在相互支持、相互照顾方面所取得的成长。

（3）家庭向治疗结束的过渡。当家庭成员对停止治疗持保留态度，或担心能否保持治疗成果时，治疗师会承认、肯定这些担忧，并基于他们在新的、充满安全感的模式中找到的价值，来创造出重新看待这些担忧的讨论空间。

步骤8——寻找新的解法

随着家庭成员互动位置的重新编排以及那些扰乱照料与依恋交流的关系阻碍的疏通，家庭能够更加容易地解决问题，并调整他们的教养方式，而不再受负面的情绪状态和痛苦模式的影响。当家长重新建立了具有安全感的正向循环时，他们就能够通过更准确、更敏锐的沟通，来更好地平衡孩子对联结和支持的各种需求。例如，当青少年因无效的依恋反应和未被满足的需求而感到沮丧时，家长可能会因此体验到更强的负面情绪。相应地，家长也更有可能误读孩子的情感信号，对孩子寻求支持的信号给出过度的或不足的回应（Kobak, Grassetti & Yarger, 2013）。在更具安全感的家庭关系中，即使家庭成员在情感交流中产生了冲突，这种冲突也不那么具有威胁性，而且家庭成员能够更好地在设定限制、家长监督、个人责任和选择等相互矛盾的、充满情绪张力的情况中取得平衡。事实上，对于有青春期孩子的家庭来说，处理大家在自主性目标上的差异，对于保持家长和青少年之间安全的情感联结来说非常关键（Allen, 2008）。

在步骤 8 中，治疗师会引导家庭去处理过去那些由于不安全的互动模式和家庭过程中的障碍而无法解决的问题，或是他们关切的领域。过去有一些失误和导火索会引发家庭成员的自我保护反应，而治疗师则会留意将这些情况正常化，尤其是在家庭面临恐惧和不确定性的时候。治疗师会以体验式的方式识别出关系中的阻碍，以及家庭在共同克服这些阻碍时所拥有的新资源，从而引导家庭渡过难关。在这个过程中，若治疗师认为家庭存在过去的关系阻碍，则可能会使用家庭角色扮演或现场演练的干预方法。最后，治疗师可以帮助家庭表达对于成长的决心，并将旧导火索可能再次出现的情况正常化，当家庭有能力看到这些不调谐的时刻时，他们就能更好地找到情绪平衡，并携手对抗之前的模式。当家庭能够实现情绪平衡时，家长就能够采用更加灵活的养育方式，也会有更强的能力来应对孩子对关心和支持的需求。这一过程也会让家长之间的联盟更加牢固，并鼓励家庭做出努力，让他们对维持和加深安全感有更多的投入。

在劳拉和父亲雷的案例中（第 7 章），治疗师在父女俩重新建立了信任关系的基础上继续治疗，劳拉对父亲的可亲性有了更大的信心。在会谈中，她向父亲吐露了自己最近尝试吸食大麻的经历。劳拉表示她正面临巨大的同辈压力，她试图融入朋友的圈子，满足朋友的期望。然后，她讲述了自己是如何在母亲的公寓里尝试吸食大麻的，因为她知道在母亲家里可以这么做。劳拉很担心这样做太过分了，因为这让她想起了自己一直在与物质使用作斗争的姐姐。她感到内疚，而且担心母亲会在以后的争吵中将此事告诉雷。父女俩随后讨论了劳拉如何才能避免这种情况，雷表示自己可以随时在她希望的时候去她母亲的公寓接她。他们俩也商定了一个计划，以便两人互相确认她所承受的压力水平，劳拉还同意去试试课外活动以扩大她的朋友圈。雷对劳拉的坦诚感到欣慰，也看到了她向自己寻求帮助的勇气，感到她信任自己。而劳拉也确信自己可以与父亲交谈，父亲不会疏远他，也不会以干涉和评判的方式做出回应。

要调整家长的管教和指导方式，家庭往往要先摆脱僵化的互动模式和互动受阻所形成的消极情绪气氛。新的家庭互动会注重可及性、回应性和情感投入，这可能需要家长重新审视自己对具体情况所做出的回应，以及他们在这些养育情境中使用的策略。例如，詹姆斯和卡米尔在养育女儿的过程中采用了固定不变的立场，詹姆斯采取的是自由放任且疏远的方式。当卡米尔和女儿们爆发冲突时，詹姆斯会出面干预，对卷入冲突的人进行严厉又苛刻的批评，然后离开。安吉拉（13岁）首当其冲地受到了他的批评，并出现了与情绪相关的症状，这扰乱了她的社交和学校活动。在EFFT的第一阶段，这个家庭明确了导致家庭环境不安全、不可预测的负向循环。治疗师识别出了安吉拉和詹姆斯之间以及他们作为伴侣之间的关系阻碍，进行了以照料联盟为焦点的双人会谈，使卡米尔和詹姆斯能够集中精力，对安吉拉做出更具回应性的反应。在第二阶段，安吉拉探索了她对父亲日积月累形成的受伤和恐惧的感受，也探索到她对父母双方尤其是詹姆斯的支持的需要，因为她不再觉得向他寻求安慰或帮助是安全的。治疗师引导詹姆斯和安吉拉从他们之间反应不足/最小化的这一阻碍走出来，转变到一种新的模式里，在这种模式中，安吉拉会分享她的恐惧，詹姆斯则以安慰和安抚作为回应。通过加强照料联盟并疏通詹姆斯和安吉拉之间的阻碍，这个家庭重新获得了情绪的平衡。

尽管如此，詹姆斯还是倾向于使用自由放任的养育方式，这给卡米尔带来了很大的压力，经常导致卡米尔很混乱或者提出过高的养育要求。随着安吉拉症状的缓解，焦点变成了应该如何养育孩子，一家人都意识到这种混乱的状态让人难以忍受，尤其是当家庭的日程安排变得更加复杂时。女儿们经常利用父亲"当好人"的做法占便宜。詹姆斯意识到自己有必要展现出更强硬的态度，但又担心这样做会引发女儿们的恐惧。卡米尔知道，詹姆斯认为自己得保护别人不受他控制欲的影响，所以在这些时候，卡米尔会给予他安慰和支持。在一次家庭会谈中，卡米尔和詹姆斯与女儿们讨论了两位家长现在是如何作为一个团队在努力的，爸爸会说更多的"不"、会更严格地执行规则，以便帮助管理混乱的家庭。在遇到事情时，家庭成员也需要一起讨论，而不是认为管理家庭只是"妈妈的事"。女儿们在会谈中开玩笑地问"新爸爸"是不是像妈妈一样严厉，詹姆斯笑着说："这听起来有点挑战，但你们最好小心一点，镇上来了个新警长！"

步骤 9——巩固安全的循环

通过 EFFT，家庭可以重新获得情绪平衡的状态，并在情感层面找到新的资源。以更安全的相处为特征的家庭互动将表现出更多的情感投入，家长的可亲性和孩子的脆弱性也会增加。经历过这一过程的家庭更有可能报告其家庭的情绪气氛发生了变化，从长期的防御或疏远转变为积极地参与并有温暖的氛围。这样的家庭不容易被负向互动所困扰，即使这些消极的体验出现了，这个家也不太可能围着这些事团团转。相反，家庭更有可能通过积极的互动组织起来，这些新的安全感可以促进家庭进行更多的探索、更有效的问题解决。在步骤 9 中，当家庭的情绪氛围、家庭认同发生了改变，并且家庭能有意地做出促进依恋行为的实践时，治疗师便会邀请家庭关注新改变的意义。

家庭氛围的变化

家庭迈向安全感的转变会带来一种更积极的家庭情绪氛围。治疗师会加强积极的情感循环，从而促进情绪的平衡和情感的联结（Johnson, 2019）。例如，相互支持且自身更有安全感的照料者更有可能敏锐、有回应地照顾孩子（Cowan, Cohn, Cowan & Pearson, 1992）。家长的支持和温暖是孩子调节情绪的资源，那些能体验到亲密和温暖的孩子更有可能表达自己的情绪，而这又能促进孩子的社会情绪的发展（Morris, Silk, Steinberg, Myers & Robinson, 2007）。在 EFFT 中，治疗师将情绪体验看作一种资源，将其用于促进家庭的改变、提升家庭最根本的幸福感。在步骤 9 中，治疗师会在家庭现已实现的改变和获得的安全感上的基础上唤起家庭的积极情感，并将其摊开。

家庭认同的变化

正如约翰·宾-霍尔（1995）所指出的，家庭成员对感受到的安全感的体验越强，就越会感到家庭环境是安全的。在家庭干预中使用的基于依恋的治疗方法强调了依恋叙事（attachment narratives）如何能成为安全依恋的预后指标（Kobak et al., 2013）。比如，当一个青少年在需要的时候能够依靠家长并获得帮助，而且能从中感到自己是被支持的、安全的，那么我们就可以说这个青少年拥有安全的依恋叙事。在 EFFT 的巩固阶段，治疗师会引导家庭为自己讲述一个新的"安全脚本"。

在EFT中（Johnson，2004），治疗师会协助伴侣双方形成一个一致的叙事，这一叙事包括他们参与治疗的体验以及他们对关系的新认识。当一个人拥有一致地讲述一个关于自己依恋体验的故事的能力时，这种能力可能象征着安全感，也可能代表着这个人能很好地贴近他人的体验（Hesse，1999）。狄克斯坦（2004）发现，已婚家长的依恋关系质量是衡量家庭整体功能的一个近端指标。具体而言，依恋关系稳固的伴侣所讲述的依恋叙事是一致的，这些故事反映出了他们的关系随时间推移而产生的成长与变化。拥有安全依恋的伴侣也会反思个人成长是如何在他们的关系背景下发生的。尽管他们的互动中不乏负面体验，但他们几乎不会被这些负面体验所支配。

这些研究结果表明，EFT治疗师的工作是引导家庭作为整体来叙述他们新体验到的安全感。治疗师会将家庭的成长归功于成功克服了僵化的负向互动模式，这些模式在之前阻碍了家庭成员获得他们最需要的东西。治疗师会强调正向的互动循环，并将其与过去的负向模式进行对比，从而进一步书写以可及性、回应性和情感投入为重心的"安全脚本"。最后，治疗师会与伴侣和家庭合作，看到他们在克服情绪阻碍的过程中发生的转变和成长，这些变化使家长、伴侣和孩子对自己、对家里其他人的看法也变得有所不同。在家庭自身的成长过程中，EFT的根本问题——"当我最需要你的时候，你会在我身边吗"便得到了回答。

依恋仪式

关系中的仪式是将心理上的归属感和价值感具象化的一种途径。在EFT中，依恋仪式可以作为一种象征，让伴侣在维持和加深感受到的安全感时可以看到他们对这段关系的投入（Johnson 2004; Johnson, Bradley, Furrow, Lee, Palmer, Tilley & Wooley, 2005）。作为一种仪式，这些做法提供了一些可预测的活动，用以纪念伴侣共有的安全感的重要价值。比起构成仪式的活动是何性质、何时发生，仪式的意义更能决定仪式的价值。这些仪式的实践让家庭能有意地维持他们的依恋联结，并继续投入其中。

家庭仪式可以促进整个生命周期的健康发展。沃林和班尼特（1984）描述了仪式的重要作用，它可以帮助家庭通过明确界线、熟悉角色和阐明家庭规则来勾勒出家庭的认同感。对于提供归属感、形成共同的认同感来说，仪式也能起到关键作用，同时，仪式也有助于家庭在时间的推移中维持情感联结（Crespo, Davide, Costa & Fletcher,

2008; Eakers & Walters, 2002; Fiese, 1992, 2006; Fiese, Tomcho, Douglas, Josephs, Poltrock & Baker, 2002）。在青少年中，克雷斯波和同事们发现家庭仪式能提升自尊、归属感和幸福感（Crespo, Kielpikowski, Pryor & Jose, 2011）。因此，家庭仪式是一种主动的方式，可以实现家庭自身故事的内在意义（Crespo, 2012）。仪式为 EFFT 提供了丰富的资源，通过实践来表明依恋关系中的价值。

在 EFFT 中，治疗师会与家庭一起确定与联结有关的活动。这些活动可能包括过渡状态（例如打招呼、离开）、认可和荣誉，或是支持和关怀。仪式的目的或意义要明确，这样才能将仪式与常规的活动区分开（Fiese et al., 2002）。仪式的力量在于它对一个家庭的独特意义，治疗师如果想要帮助一个家庭讨论共同的活动，就需要让家庭成员看到家庭内部的价值观并承认每个人在价值观上的差异（Johnson et al., 2005）。EFT 治疗师侧重于将依恋相关的意义用象征的方式表达出来，这是 EFT 探戈的一个重要组成部分，它有助于家庭成员理解自我和家庭系统受到的内在影响（Johnson, 2019）。

巩固阶段中的 EFT 干预

在巩固阶段，EFT 干预侧重于处理来访者的体验，以及引导治疗会谈中的家庭对话。治疗师为家庭成员提供机会，让他们在面对过去的问题时能探索和成长，并在他们作为一个家庭所拥有的新体验中获得新的意义。要想突出家庭当前的体验，将家庭的注意力集中于积极情绪及其承载的意义上，就必须要使用唤起情绪的干预措施。当家庭成员在更安全的互动位置上找到了力量和价值时，这些积极情绪和意义往往就是正向互动模式的焦点。

唤起情绪的干预

唤起情绪的干预措施会较少被使用，因为治疗师的作用主要是处理家庭新的互动模式，并赋予其意义。治疗师会使用唤起情绪的回应来突出家庭成员的新体验，并摊开那些因更安全的互动而产生的积极情绪。例如，治疗师可以放慢一段家庭对话，以聚焦于孩子更脆弱的反应。

治疗师：当你女儿向你倾诉她的恐惧时，你是什么感觉？这些是她以前觉得必须向你隐瞒的事情。

父亲：老实说，我感觉很正常，很自然，你说完之后我才注意到我的感受。

治疗师：所以，当她在这个脆弱的时刻向你求助时，她是在寻求你的安慰。当你看到她这样做，尤其是作为她的父亲，你心里有什么感受？

父亲：我感到自豪。就感觉我是她的父亲，我很喜欢这种感觉。我可以对她的生活产生影响——至少在这一刻我可以。我为她感到骄傲，也为自己是她父亲感到骄傲。

治疗师会探索女儿依恋的呼唤有何影响，并将这种新的反应与女儿以前自我保护的反应进行对比。使用唤起情绪的回应有助于深化父亲对自身体验的觉察，包括他对自我和对女儿的看法。治疗师可能会让父亲进行一次现场演练以进一步巩固这一时刻，治疗师还会邀请他与女儿分享这种体验，这样做可以让父亲更有能力看到女儿，同时也能让女儿对父亲的可亲性拥有更多的信心。这些新的体验使治疗师能够强化与这些互动相关的积极情绪，并且创造出更多反思性对话的机会，这些对话既涉及家庭成员对自我的看法，也涉及对他人的看法。

过程处理的干预措施

巩固阶段的一个首要重点是促进家庭以元视角看待已取得的成果。过程处理的干预措施会邀请家庭成员识别各自在信任、照料和相关支持等方面的不同体验。治疗师利用反映和肯定的技巧来促进家庭对新经验的关注，并强调这些新经验对家庭的重要性。例如，治疗师可能会反映一个家庭在看到他们所实现的成长时产生的自豪感："你们能看到自己所做的一切是非常重要的，为更好的关系而奋斗是需要勇气和承诺的，在此刻，为你们所取得的成就感到自豪也很重要。"治疗师通过反映和肯定家庭的成功来为家庭注入积极的情绪。同样，治疗师也会使用重新界定的干预措施来凸显出家庭在面对与依恋相关的情绪和需求时所做出的改变。

治疗师：所以，你们在过去是没有交流的，只会大喊大叫，然后陷入沉默，但今天你描述的情况却非常不同。虽然导火索还在，但恶性循环没有发生。

母亲：是的，我能预见到恶性循环可能要来了，我能感觉到她的防备。然后我就想起这可能意味着恐惧，她可能害怕了。我对自己说，看到她的恐惧就行……所以，我保持安静地倾听，然后她的愤怒就化为了泪水。

治疗师：对，这太不一样了，因为以前的模式会驱使你挑战她的要求，说她不尊重你。但这次你看到了不同的事情。这是新的东西。你可以看到她的恐惧，即使那是愤怒的恐惧。你们并没有被旧的模式主宰，你在她身边支持她。你以一种不同的、她需要的方式表现出了坚强。

治疗师诵讨积极界定母亲的新反应，并将她的可亲性与她在恶性循环中更防御的互动位置进行对比，对母亲新的互动位置及其影响进行强调。治疗师可以通过推测母亲如何看待自己此时此刻的照料行为，来邀请母亲做出进一步的反思：

> "就好像，一部分的你知道如何坚强地面对她的愤怒，但你找到了作为母亲的另一部分，这部分既可以坚强地面对她的愤怒，还可以更坚强地面对她的恐惧。这对你来说，作为一个妈妈，意味着什么呢？"

治疗师还可以将界定的技术转换为关系问题来询问女儿和母亲："你们能一起面对这种恐惧，这说明你们俩的关系是怎样的？"

在这个例子中，治疗师承认导火索可能会再次出现，并引发家庭成员典型的自我保护反应。然而，当一个家庭有办法以威胁性较小的方式看待这些被导火索触发的时刻，并且有更多的资源来直面这些时刻在更深层次可能发生的事情时，家庭成员就不太容易情绪失衡。下面的案例说明了 EFT 治疗师对意义的关注以及家庭成员的积极参与，治疗师使用了唤起情绪和过程处理的干预为治疗过程画上了句号，并引入了对家庭的新看法。

案例

帕克一家发现他们的大女儿艾米丽（16 岁）在家里有自残行为、绝望感和攻击行为，于是前来寻求家庭治疗。这个家庭参加了七次 EFFT 会谈，参与者包括两位家长、艾米丽和她的另外三个兄弟姐妹（凯文，13 岁；爱丽丝，11 岁；大卫，7 岁）。家长最初是为艾米丽寻求个体治疗，但在讨论了与家庭有关的困扰后，一家人同意进行联合会谈。这个家庭的行为是高度结构化的，似乎依靠规则来维持家庭的秩序和忠诚感。

EFFT 的评估会谈着重关注了负向互动，这种互动具体表现为艾米丽经常对母亲的干涉或控制行为感到愤怒，随后父亲会进行干预，以恢复家庭的平静和秩序。家庭中的紧张局面与两个最大的孩子在学校方面的变化有关，这些变化使家庭的压力源也有所改变，而这两个孩子对此的应对方法可谓是旗鼓相当、各有千秋。艾米丽会对家长的决定和态度做出抗议和挑战，而凯文则更喜欢理性的方式，注重非情绪化的逻辑论证。因此，两个孩子都没有清晰直接地表达过自己的恐惧或脆弱，由此产生的负向互动模式造成了家庭的不和与长期紧张的家庭环境。

这个受中度困扰的家庭在治疗中很快有了进展。艾米丽的母亲表示，她害怕靠近艾米丽，也不敢相信艾米丽的判断。这位母亲也表达了她的伤心，因为她没能有效地回应艾米丽的需求，而这正是她最根本的意图。艾米丽在回应中表示，自己需要母亲的信任，并希望她相信自己会在有需要时寻求帮助。随后，家长的注意力转移到了凯文在家中的孤立状态，在他们之前为凯文即将面临的转学提供支持失败后，他们很难再与凯文建立联结。通过与儿子的会谈，两位家长都对他所表达的因社交困难和转学而产生的恐惧做出了回应。例如，他的父亲分享了自己在和他差不多大的时候所面临的挑战，这样做巩固了父子之间更具脆弱性的情感联结，虽然他们之前经常互动，但很少有更深层的联结。在治疗中，这对夫妻也进行了一次联合会谈，讨论了他们作为家长所经历的挣扎，以及他们如何因为家庭的挑战而常常产生分歧。在这些会谈里，这对夫妻因养育、学校和工作等外部方面的要求而面临的个人挑战让两个人都感到疏远和不安，而双方都没有在之前承认过这一点。通过EFT探戈的过程，这对夫妻围绕着对彼此和孩子们的共同承诺重新建立了联结。

两位家长、艾米丽和凯文都参加了最后一次会谈。两位家长与两个孩子一起坐到了沙发上，初次家庭会谈上的紧张气氛已经烟消云散。孩子们之间的气氛非常融洽，父母也逐渐进入了会谈状态，并且他们试图就自己在家庭中看到的变化提出一些认真的观察。艾米丽说她"更信任妈妈了"，她也觉得自己可以袒露更多的脆弱情绪。用她的话来说，"这个家变得好了很多"，她的弟弟凯文逗她说，她给出了治疗师期待听到的答案。母亲插话说，她看到艾米丽更加开朗了，而且她们之间的谈话也让她更加了解自己的女儿，这让她感到很欣慰。

治疗师强调了这些变化，并着重指出母女俩彼此之间建立了更大的信任，艾米丽发现自己可以依赖母亲的关心和支持，她戏谑地拍着母亲的肩膀说："我觉得我有地方可以去了……我有我的死党了"。面对女儿的安慰，治疗师进一步唤起了母亲的反应并邀请她与女儿分享。"我爱你，艾米丽。而且我接受你的样子，我希望即使在你不这么觉得的时候，你也能相信我对你的爱。"治疗师将母亲的支持与母亲眼中艾米丽感到自己不被需要和无价值的时刻进行了对比。随后，父亲插话，他很感谢凯文帮他理解了凯文需要从家庭中得到什么。治疗师将父亲的感激界定为一次邀请，他在邀请大家今后进行更多具有脆弱性的对话，治疗师也指出，这与家庭在处理儿子转学问题时比较"公事公办"的方式形成了鲜明的对比。

在会谈接近尾声时，这位母亲含泪分享了她感到自己从家人身上学到的东西。"我们必须重新学习如何成为一家人……我们不能再作为一个整体一起前行了。我们需要开始走各自的路……这对我来说很难受，因为我很喜欢我们全部人在一起的时候。"

这位母亲因为孩子步入青春期中期而给家庭带来的转变感到悲伤，这种悲伤被界定为一次渴望爱与联结的表达，她表示自己很担心这个家会在不知不觉中失去一个亲密家庭的样子。她的丈夫用安慰和拥抱回应了她，并提醒她，即使孩子们开始了自己的人生旅途，作为家长的他俩也会一起找到保持亲密的方法。在会谈结束时，治疗师着重关注了这个家庭向更脆弱、更可亲的方向所做出的转变，这些变化为他们未来的安全基地奠定了基础。

治疗结束

EFFT 通常是不超过10次会谈的短程治疗，因此结案的过程没有那么复杂。不过，家庭仍然可能对脱离 EFFT 的支持和结构表现出担忧。治疗师会邀请家庭讨论他们从治疗中逐渐脱离出去的感受。唤起情绪的策略可以帮助家庭成员说出自己的恐惧，并为家庭共同处理这些问题创造空间。治疗师鼓励家庭合力面对他们的恐惧，并且明确指出在哪些情况下，家庭需要更多的支持。

当伴侣关系中的问题在家庭困境解决后仍然存在时，家庭治疗可能会在结束时过渡到伴侣治疗（EFCT）。在过渡为独立于家庭治疗的伴侣治疗时，治疗师必须跟家庭澄清治疗合同以及未来的治疗过程，因为对于失去活力的伴侣来说，EFFT 可以在许多方面为EFCT 提供合理的过渡。通过 EFFT，家长可以疏通依恋反应的阻碍，这些阻碍也会影响他们之间的浪漫关系。如此，EFFT 的过程可以使伴侣更快地进入 EFCT 过程中重建互动的阶段。

家长可以寻找一些持续可用的资源，来继续巩固他们在建立更安全的情感联结的过程中所取得的进展，并对此保持持续的投入。治疗师可能会向家长推荐更多与依恋相关的养育资源（e.g., Neufeld & Mate, 2004; Siegel, 2014; Siegel & Hartzell, 2003）。

与 EFT 相关的提升项目

伴侣和家庭也可以从旨在加强依恋联结的 EFT 相关改进项目中获益。《抱紧我》（*Hold Me Tight*，Johnson 2008）是为伴侣开发的实践性质的教育资源，书中包括反映了 EFT 过程的实用对话和练习。"抱紧我"团体工作坊旨在提供基于社区的心理教育项目，这些项目在改善伴侣关系满意度方面已被证明是有效的（Conradi, Dingemanse, Noordhof, Finkenauer & Kam- phuis，2017；Wong，Greenman & Beaudoin，2018）。

"抱紧我：让我走"（*Hold me tight: Let me go*，HMT/LMG; Aiken & Aiken，2017）以约翰逊的"抱紧我"项目为基础，为有青春期孩子的家庭提供了一个结构化的项目，引导家庭完成一系列的课程、讨论和对话练习，这与 EFFT 的目的是一致的。HMT/LMG 项目的第一个目标包括深化家庭对依恋培养的认识，看到它作为家庭关系的组织原则所起到的重要作用。第二个目标在于增加家庭成员对彼此的情绪反应和家庭体验的理解。第三个目标强调家庭中的负向互动模式。最后一个目标是让家长和青少年主动地参与到体验中，通过更具可及性、回应性和情感投入的行为来提升安全感。下面的这个案例由保罗（Paul）和南希·艾肯（Nancy Aiken）提供。

HMT/LMG 案例

杰西卡（18 岁）的母亲克莱尔发现，她最近在与杰西卡沟通后者的学业问题和对她而言最重要的事情是什么时，她们之间的沟通总是会引发无法解决的冲突，于是她提议去参加 HMT/LMG 工作坊。杰西卡时不时地会认定她的母亲不了解她的生活，而且与同龄人相比，母亲对她有不切实际的要求和期望。总的来说，在杰西卡的成绩一落千丈之前，她在学业和体育方面都很成功。杰西卡的父亲德鲁、克莱尔和杰西卡一起参加了工作坊。

该项目从一节家长会谈开始，重点关注家长的照料情况以及伴侣间的照料联盟。通过讨论和练习，克莱尔认识到她和杰西卡陷入了一种负向模式，她用最近的例子向德鲁解释了一下。

克莱尔：我收到了学校的一封邮件，说西西（杰西卡的小名）有几门课的成绩下降了，这很让人担心。我一下就慌了，在西西放学回家后我就当面质问她，然后得罪了她。她把自己关在房间里好几个小时。我觉得我自己是个很糟糕的妈妈，所以我一直在试着解决这件事，但她还是对我敬而远之。

在家长会谈中，克莱尔和德鲁讨论了他们如何希望对杰西卡做出更多的回应和支持，以及当克莱尔在养育的过程中受到自我怀疑的困扰时，德鲁可以如何为她提供帮助。克莱尔和德鲁练习了一次对话，探讨了双方如何在照料孩子的过程中相互支持。作为一个养育团队，他们在克莱尔和杰西卡身上发现了一种共有的模式。克莱尔清楚地看到，她的恐惧是如何助长了她对杰西卡的反应性回应，以及当杰西卡退缩时，她的愤怒又是如何转变为了批评，而当杰西卡想一个人待着的时候，克莱尔的自我怀疑和羞耻感又会驱使她继续去找杰西卡。

两位家长和孩子一起参加了接下来的这节会谈，在他们一起做了一系列的情感联结练习之后，孩子被邀请就最近的家庭冲突发起一次对话。杰西卡独自说起了面对她的成绩时"妈妈的抓狂时刻"。通过结构化的讨论，杰西卡发现了触发她情绪的导火索以及她离开的原因。

杰西卡：我一进家门就看出来你很不高兴，我什么都还没说你就说"什么情况""为什么学校要打电话来""你应该告诉我们的""你还隐瞒了什么"。

杰西卡和她的父母一起回顾了这段历程，对他们之间出现的行为、观念和情绪进行了梳理。杰西卡说她知道母亲是在关心她，但在那一刻，那些批评和评判让杰西卡觉得自己很渺小，像个孩子一样，于是她就退缩了。杰西卡解释道："请你和我商量，问问我，和我谈谈我的想法。我已经18岁了，我们能不能有一次成年人对成年人的沟通？"克莱尔认真地听着，承认自己反应过激而且急于对杰西卡下判断。克莱尔向杰西卡道歉，并表示她也希望能有一次不一样的对话。看到她们花时间来讨论这个棘手的情况，德鲁表达了自己的赞赏，于是，三个人都如释重负，并在讨论完这次冲突之后感觉彼此更加亲密了。

在HMT/LMG中，最后一个练习是邀请家庭成员从更脆弱的视角出发，重新审视他们之前的对话。在这个练习中，杰西卡需要重新回到她感到恐惧或受伤的那个时刻，她在那一刻说："我的妈妈不关心我。"经过有指导的练习之后，杰西卡意识到了自己因母亲不理解自己而感到的痛苦，她也被邀请来分享那一刻的深层体验。随后，她具体、清晰地陈述了自己的依恋需求。

杰西卡：（轻柔而自信地）下次请你不要揣测我的情况——不要批评或评价我，

用好奇的态度就可以了。请你来问问我知道些什么——直接问我发生了什么事，你要相信我会对你坦诚。

克莱尔表示自己听到了她的请求，并对自己用评价性言语和恐惧对杰西卡造成了伤害表达了歉意。杰西卡靠近父母，安抚他们。在他们脆弱地面对了这次关系的破裂之后，他们之间的情感联结现在变得更加清晰。

HMT/LMG让家庭有机会重新审视在家长与青少年关系中常见的关系挑战，在这种关系中，自主性和安全性的目标需要通过关系来实现。该项目遵循EFFT模型，使家庭能够识别那些扭曲了依恋沟通的负向模式和关系阻碍，然后重点关注照料的资源和与依恋相关的情绪，重新审视那些本可以用来关心、联结和支持彼此的时机。通过聚焦于照料和依恋的资源，这个项目会引导家庭进行关系修复，并建立一种更安全的关系模式。

小结

EFFT的巩固阶段使家庭成员有机会有意地关注到他们在加强彼此间的情感联结时所取得的成长。治疗师会主动推进对积极体验的处理，以进一步阐明家庭已经实现的新的安全模式的影响和重要性。家庭成员共同参与了这一过程，了解他们的家庭是如何发生变化的，以及他们可以采取哪些措施来更有目的地投入，以便维持和加深他们感受到的安全感。从根本上讲，EFFT过程的目的是疏通关系阻碍，改变负向互动模式，从而改变家庭未来发展的轨迹，尤其是在发展的层面上。这样一来，EFFT的治疗过程就让家庭踏上了新的道路，并且在巩固阶段，EFT治疗师会与这个家庭一起，既看到他们已经走了多远，又看到他们未来会一起走向何方。

EFFT 实践要点

以下过程要点重点阐明了EFFT改变过程的最后几个步骤。治疗师会从新的、更安全的互动位置出发去处理过去的问题，巩固家庭所做出的改变，让家庭共享安全性和安全感，从而巩固家庭已经建立的情感联结。

1.家庭在直面过去的问题时可能出现关系阻碍，治疗师会邀请家庭在疏通这些阻碍的过程中处理持续存在的问题。

2.当孩子在脆弱中对家长有了新的认识和更强的信心时，治疗师会利用这些成果来探索旧问题的新解法。

3.治疗师会促进家庭活动，让家庭在拥有安全性和安全感的层面进行更多的投入和探索。通过现场演练和依恋仪式的使用，治疗师推动家庭付出努力，以进一步加强借由EFFT得到加强的依恋纽带。

4.治疗师通过对比家庭在治疗过程中发生的变化，引导家庭理解这些变化的意义，从而帮助家庭获得更大的灵活性，并且加深对自身的需求和资源的理解。

5.治疗师可以为家庭推荐心理教育相关的资源，以促进家庭努力去继续增强彼此间的情感联结，增加用于成长的资源。

参考文献

Aiken, N., & Aiken, P. (2017). *Hold me Tight/Let me Go program: Facilitators' guide.* Ottawa: International Centre for Excellence in Emotionally Focused Therapy.

Allen, J. P. (2008). The attachment system in adolescence. In J. Cassidy & P. R. Shaver (Eds.), *Handbook of attachment: Theory, research, and clinical applications* (pp. 419-435). New York: Guilford Press.

Byng-Hall, J. (1995). Creating a secure family base: Some implications of attachment theory for family therapy. *Family Process,* 34, 45-58.

Conradi, H. J., Dingemanse, P., Noordhof, A., Finkenauer, C., & Kamphuis, J. H. (2017). Effectiveness of the "Hold me Tight" relationship enhancement program in a self-referred and a clinician-referred sample: An emotionally focused couples therapy-based approach. *Family Process, 57 ,* 613-628.

Cowan, P. A., Cohn, D. A., Cowan, C. P., & Pearson, J. L . (1996). Parents' attachment histories and children's externalizing and internalizing behaviors: Exploring family systems models of linkage. *Journal of Consulting and Clinical Psychology, 64*, 53-63.

Crespo, C. (2012). Families as contexts for attachment: Reflections on theory, research, and the role of family rituals. *Journal of Family Theory Review, 4,* 290-298.

Crespo, C., Davide, I. N., Costa, M. E., & Fletcher, J . O. (2008). Family rituals in married couples: Links with attachment, relationship quality, and closeness. *Journal of Personal Relationships, 15*, 191-203.

Crespo, C., Kielpikowski, M., Pryor, J., & Jose, P. E. (2011). Family rituals in New Zealand families: Links to family cohesion and adolescents' well-being. *Journal of Family Psychology, 25,* 184-193.

Dallos, R. (2006). *Attachment narrative therapy.* Maidenhead: McGraw-Hill Education.

Dickstein, S. (2004). Marital attachment and family functioning: Use of narrative methodology. In M. Pratt and B. Fiese (Eds.) *Family Stories and the Life Course.* (pp. 213-234). Mahwah, NJ: Lawrence Erlbaum.

Eakers, D. G., & Walters, L. H. (2002). Adolescent satisfaction in family rituals and psychosocial development: A developmental systems theory perspective. *Journal of Family Psychology, 16*, 406-414.

Fiese, B. H. (1992). Dimensions of family rituals across two generations: Relation to adolescent identity. *Family Process, 31,* 151-162.

Fiese, B. H., Tomcho, T. J., Douglas, M., Josephs, K., Poltrock, S., & Baker, T. (2002). A review of 50 years of research on naturally occurring family routines and rituals: Cause for celebration? *Journal of Family Psychology, 16,* 381-390.

Fiese, B. H. (2006). *Family routines and rituals.* New Haven, CT: Yale University Press.

Hesse, E. (1999). The adult attachment interview. In J . Cassidy & P. R. Shaver (Eds.), *Handbook of attachment* (pp. 395-433). New York: Guilford Press.

Johnson, S. M. (2004). *The practice of emotionally focused therapy: Creating connection,* 2nd Ed. New York: Brunner/Routledge.

Johnson, S. M., Bradley, B., Furrow, J., Lee, A., Palmer, G., Tilley, D., & Wooley, S. (2005). *Becoming an emotionally focused couple therapist: The workbook.* New York: Brunner-Routledge.

Johnson, S. (2008). *Hold me tight: Seven conversations for a lifetime of love.* London: Hachette.

Kobak, R., Grassetti, S. N., & Yarger, H. A. (2013). Attachment based treatment for adolescents: Repairing attachment injuries and empathic failures. In K. H. Birsch (Ed.) *Attachment and adolescence* (pp. 93-111). Stuttgart: Klett-Cotta Verlag.

Morris, A. S., Silk, J. S., Steinberg, L., Myers, S. S., & Robinson, L. R. (2007). The role of the family context in the development of emotion regulation. *Social Development, 16*, 361-388.

Neufeld, G., & Mate, G. (2004). *Hold on to your kids: Why parents need to matter more than peers*. New York: Ballentine Books.

Siegel, D. J. (2014). *Brainstorm: The power and purpose of the teenage brain*. New York: Penguin.

Siegel, D. J., & Hartzell, M. (2003). *Parenting from the inside out: How a deeper self-understanding can help you raise children who thrive*. New York: Penguin Books.

Wolin, S. J., & Bennett, L. A. (1984). Family rituals. *Family Process, 23*, 401‐420 .

Wong, T. Y., Greenman, P. S., & Beaudoin, V. (2018) "Hold Me Tight": The generalizability of an attachment-based group intervention to Chinese Canadian couples. *Journal of Couple & Relationship Therapy, 17*, 42-60.

Emotionally Focused Family Therapy: Restoring Connection and Promoting Resilience

情绪取向家庭治疗
恢复联结与促进韧性

第三部分
探索临床中的实际情况

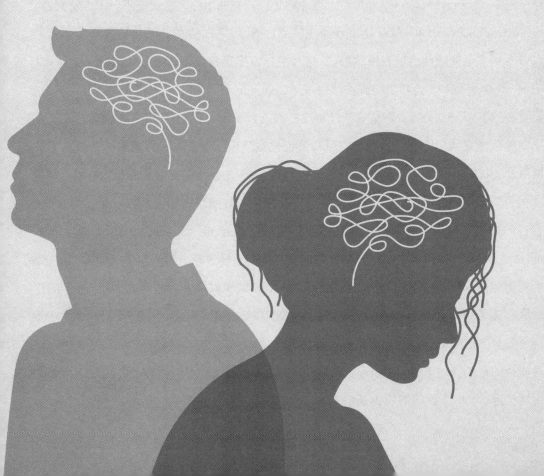

第九章 案例：EFFT 对内化障碍的治疗

儿童与青少年的内化问题属于严重的心理健康问题，因为如果他们的焦虑和抑郁障碍没有得到及时的治疗，就可能会引发极为可怕的后果。旁人可能看不到这些问题的存在，但饱受煎熬的儿童或青少年却背负着过度的愧疚感与对自我的负面核心信念，他们往往认为自己是很失败、不可爱的人（Reinecke, Dattilo & Freeman, 2003）。如果不承认这些焦虑和抑郁的体验，它们就会成为儿童或青少年固定的内在自我感知，并被大脑消极地编码。这种消极的状态还会泛化到孩子与他人的关系中，影响到青少年在学校和工作中发挥作用、取得成功的能力，在最严重的情况下，甚至会影响到孩子的生存意志。

要想理解负面情绪对孩子的影响与孩子应对这些情绪的能力，就必须要将孩子的家庭关系纳入考量。内化问题是指"因难以调节负面情绪而导致的情绪或心境问题"（Graber, 2004）。在孩子发展情绪调节能力的过程中，家庭关系是至关重要的资源。由于情绪调节能力主要是在亲子关系的背景下发展起来的，因此，我们有必要把家庭纳入对这些问题的治疗过程中（Southam-Gerow, 2007）。迄今为止，已有的治疗方法效果不一，卡特莱特哈顿（Cartwrighthatton）和穆雷（Murray）（2008）表示："即使在资源充足的治疗试验中，也只有不到一半的病例情况有所改善。"这些治疗方案通常涉及对儿童和青少年的认知行为干预，而家长则并不直接参与到治疗中来（Compton et al., 2014）。EFFT通过聚焦于孩子最重要的资源——家庭，来与这些最重要的人一起看到、听到孩子正在面临的问题。在亲子间的依恋联结有所增强、家长的照料系统被激活后，孩子就不会感到那么孤立无援，可能引发症状的家庭冲突也会减少，孩子还能通过家长的爱与关怀获得心灵的补给。

在EFFT的视角里，青少年与家庭成员，特别是与其照料者的关系越安全，那么她在对自己的外部环境进行探索时就越独立、越自信（Johnson, Maddeaux & Blouin, 1998; Johnson, 2004）。研究表明，不安全依恋本身并不必然导致青少年的焦虑或抑郁，但它是一个能影响青少年关系环境的调节因素，而像EFFT这样以关系为焦点的治疗方法可以对这一调节因素发挥作用（Brumariu & Kerns, 2010; Siegel, 2013）。EFT治疗师致力于创造一个安全的治疗环境，并支撑家庭进行透明、清晰、规范的情感对话。EFT治疗师通过处理痛苦的亲子互动中的关系阻碍，激活了父母的照料系统，并为陷入困境的青少年提供关键的疗愈机会。下面的案例由盖尔·帕尔默提供。

蒂娜和巴克斯特一家的案例

"我们的步调不一致"

蒂娜，17岁，在一次严重的自杀尝试未遂后，她应父亲迈克和母亲黛比·巴克斯特的要求前来接受治疗。迈克和黛比结婚25年了，两人想为蒂娜寻求治疗，她现在住在家里，正在上大学。他们的大儿子乔希已经完成了大专教育，但毕业后一直找不到工作，也不参与家庭事务。蒂娜刚刚从高中升入大学，她在大学里选择了和她父亲相同的专业。

评估

治疗师在最初的会谈中单独会见了两位家长，因为他们想确保治疗师了解蒂娜的早期经历，同时，他们也想要向治疗师说一说蒂娜的自杀未遂给家庭带来的创伤。迈克和黛比都很害怕，因为他们差点因为女儿过量服药而失去她。蒂娜在医院住了一晚，之后就拒绝讨论这件事，并希望父母可以"向前看"。治疗师在两位家长重新讲述这件事时给予了支持，并肯定了他们的勇气和能力，因为，尽管他们因这次危机感到恐惧和内疚，但他们仍能互相支持。黛比和迈克都觉得自己是不称职的家长，感到自己辜负了蒂娜和她的哥哥乔希的期望。

在蒂娜出院后，迈克和黛比对这些事情感到心急如焚、痛苦万分，并对蒂娜在过量服药后拒绝接受个体治疗而感到担忧。两位家长还提到，蒂娜在8岁时曾经遭受过一名远亲的猥亵。虽然他们在当时提出了正式的指控，但迈克和黛比都不清楚事情的细节。用他们的话说，"从此之后，蒂娜就像是变了一个人。她开始疏远父亲，因为她憎恨所有男人"。12岁时，蒂娜因严重的进食障碍接受了住院治疗。

黛比目前正在进行个体心理治疗，她的治疗师转介她进行家庭治疗。迈克和黛比对家庭治疗持有开放态度，也希望学习如何与青春期的孩子沟通。他们不确定乔希是否会参加，因为他之前参加过针对妹妹进食障碍的家庭治疗，当时他表示不会"再参加了"。迈克和黛比之间的照料联盟关系非常僵化，这对夫妻表示，他们自蒂娜8岁起就各走各的路了。当时，迈克支持了他的远亲而没站在女儿这边，所以黛比只能独自照顾女儿。她曾试图让迈克参与到这次危机中，但他拒绝与她沟通此事。在那期间，这对夫妻之间发生了很多次争吵，黛比说她会对迈克"大喊大叫"，会攻击他这个人和他的性格，而迈克则会一直保持缄默，对妻子发起冷战。黛比说，她现在已经不生迈克的气了，她也为他们在蒂娜遭到性侵犯时所发生的争吵感到内疚。迈克也为自己当时的行为感到后悔，并愿意找到一种方式与蒂娜谈论过去。

乔希拒绝参与同胞会谈，因此蒂娜独自参加了评估会谈。在这次会谈中，蒂娜说她不想谈论自己的事情，她之所以来是因为父母让她来。她说她不需要再和心理健康专家打交道了，她只想继续自己的生活。她表示在自杀未遂后，她感觉好多了，并认为电休克治疗可能也帮她清理了大脑。她提到自己并没有打算自杀，只是当时极度渴望父母能倾听她，所以在这个渴望的驱使下做出了冲动的行为。她说她的父母不听她说话，虽然他们做了他们需要做的事，但并没有考虑她希望他们做什么。在整个谈话的过程中，蒂娜都表现得克制、冷静，她说自己不想再生气了，因为她真的需要把注意力在自己身上。

治疗师将重心放在接纳并理解蒂娜眼里的世界，强调她的优势，承认她与父母的关系，也看到了她参加治疗的意愿，尽管这不是她自己的主意。治疗师温和地邀请蒂娜更多地探索家中发生的事情，以及家庭无法沟通的原因。蒂娜同意参加安排在下周的家庭会谈。考虑到蒂娜自杀尝试的严重性且她拒绝继续接受个体治疗，以及两位家长对此的痛苦感受，家庭治疗被认为是最理想的治疗方案。

初始家庭会谈

在会谈开始时，EFT治疗师邀请整个家庭一起说说目前的情况。治疗师表示，他们已经各自分享了以前的事情和经历，而现在是一个共同交流的机会。母亲黛比需要治疗师的帮助才能直接谈论她的家庭。治疗师肯定了这位母亲想与丈夫和女儿"步调一致"的需要，也强调实际情况并非总是如此，并反映她夹在迈克和蒂娜中间的两难处境。于是，黛比能够表达出自己的想法："我希望蒂娜开始看到，我们并不是糟糕的家长。"而迈克则声称女儿很清楚他们是陪在她身边的，并且在谈到他与蒂娜的关系时，他说："我和蒂娜都知道我们之间的关系很疏远，虽然我不喜欢这样，但我和蒂娜已经建立了一种不说话的关系"。治疗师强调，他的"心愿"和希望是让蒂娜知道他们是陪在她身边的，并由此唤起和强化了他作为家长想照顾孩子的意图。随后，治疗师请蒂娜发言，而她一上来就说："'家庭'这个词，几乎是不存在的。"

治疗师试着了解每个人对家庭的看法，同时追踪在会谈中逐渐呈现的、使家庭陷入困境的互动模式。在迈克、黛比和蒂娜之间有一个根深蒂固的循环，它已经存在了好些年。

迈克和蒂娜之间很少有直接的接触，因为只要父亲靠近她，她就会走出房间。蒂娜会避开父亲的关注，直接向母亲倾诉她所有的担忧。黛比既是蒂娜和迈克之间的调解员，也是他俩的翻译员。如果迈克想对女儿说什么，他会让妻子转达，黛比也会让迈克了解女儿的情况，不过有时候迈克并不想听。黛比坚信蒂娜身上有问题需要她来处理，而且她很讨厌夹在丈夫和女儿中间。迈克则觉得黛比在过度保护蒂娜，也感到她会在他和孩子之间横加干涉。这对父母都表现出不知所措和忧心忡忡，迈克说话又快又多，而黛比则比较安静，但她在讲述家庭故事时明显变得悲伤起来。治疗师使用EFT探戈的前两个舞步，对蒂娜在这一循环中的互动位置进行了更深的探索（Johnson，2019）。

治疗师：所以，他们好像有一个行动计划，或者我不确定你会怎么描述它？他们在一起讨论如何靠近你，而你会说："如果你们有话要说，那就请直说。"但如果他们不直说，那你会怎么想？（EFT探戈的第一个舞步，镜映当下的过程；父亲试图打断，治疗师阻止了他）我需要你先等一下再说（对蒂娜说），这对你来说意味着什么？

蒂娜：嗯，我不想应付这些闹剧，如果你们有什么话要对我说，那就对我说出来，这样我们才能继续向前。

治疗师：（慢慢地、轻轻地）是的，你好像在说，我不希望有闹剧，因为如果这场闹剧是关于我的，我不知道你是怎么想的，但我可能会觉得，是不是我哪里做错了？（蒂娜明显地变得悲伤，低着头）嗯，你可以帮帮我吗，蒂娜，这是你最后的感受吗？（蒂娜抬起头，与治疗师对视）嗯，所以的确是这样的。（EFT探戈的第二个舞步，组合与加深情绪）

治疗师：（更生动地）是不是我的父母不能和我说话？我是不是有什么问题？（加强原发情绪）

蒂娜：有时候，的确会有人说我有很大的问题，说我需要长大。我有时候会听到一些很刻薄的话，但我什么也没说。

治疗师：（聚焦当下，同理的推测）是的，但现在你在说，听到这些东西对你是有影响的。

蒂娜：对，但与此同时，因为我在成长，而且我有自己想要钻研的领域，所以我不会让它烦到我，我不再像以前那样反应了。

治疗师：当然，你有办法应对，是，你在向前看，但在这一切的背后，听到一些对你很刻薄的话，你会感到受伤吗，当然，你需要向前看。

蒂娜：我不会生气。

治疗师：嗯，你再也不会生气了，因为你不想把事情闹得太大，你不想生气，但我们在生气的时候，通常是内心受到了伤害，可是你现在什么都不会说了。

在这次会谈中，治疗师识别出了家长在回应性上的阻碍，并做了处理。治疗师邀请黛比抛开她在迈克和蒂娜之间扮演的和事佬角色，来谈论她自己在家庭中的情绪体验。当她不再从丈夫或女儿的视角来发言时，她开始感受到自己的伤心情绪。

母亲：（流着泪）嗯，我们的关系就像破裂了一样，迈克不和蒂娜说话，蒂娜和乔希也不说话，我不知道这一切是怎么发生的，我们不是这种家庭，我们之前都是在一起的。（治疗师肯定了黛比的悲伤，并把这种悲伤与她承担了调解员和翻译员的角色联系起来，因为她想以此保护自己免受这种悲伤）

治疗师：这就说得通了，你在家里专注于修复你的丈夫和女儿之间的关系，比起体会这种失落要好得多？这样你就不用体会失去你们曾经拥有的亲密无间的那种失落？

让我们再看看迈克在家中的状态。当迈克不开心时，他在家中要么是大发脾气，要么是退缩。他会对孩子们和妻子感到沮丧，并且会努力解决所有问题，以逃避他所感受到的"可怕的"内疚与羞耻感。治疗师遵循EFT探戈的舞步，探索了迈克的羞耻和内疚这两种更脆弱的感受，帮助他找到妨碍他与女儿沟通的阻碍。

父亲：我每天早上都在想我的孩子们，想我该怎么做才能解决这个问题。这种想法每时每刻都在我的脑海里。

治疗师：那种可怕的感觉在于，你没有一段可以交流的关系，你失去了宝贝女儿，没办法跟她交流，因为你有一种可怕的感觉在阻碍着你。

父亲：是啊，最糟糕的情况就是我们已经不说话了。

治疗师：是啊，然后就发生了这样的事情。它不是凭空发生的，我想知道，你是否也想知道，从蒂娜的角度来看，这是什么情况？（提高家长的可及性）

父亲：我一直都在想。

治疗师：嗯，但你们被困在了一种循环中，你不跟她说话，你没有告诉她你一直在想她，你很想念和她的关系，对吗？你努力修复这个问题，想要让情况好转，因为如果你能做到这一点，然后会怎么样呢？（镜映当下的过程）

父亲：她会更开心一点。

治疗师：如果她更开心一点，这种可怕的感觉会怎么样？也许你作为爸爸也会感觉好一些？（同理的推测，组合与加深情绪）

父亲：（热泪盈眶）我在这里是为了她，我想陪在她身边。

治疗师：是啊，你那么想陪在她身边，这让你很受触动。你现在能告诉她这种感觉吗？（通过一次现场演练来推动新的接触）

父亲：（对蒂娜说）你知道我会想着你，我努力地想陪在你身边，你是知道的。（蒂娜翻了翻白眼，别过头去）

治疗师：我知道，蒂娜，你很难与父亲直接交流，（处理现场演练的影响）我刚刚请你做了一件你已经很多年都没做过的事，我相信你一定有很好的理由来解释为什么会发生这样的情况，这也是我们来这里的原因，我们需要一起把它弄明白。我能看到你们所有人都很痛苦，你们当然会很痛苦。妈妈，你觉得自己失去了家庭，也深深体会到了失去的感受；爸爸，你有这种"可怕的感觉"，你失去了与女儿那种可以交流的关系；而对你来说，蒂娜，交流是很困难的，因为会有闹剧发生，或者你会听到关于你的很刻薄的话，所以，你当然想要远离这些。（EFT探戈的第五个舞步：整合与肯定）

　　对家庭动力及其演变过程的进一步探索表明，蒂娜经历的性虐待对家庭成员而言是一次依恋创伤，因为家庭的安全感在那一刻被改写了，所以那个时刻就成了重新定义家庭关系的分水岭。迈克和黛比因为要到底应该支持迈克的原生家庭，还是支持他们现在这个家而产生了隔阂。这对夫妻的冲突让蒂娜感到孤立无援，在她受到虐待的事情上，父母也给她传递了不一致的信息。他们盘问她，带她去看医生，却没做什么来帮助他们的小女儿理解所发生的一切，也没有明确地告诉她虐待是不对的。直到今天，他们仍然没办法一起谈论这件事。蒂娜坚持说，她过去和家长谈论过发生的事情，但他们当时没有听她说，而两位家长则表示，蒂娜和治疗她的医生都没有跟他们说过。这种动力让这个家庭陷入困境，彼此之间失去联结，难以取得进展。两位家长沉浸在自己的羞耻和内疚中，蒂娜则感到自己孤立无援，孤独而自卑。

家长会谈

在下一次会谈中，EFT治疗师单独会见了两位家长，帮助他们直接处理蒂娜小时候发生的事情，并开始面对他们在接受这些事情的过程中所遇到的阻碍。在这次会谈中，迈克流着泪表示他小时候也曾被虐待，但他直到最近才与黛比说起这段经历。黛比很支持丈夫，也理解他是如何为了否认自己被虐待的经历而才在照顾女儿的过程中变得麻痹的。治疗师肯定了这对夫妻在敞开心扉、共同面对这一创伤时所表现出的力量和勇气，并鼓励双方依靠他们作为伴侣新发现的安全感来直面女儿的遭遇。两位家长曾采取的防御性反应是最小化、否认、混淆这一创伤所带来的影响。治疗师肯定了这些防御措施的作用，即能够保护他们免于面对女儿受过虐待这一残酷现实，也指出他们自我保护的行为孤立了蒂娜。治疗师帮助他们看到，蒂娜迫切地需要被他们关注和肯定，而不是被盘问或调查。治疗师鼓励两位家长放下自己的防御性反应，以接纳和理解的态度对蒂娜做出同理的回应。在会谈结束时，迈克和黛比表示他们愿意在治疗师的支持下尝试用新的方式靠近蒂娜，并计划在下一次会谈中主动地与女儿开启一场不一样的对话。

第二次家庭会谈

在下一次家庭会谈中，治疗师首先总结了大家在家庭互动模式的僵局，并引入了家长在单独会谈中所表达的积极的照料意图。治疗师祝贺蒂娜有勇气和力量参加这次会谈，因为上次会谈非常困难。治疗师也邀请家长直接与蒂娜谈论过去的事。治疗师通过提及家庭中可能发生的依恋创伤来引入这个话题，并提到这种创伤会让他们陷入困境，无法获得安全感，也无法感到彼此之间的联结。

父亲：嗯，发生了很多事情，蒂娜说她不想回到过去，但我们之前已经努力地向前看了，其中之一就是我们和大家庭的情况，也就是她小时候发生的事情，我觉得我没有处理好它，我从来没有和蒂娜说过这件事，说过我知道她受到了伤害，我希望我当时的状态能更在线一点，我没有意识到我对蒂娜造成了多大的伤害……（看着蒂娜，轻声说）我对之前发生的事情感到很难过。那件事是不对的。我当时的想法不对。

治疗师：你现在觉得很抱歉，因为你没有让她知道那件事是错误的，你也没有支持她。

父亲：我现在比当时想得更多。我用了很多时间去思考那些已经发生的事情。我不能回到过去，但我希望我当时能多陪陪她。而我那时候看不到痛苦的存在，除非是有人流血了，否则我就看不到。

治疗师：在那个时候，你没有看得很清楚，你没有看到蒂娜正在经历什么。

父亲：我没有意识到自己的情况，没有意识到自己经历过的虐待。

治疗师：你没有办法正视自己，而这也让你没有办法看到蒂娜所经历的痛苦。你在努力远离你曾经遭受过虐待的痛苦。

父亲：我就假装它不存在，努力向前看，继续生活，希望它会消失，但它没有。它没有消失。

治疗师：没错，你的做法能保护你自己不用面对受到虐待的痛苦，但这种方式也让你无法看到女儿的痛。你越是不正视自己，就越是看不到你的女儿。

父亲：这是不对的。我本该在她身边的。

治疗师：我听到了。此刻，你正在告诉女儿你身上发生的事情，以及这些事情是如何让你没能看到她的。你能把这些告诉她吗？

父亲：（含泪看着蒂娜）我只是希望我当时能多陪陪你，我在努力弥补，因为我知道你一定受了很多苦，而我却没有陪在你身边。你完全是受害者，我为你感到骄傲。

治疗师：（靠向蒂娜）你现在是不是没有办法看他？

（蒂娜摇头表示"不能"）

治疗师：（轻柔地）这样做太难了，但他在说一些重要的事情，他在说，他当时没有陪在你身边。你所感受到的悲伤和悲痛（看着父亲）都是因为她是那么地珍贵，所以你因为让那个小女孩失望了而感到难过，（对蒂娜说）蒂娜，看到父亲的难过，如果你愿意看着他的脸，你就会看到他的眼泪，这就是你会看到的，因为他关心你。（界定照料意图，启动深层情绪）

父亲：（哭泣）我真的很抱歉。（蒂娜微笑着看向别处）

治疗师：而对你来说，你觉得这与你有关，与你的痛苦有关。

蒂娜：（看着妈妈）为什么大家都在哭？我不喜欢这样……唉（抱住自己）。

治疗师接纳了蒂娜心里的阻碍，帮助她理解自己为何在此刻无法接受父亲的悲伤，也帮助迈克应对他的羞耻感。迈克没有退缩，也没有试图解决问题，而是承认自己没能在女儿最需要他的时候陪在她身边。迈克说出了他因为没看到蒂娜的痛苦而感到的悲伤，然后，他直接向蒂娜表达了他的悲痛和懊悔，从而能开始直接与蒂娜修复关系。

　　母亲：我刚刚才感觉到了他的悲伤。

　　蒂娜：感觉是我的错。

　　治疗师：所有的这些情绪都不是你的错。这不是你的错。你父亲之所以会有这种感受，是因为他在乎你。当我们伤害了自己在乎、深爱的人时，我们就会感到悲伤。我知道你也在乎。看到你父亲很痛苦是很难受的。但是他足够坚强，他能够流下这些眼泪。

　　母亲：这对他来说很难——我知道他一直都想说出来。

　　治疗师：（对蒂娜说）你当时并没有感觉到这些，你是自己一个人熬过来的，你必须得靠自己坚强起来。（肯定并理解蒂娜的阻碍）

　　虽然蒂娜对父亲的悲伤感到困惑和不安，但黛比能够通过承认丈夫的痛苦来支持他，她也支持了他想与蒂娜坦诚分享脆弱体验的渴望。在家长会谈中，两位家长因蒂娜8岁时发生的事情所产生的分歧得到了充分的处理，迈克可以更直接地告诉妻子是什么让他没能理解女儿的痛苦，包括他自己在小时候遭受的虐待。然后，黛比能够缓和自己在这次被迈克抛下时的愤怒，也分享了她自己的愤怒是如何给整个家庭带来更多的冲突和分歧的。于是，迈克和黛比带着经过修复与增强的照料联盟出席了这次家庭会谈。然后，治疗师开始与蒂娜一起工作，更直接地处理她在接收父亲的信息时遇到的阻碍。

　　治疗师：所以，你父亲像这样向你表达情感，对你来说感觉就像是，真的假的？是真的吗？我不知道该把这种支持放在哪里？

　　蒂娜：是的。

　　治疗师：我不知道该如何理解这个举动，因为你是一个人经历那一切的，你必须找到自己的处理方法。不要有任何感觉，只是迈出一步，再迈出一步；保持坚强，这就是你所做的，对吗？如果不这么做，你是撑不过来的，因为你必须得走下去。你明白了吗，我知道要看着你的父亲很难，但你听到了他的悲伤，你能不能帮助告诉我，当你听到他的关心时，你会有怎样的感受？

　　蒂娜：（沉默）我想说，这个关心来得有点晚了。

治疗师：当然，你有这种感觉是完全合理的，也许（用来访者的口吻）"我不想这么说，因为我不想伤害他。"

蒂娜：我的意思是，我很高兴看到这些事情现在得到了承认，但这些是我已经解决了的问题。

治疗师：对，对，有点像是"我已经向前看了，而爸爸你呢，你去哪儿了？"是这样吗？

蒂娜：是的，是的。

治疗师：而如果你现在要说"是的，我能理解爸爸你的感受，但你知道我经历了什么吗？"如果你这么说，你会觉得你的父亲听不进去吗？

蒂娜：（摇头）他听不明白，没有意义。太迟了。

治疗师：因为他说他很抱歉自己没能陪在你身边，而当你爸爸感受到了他的悲痛时，这也让你有机会感受到这种悲痛。但这样并不能解决问题，对吗？你对这件事有自己的经验，因为你一直是一个人，独自经历了很多。好像你在说"自始至终我都只有自己，在今天你怎么就能支持到我了呢？"你把心门紧闭，你在说"我不想回到过去"。（治疗师使用来访者的口吻，组织并理解蒂娜的阻碍）

蒂娜：我真的得向前看。

在这个关键时刻，治疗师努力帮助蒂娜处理她在接收父亲的照料回应时所遇到的阻碍。治疗师将蒂娜自力更生的防御方式看作是合理的，因为这是她成长的经验，所以治疗师肯定了她当下的情绪反应，这也帮助了父亲理解女儿在此时此刻的情绪状态。重要的是，治疗师必须始终贴近蒂娜的情绪世界，否则，这种情感的表露就会以父亲为中心而再次忽略女儿，让她又一次感到不被听到和看到。

治疗师：（对父亲说）她这么说，她说她想向前看，你有什么样的感受？

父亲：我开始明白了，我理解她了。

治疗师：你明白了一个人要为了保护自己而不得不向前看是什么样的感受，还是说，你明白了她想保护你？

父亲：不，不，她想向前看，她非常努力地想成长起来。对，但我能感觉到她听到我的心声了。我背负这件心事已经太久了。

治疗师：这件心事让你没能看到蒂娜的感受，也没能看到她需要的是什么。而现在，你主动出去，你让蒂娜知道你很抱歉，但你并不期望她会变成某种样子。

父亲：在一个完美的世界里，我很希望我们能有一个大大的拥抱。但现实情况是，她是那种需要自己好好想想，把事情放下，然后去消化这段经历的人。

治疗师：她很自立，她需要依靠自己学到的东西来照顾好自己。

父亲：就是这样。

治疗师：她就是这样才撑过来的，你理解这一点吗？

父亲：我只是希望你知道，只要你能在今天感受到我是真心实意的，只要你知道我会一直在你身边，我就愿意跨越千山万水来陪伴你、支持你。

治疗师：（对蒂娜说）怎么了？

蒂娜：我不知道为什么这只和我们俩有关。她当时也不在我身边，她和爸爸的情况一模一样。

然后，治疗师聚焦于与母亲进行工作，她需要先克服自己防备和辩解的心理，才能承认自己的悔恨和遗憾。在这个过程中，母亲能够带着深深的悲伤向女儿道歉，因为她没有能够陪伴在女儿身边。于是，三个人都摆脱了他们惯常的模式，即父母因羞耻感而无法表达自己的关爱，而蒂娜则感到父母听不到也看不到她，这让他们三个人都感到被困住，无法一起处理发生在蒂娜身上的事情，也无法承认他们的受伤和悔恨。迈克承认自己没能陪伴蒂娜，并表达了懊悔，也接受了蒂娜要依靠她自己的想法，这让蒂娜能够迈出下一步，直接向母亲表达了自己的想法。随后，治疗师转向蒂娜，探索了她在面对父母努力承认与分享悲伤感受时，自己所作出的回应。

蒂娜：我曾经为此感到很难过，但现在我不难过了，因为如果我没有经历过那些事，就不会成为现在的我。我就是我所经历的一切的总和。那件事情很糟糕，任何人都不应该经历这种事，但与此同时，我并不为此感到后悔，我不会去想我人生会不会还有其他的可能性。

治疗师：这是你的一部分，也是你成长的一部分，你拥有这种力量是因为你经历过的事情。

蒂娜：是的，没错。

治疗师：对，对，是的，正是如此，这是你非常成熟的部分，于是另一部分的你就能够得到安慰，不必独自承担所有，因为当我们独自一人的时候，一切都会变得更糟，所有事情都会变得更难，那才是最黑暗的时候。

母亲：这就是我们家的现状，为了应对过去的事情，我们快要被拖垮了，我们确实需要你听到我们的心声，我们也想听到你的。

治疗师：这件事快把你们拖垮了，（对蒂娜说）这是你一直背负的重担，你一直在撑着，因为你不得不这样做，你只能靠自己。你从中获得了成长，得到了力量，但你现在也看到了父母身上以前看不到的另一部分。现在，你看到他们在坦诚地承认这一切，跟你说对不起。他们说自己过去没能支持到你，他们也不再把你看作是那个8岁或者12岁的孩子。他们看到的是，你已经远远超越了那时的你，你成长为了一名年轻的女性，那些事构成了你力量的一部分，也是这个坚韧的、17岁的你的一部分。

治疗师与蒂娜一起探索了她的过往经历和现在，因为她需要父母认识到她的成长，看到她已经成为了怎样的人。蒂娜向父母提出的依旧是同样的问题——"你们看到我了吗？"现在，她在问的是："你们看到我的成长了吗？我现在很坚强。你们今天会以我需要的方式来支持我，而不只是沉浸在过去的悲伤和悔恨中吗？"由于两位家长都能听到、看到蒂娜的过去和现在，他们真正做到了表达出可及性、回应性和情感的投入。

母亲和父亲承认了他们在蒂娜受侵犯的事件中的角色，这帮助家庭向着愈合迈出了重要的第一步。两位家长开始坦诚地面对自身的内疚，而不再依赖于过度激活（母亲）和激活不足（父亲）的策略，这使得他们能够开始在当下贴近蒂娜的体验，并给她提供空间，让她讲述自己作为一位17岁年轻女性的体验。这次会谈的结束标志着第一阶段的结束，因为两位家长现在在情感上是可及的、有回应的，照料系统的阻碍也已经得到了识别和处理。治疗师也帮助蒂娜处理了她与父母之间的关系阻碍，理清了与父母之间发生的事情，并让她能够表达出自己在当下的情绪。蒂娜一贯的策略是忽略父母，更多地依靠自己，治疗师承认并肯定了她的策略，这样做有助于蒂娜表达她作为一名年轻女性需要从家长那里得到什么。

阶段二——重建关系

调动依恋需求和照料回应

阶段二的工作会聚焦于母亲与蒂娜、父亲与蒂娜之间的依恋联结，以便更深入地处理这些关系，帮助蒂娜感到自己是可以被父母听到、看到的。黛比过于急切地想要修正蒂娜的童年经历，她以过度保护的方式焦虑地照顾着蒂娜。父亲则倾向于回避与蒂娜的接触，他会通过妻子来和女儿交流，也会为女儿做事情来让她开心。这对夫妻之间的隔阂让他们很难建立起相互支持的养育联盟。在下一步的治疗中，治疗师安排了每位家长与蒂娜的双人会谈，以便让每位家长都能听到蒂娜的需求。双人会谈打破了蒂娜避免与迈克直接接触、黛比在蒂娜与丈夫之间传话的固有模式。下面的片段来自母亲和蒂娜的会谈。

　　治疗师：（打断）让我们慢慢来。你在说你自己的反应，而蒂娜在说她的反应，所以让我们慢慢来，这样你们就能听到彼此的声音，因为你希望自己能倾听她，对吗？你做得很好，黛比，我想让你知道，我可以看到你做得很好。

　　母亲：（颤抖着）好的，我这个人总是爱担心。

　　治疗师：这很难，有时候，孩子会教我们如何与他们相处。他们不断长大，我们也在努力调整自己，努力搞清楚该如何应对这种变化。有时候，我们唯一能做的就是倾听，去听懂他们的需求，因为随着他们年龄的增长，他们会越来越成熟，知道自己需要什么。

　　母亲：她是我最重要的人。

　　治疗师：是啊，就像做实验一样，我们在学习，对吗？你说你能看到蒂娜成长了很多，没错，在她身上发生了一些不好的事情，但你也在说，我看到了她的力量。

　　母亲：肯定的。她是一个比以前更加坚强的人。我知道的。（治疗师正在帮助黛比对蒂娜保持开放的态度，围绕她的照料本能来组织她对蒂娜的回应，并减轻她因过去的不足而产生的内疚反应。治疗师将养育子女的过程正常化，视其为学习的过程，并帮助黛比意识到：对孩子经历的变化保持开放的态度要比做一个完美的家长更重要，进而帮助黛比在当下继续贴近女儿的体验。）

　　治疗师：从她经历的事情中走出来。就像你说的，蒂娜，"虽然我之前遇到了一些问题，但如果我没有经历我遭遇的这一切，我就不会成为今天的我"。你能把那么糟糕的事转化为一种力量，这太不可思议了。你不是受害者。你是幸存者。你能够说"嘿，就算我之前的处境是那样，但我现在就在这里"。但每当我听到你在担心我，而且试图把我从那些事情中拯救出来的时候，这些话会影响到你，对吗？（蒂娜点头回应）因为她没有看到你想让她看到的东西？

蒂娜：说白了，我可以自己处理。

治疗师：我能靠自己来处理这些事情，对吗？（蒂娜再次点头表示同意）你希望她对你有点信心？

蒂娜：是的。

治疗师：因为如果你需要她，你知道你可以去找她。我猜得对吗？你可以去找你妈妈吗？（蒂娜点头表示同意）所以，不是说你不能为自己说话，你是可以的。

蒂娜：对，因为在有问题的时候，我会去找她，但我觉得她不需要来跟我说。

治疗师：嗯，我觉得你没必要来找我，因为我希望你能相信我、理解我。我已经不是那个8岁或者12岁的孩子了，不是吗？当我这么说的时候，我说的是你的感受吗？（蒂娜点头表示同意）如果她能看到你、听到你，那会是什么感觉？（EFT探戈的第一个舞步，镜映当下的过程）

蒂娜：这样会轻松很多。我就不用背负那些东西了。

治疗师：你会感觉担子轻了一点吗？你的背上不会有那么重的负担了？你背负了很多责任？（蒂娜点头）是这种感觉吗？

蒂娜：……是啊，就是（揉了揉后肩），我觉得我背负着所有人的担忧。

治疗师：你觉得自己背负着所有人的担忧。就好像这些担忧挡住了他们的视线，让他们看不到完整的你，因为他们只能看到自己的担忧，如果你总是很担心而且想要保护我，那么你就看不到我坚强的一面。（蒂娜沉默）（治疗师用来访者的口吻）那么，如果我背负着所有的这些担心，这会对你有什么影响？（EFT探戈的第二个舞步，组合与加深情绪）

蒂娜：（更久的沉默）有时候我会怀疑自己，因为我个人认为我现在过得很好（带着悲伤），但大家似乎只看到了不好的那面。

治疗师：噢，是啊，挺让人受伤的是不是，你母亲只看到了你不好的那面？

蒂娜：对，她让我对生活感到有点低落，而我本该很开心的。（泪水涌上来）

治疗师：（轻柔地）当然很悲伤了，（用来访者的口吻）这就像你在说："我背上的那些忧虑开始渗透进来，尽管我很坚强，但它也开始压得我喘不过气来，然后我开始怀疑自己，感觉自己很糟糕，也感到很害怕。"是这样吗？

蒂娜：是的。

治疗师：你觉得你能告诉她吗？转过身去告诉她，这一点看起来非常重要，你能清楚地表达出这一点让我很惊讶，感觉对你来说，直接和母亲分享这种感受非常重要。（EFT探戈的第三个舞步，编排新舞步）

蒂娜：我可以，但我刚才已经说过了，而且之前我也说过一模一样的话。（蒂娜的阻碍在这里显而易见，它透露出蒂娜尚未被处理的脆弱之处。）

治疗师：而你母亲还是没有听到。（蒂娜点头同意）

治疗师：所以这让人很难受，而且这样做有什么意义呢，因为如果我真的像这样敞开了心扉，结果还不是一样的。（治疗师肯定了蒂娜的阻碍）

蒂娜：有时候我们会发生争执。我说了些什么，然后她就会说"没人会对你说这些话"，然后我就会去一个人看电视。

治疗师：这就是事情开始变得令人痛苦的地方（肯定她因母亲的拒绝而产生的痛苦感受）。所以，这就有点像，如果我表达了自己，那我可能会伤害到母亲，然后她会说"我不想和你待在一起"。

蒂娜：如果我不说话，她就会一直说。

治疗师：所以，你没有生气，你是在尝试不说话，但这没有奏效。不过，你在试着和她跳出新的舞步，当你母亲在会谈开始时说她在试着往后退一步的时候，你说："嘿，我不确定，我感觉这部分没有什么变化。"你真的理解我的感受吗？而且，要直接对你母亲说出任何话都很难，因为这种情况已经发生过很多次了，你试着表达，可你的母亲却走开了，你又会变成一个人。这当然很难了，我觉得你这样想是有道理的，蒂娜。跟你妈妈冒这个险真的很难，你试着敞开心扉，告诉她你受到的伤害，然后她会感到受伤，你会变成一个人（对黛比说）你在倾听蒂娜的时候，你是什么感觉？（EFT探戈的第四个舞步，处理新经验）

在这里，治疗师通过总结蒂娜的自我保护策略并将其正常化，使蒂娜感到治疗师看到了、理解了自己，而不是在强迫她做一些别的事情，从而使蒂娜心理上的阻碍变得有意义。治疗师也肯定了蒂娜之前为与母亲沟通而付出的努力，并把这种努力和她的担心联系起来，她担心母亲会因为她所说的话而受伤，并且最后拒绝她。治疗师也在帮助黛比了解她女儿的情绪反应，这样她才能贴近女儿的体验。

母亲：我感觉很糟糕。我在听她说。

治疗师：你听到了什么？

母亲：她说这话的时候，我就在想象她坐在沙发上的样子，她的语气有时候会触动到我。

治疗师：所以，你可以看到你们之间的舞蹈，以及你们之间的舞步是怎么进行的。但蒂娜现在说话的方式并没有把你推开，也不是不回应你，她实际上在向你敞开心扉。

母亲：我觉得这就是为什么我更加感到被触动了。她没有对我大喊大叫。我居然坐在这里，而且我确实看到我在尝试、在弄清楚情况，但我能做的真的只是一点一点地尝试改变。

治疗师：好，不过，在你尝试改变自己之前，我们先来听听她在说什么吧。你说的是："我其实是在用另一种方式听她说话，因为你们只是在一起聊天，我并没有变得很防备。"

母亲：是的，这对我来说很难得。

治疗师：嗯，这很难，因为你非常投入。母亲和内疚，这两者总是相伴相随，就像豆荚里的两颗豌豆。但你女儿能够像这样敞开心扉，这真的很了不起，她可以描述她对你的反应，她真的很成熟，非常成熟。

母亲：我确实听到了，我还沉浸在自责中，但当我回头一看，"天哪"。（母亲的焦虑是阻碍）

治疗师：你被内心的担忧所驱使，因为你很想要保护你爱的女儿。

母亲：我在来的路上还在自责，所以…………

治疗师：（启动母亲对女儿的调谐）让我们关注蒂娜在这里说的话，我看到你在努力从自己身上找原因，而我听到的是，蒂娜在敞开心扉，她在让你了解她的感受，她觉得自己在背负沉重的担子，而它不仅仅来自你，还来自所有人，这种负担开始把她拖垮，她开始怀疑自己（母亲：是的），然后你在说，这种担忧出现了，而且它控制了你，你很难放松下来说"她没事。蒂娜没事，你也没事。"

母亲：我确实在试着积极面对这些。

治疗师：（轻柔地）黛比，你能试着和我待在一起吗？当我说你没事，蒂娜也没事，你女儿其实正在茁壮成长的时候，你感觉如何？

母亲：我为她感到骄傲，我知道她的成功也与我有关。

治疗师：是的，你信任她，鼓励她，支持她。

母亲：当然。

治疗师：那么，你被唤起的另一个部分是担忧。这种担忧会控制着你，当你需要保护她时，这只熊妈妈会跑起来，冲过去保护她。你的保护欲过强了，因为当蒂娜说她已经向前看的时候，她其实因为经历了那些事情而变得更强了，而你在那时说："这对我来说很难，我总是被拖回来，我仍然需要态度强硬地保护她。"

母亲：这种情况经常发生。她是个年轻漂亮的姑娘。

治疗师：就像你上次说的，有些时候，你这么想是因为你没能保护好她而产生的负罪感，是对你曾经没能支持到她而做出的补偿。但蒂娜在说的是，妈妈，当你现在还这样做的时候，你看到的不是那个已经17岁的我，你回到了过去。对你来说，要让你从那时解脱出来会是很大的一步。你们现在的讨论是如何找到一个平衡点，无论对17岁的蒂娜，还是作为17岁孩子的母亲的你来说都是如此，你们都经历了很困难的事情，但你们都挺过来了，我现在看到的是你们之间的关系并不疏远，你们其实很亲密。你正在努力想办法不去过度干涉，而蒂娜则在说，是的，妈妈，有些时候你确实越界了，你说的话实际上会削弱我，我需要的是你能真的信任我，对我有信心，看到我今天的样子。（治疗师将黛比焦虑的努力和蒂娜的反馈重新界定为两人新舞步的一部分，其中，母女二人所参与的依恋／照料模式为：蒂娜提示黛比，黛比回应女儿的需求）

治疗师：（对蒂娜说）这就是我听到的对吗？这样的总结合适吗？（蒂娜点头）

治疗师：（对母亲说）她不能反过来要求你这样做，因为她害怕你没听懂她，她真正需要你做的是看到她今天的样子。

治疗师：对于你来说，看到她是一个有能力的人，会是什么感觉？

母亲：我看到她的这个样子了，我觉得这是我的原因……我很难对她说这些。

治疗师：我担忧的只是自己，而不是蒂娜。（母亲点头表示同意）你想告诉她这些吗？

母亲：（转过身来）我的确相信你不需要我混入你的社交圈，我也知道我这样做的时候处于保护模式，我就像熊妈妈一样。我不想让任何人伤害你，但我做的事情太过了（黛比现在能更清楚地看到自己，并承认自己的过度保护对女儿造成了影响。黛比的坦诚帮助蒂娜理解了自己的母亲，也看到了母亲的焦虑行为与母亲有关，而不是因为她的原因）

治疗师：你在说，这是因为你，而不是因为她。

母亲：我可以说我真的会更加努力，我会退一步，不再头脑发热。我为你感到骄傲。我会退一步的。

治疗师：你是在说"我为你感到骄傲，当我开始担心你的时候，这不是你的问题，蒂娜。这是我自己的原因，我需要想办法让自己平静下来，而不是把我的情绪推到你身上"。（治疗师重新聚焦于母亲，帮助她更清楚地了解自己的情绪反应）

母亲：以及不要做多管闲事的家长，我从来没有过这种感觉。我以前觉得自己是个隐形人。

治疗师：从来没有人担心过你，没有人把你放在心上。

母亲：（声音嘶哑）我参加田径比赛的时候，没有任何人来为我加油，可能我消失三天也不会有人发现，当我16岁离开家的时候，我孤身一人。

治疗师：所以，这就是你想对她说的话，这不是你的原因，是我的原因，是我要给你我从来没得到过的东西。（黛比哭泣）

蒂娜：我感觉很难过。

治疗师：没关系，我们都需要有能力谈谈自己没有得到的、所需要的以及没有被看到的悲伤。如果你能亲身感受这些，我觉得这真的很好，真的很好。（治疗师帮助蒂娜保持情绪的平衡，让她看到母亲的痛苦不是因为她。蒂娜看着母亲，充满爱地微笑着）

治疗师：你听到母亲的心声是什么感觉？

蒂娜：现在我能看到的东西更多了。

治疗师：你更能理解了吗？你母亲的担忧并不是因为你身上缺少了什么，而更多是出于她自身的恐惧和需要，她想给你她没有得到过的东西。

蒂娜：是的。（对着母亲微笑）

治疗师：你们做得真好，你们的关系难能可贵。

在这部分的会谈中，治疗师与母亲一起，帮助她克服自身的焦虑阻碍，让她看到自己的过度保护与她的过往经历密切相关，也和她在蒂娜需要她的时候辜负了蒂娜所产生的负面感受有关。黛比高度警惕，生怕女儿有危险，而这传递给蒂娜的信息是，她没有能力照顾好自己，以及这个世界很危险。通过帮助母亲看到女儿的需要，母亲认识到她的反应与自己更有关系，而不是与蒂娜有关。她承认自己的动机是渴望给蒂娜一些东西，而这些东西是她小时候从未从家长那里得到过的。当蒂娜能把过度保护看作是因为母亲而不是她自己的时候，她的耐挫力就更强了，她也能够理解母亲，对她更加坦诚、更加关爱，并且能够看到母亲的行为背后的照料意图。

黛比有勇气对女儿袒露自己的脆弱面，于是，蒂娜也能更清楚地理解母亲，并且感到更加安全，觉得她自身的脆弱可以被母亲接纳。

蒂娜和迈克出席了下一次会谈，这次会谈的重点是探索迈克的依恋历史。迈克在他的原生家庭中是一个守护者，他试图解决每个人的问题，却忽视了自己的痛苦。在现在的家庭中，他会为了别人而牺牲自己的需要，而当他的自我牺牲不起作用时，他会变得愤怒和抑郁，然后会在家里"消失"好几天。在第一次家庭会谈中，迈克开始谈论他在家庭中作为局外人的处境，他觉得妻子在保护蒂娜不受他的影响，没有人看到他付出的努力。迈克越能说出自己的体验，他就越能看到女儿和她的需要。下面的片段来自蒂娜和她父亲的双人会谈。在这次会谈中，蒂娜摆脱了无视与回避父亲的互动位置，直接向父亲表达了他对她的批评是如何伤害到她的。治疗师让父亲留在当下，通过聚焦于蒂娜的泪水，让他看到并感受到蒂娜在愤怒背后的受伤。迈克为自己的愤怒感到懊悔并表达了歉意，他请蒂娜帮助他，让他知道自己如何才能支持到她，而且他现在也愿意以她需要的方式陪伴她。作为父女，他们开启了一种新的互动模式，两个人都在摸索怎么做父亲、怎么做女儿。

蒂娜：我反复听到的都是同样的话。

治疗师：都是同样的话。你知道你父亲实际上怎么看待你的吗？

蒂娜：噢，知道啊！我无时无刻不在听，每天听，一遍又一遍地听。他觉得我会一事无成。（父亲看起来很惊讶）所以，我必须听他的，否则我就得不到什么好处。

治疗师：所以，你听到的并不是父亲在支持你，而是除非你按他说的去做，否则你做什么都不会成功。

蒂娜：我知道这不是他的本意，但他给我的感觉就是这样。（蒂娜看到了父亲的努力，但她感到父亲的沮丧是对她的拒绝）

治疗师：是的，因为你不喜欢"不会成功"这种言外之意，尤其是在你这么努力地想要在生活中脱颖而出的时候。

蒂娜：我得靠自己脱颖而出，我的学业就是靠自己的。这是我的生活。

父亲：（生气地）那你要怎么做到呢？

治疗师：对，这就是家长有疑惑或担忧的地方，但这是她的旅程。无论蒂娜成功或是失败，这都是她的旅程，而你的鼓励和支持显然会带来巨大的不同。你愿意为你女儿做任何事情，这是毫无疑问的。（治疗师通过强化迈克支持女儿的意图，帮助他应对女儿的反驳）

父亲：她从来都不问我……我对她的关心是毋庸置疑的。

治疗师：所以，在你的内心深处，你希望蒂娜能够自由地与你交谈，在你看来，这没有任何的阻碍，没有任何东西隔在你们中间。

父亲：当然，我从来不会拒绝她。我想帮助她。

治疗师：你能听到蒂娜在说什么吗，在此刻，她说她最终接收到的信息就是她不会成功，（对蒂娜说）而这正是让你感到不安的原因？（蒂娜点头）对，毕竟我可以想象你有时候会有点害怕。（蒂娜点头表示同意，并开始哭泣）听到你父亲说你不会成功，这会让你更加难受，是吗？你确实想有所成就，你想让父亲为你感到自豪，对你充满信心，因为如果连他都不信任你，还有谁会呢？

蒂娜：（开始颤抖，哭着说）我已经很努力了。但他看不到。

治疗师：是的，有时候你得到的信息是你父亲不信任你，这让你很受伤。

父亲：（看着蒂娜，声音变得柔和）你说得对，蒂娜，我确实太强势了。我做得太多、太过了，我很抱歉。

治疗师：好的，让我们在这里慢下来，因为蒂娜在向你展示她更柔软的一面。这真的非常、非常重要，而且她已经疲惫不堪，心力交瘁。

父亲：（更加柔和地安慰着）是的，是的。

治疗师：（对蒂娜说）你让父亲知道了你的感受，真的非常好，因为我们身边的人有多坚强，我们就有多坚强，你不能一个人承受，没有人可以，对吗？（蒂娜点头表示同意）但你需要感觉到他能听到你的心声，他能看到你，懂你，理解你，否则你就不会觉得你得到了你需要的支持，而这又跟他的焦虑有一些关系，他太渴望提供帮助以至于做得过头了，导致蒂娜没什么空间来说出她的需要，即使是"我现在没法交流，我太累了"也不能说出来。

父亲：我选择的时机不对。

治疗师：所以，蒂娜，对于你来说，把这些说出来是什么感觉，你觉得他听到你的心声了吗？你有什么新的感受？

蒂娜：在这一刻，我觉得他可能听到了，但如果我们没来这里，我可能就回家了，然后我就会被责备，我只会听到"要完蛋了"，我听到的只有这个，结果就是这样。

治疗师：（肯定，重新聚焦于当下）是的，这就是最终的结果，而你现在在对你父亲说的是，当我感到烦乱和生气的时候，我心里还有别的感受，对吗？我害怕你认为我不会成功，或者认为我说不定会把事情搞砸，是这样吗？

蒂娜：我不相信他的话，那些话我听得太多了。

治疗师：所以你逐渐形成了一个坚硬的外壳，那些话你听得太多了，你不相信他刚才说的话，你当然需要有一个壳了。但是，你能跟我说说这种受伤吗，说说你受伤的那部分？

蒂娜：（沉默）我没明白。

治疗师：嗯，在我们刚才的谈话中，我说你会害怕，怕他认为你不会成功，然后你就开始流泪。（蒂娜点头表示接受）然后我在想，你最后会不会觉得他并不理解你，他并没有真的看到蒂娜真实的样子，而更多的是，他希望你成功。

蒂娜：是的，当他说"你可能搞不定"之类的话时，我也许会有点害怕，但他不会伤害到我。我只是觉得用不着这样！虽然他的想法让我觉得心烦意乱，但我并不会停下脚步。

治疗师：你能让他知道你的感受，让他知道没有他的支持你会很生气，这真是太好了。当然了，这完全是说得通的，因为你需要他的支持，而他对你的不信任会让你感到害怕。我们都希望家长信任我们。（加强与依恋相关的情感，将照料的需求正常化）你不得不信任自己，但你的内心有一部分希望事情不必如此。（治疗师肯定了蒂娜对自由探索的需要，同时也反映出她对得到不同的回应的渴望）想象一下，如果你不用一直自己照顾自己，你不必为了继续向前走而把所有东西都锁在自己的心里，可能，只是可能，你父亲可以信任你一次。（蒂娜开始哭泣）看到蒂娜的眼泪，你是什么感觉？

父亲：（温柔地看着蒂娜）这让我心痛。

治疗师：是的，看到她受伤，也会让你感到心痛？

父亲：（往前倾，试探性地、轻轻地靠近女儿）对，我只是希望她来问我，看我能帮上什么忙？

治疗师：她让你看到了她的痛苦，她希望事情不要这样。

父亲：（看着她）嗯，我确实想向你学习，蒂娜，我想做出改变，我真正想要的就是确保你是安全的，知道你是开心的，也让你知道我在你身边。

治疗师：当你看到她的眼泪时，你的感觉是？

父亲：我也感到很难过（声音更低，语气更柔和）她能让我看到她的感受，我感觉很好。她这样做需要很大的勇气，我从来都做不到让别人来帮我。我花了很长时间才学到她现在会的东西。

父亲对蒂娜的关心让她平静了下来，也让她能够告诉父亲，听到父亲对她的信任让她感觉很不一样。治疗师凸显了蒂娜在非言语表现上的不同（她的身体放松，开始微笑），并注意到当女儿让迈克知道他的话对她产生了怎样的影响时，迈克是如何迅速而开放地回应女儿的。会谈结束时，治疗师总结了这次交流和与他们多年来陷入的负向互动模式之间有多么不同。在这次会谈中，蒂娜在情绪上迈出了一大步，这让她精疲力竭，于是，治疗师肯定并理解了她的身体反应，因为她冒险直接向父亲表达她的感受，治疗师也对她的勇气表示祝贺。治疗师还帮助迈克看到他对女儿生活的影响，以及他在蒂娜的生活中发挥着多么重要和关键的作用。当迈克能够真正地看到和感受到蒂娜的受伤时，治疗师也记录了他们俩的对话如何在此时此刻发生转变。当他感受到她的痛苦并让她知道这一点时，蒂娜觉得自己被他看到了、听到了，这意味着她并不是独自在承受痛苦，她可以表达痛苦，也可以得到关怀。对于这对父女来说，这是重大的一步，因为他们已经多年没有过直接的沟通了，而在这次会谈中，他们在治疗师的帮助下能够谈论过去的伤痛，承认蒂娜仍然需要父亲，也仍然需要对过去保持愤怒，也看到她渴望在今后获得支持。

这次会谈对迈克、蒂娜以及整个家庭来说都非常关键，因为父女关系是这个家中最痛苦的关系。多年来，迈克一直以为他需要离蒂娜远一点，因为他对她的影响是有害的，所以他认为自己对蒂娜最好的养育方式就是置身事外，把责任留给黛比。然而，迈克对自己的处境感到不满，他因自己无法影响到女儿而感到沮丧，这种沮丧会从他对女儿的批评和指责中流露出来，从而再次强化了他退缩和保持距离的需要。听到蒂娜说自己的话很重要、需要自己的支持和鼓励时，迈克开始转变对自己的看法。他看到自己在情绪上的陪伴对蒂娜产生了积极的影响，于是，他开始感到自己是个好父亲，感到女儿需要自己。蒂娜也能够敞开心扉，承认她因父亲对她的失望而感到受伤和难过，承认自己的父亲并没有否认或忽视自己的感受，并从父亲的脸上看到了自己经历的痛苦。蒂娜开始觉得自己很重要，因为她体验到了父亲的悔恨和同理，而不是他的羞耻，她开始信任家长在情感上是可及的、有回应的。

最后一次会谈的参与者是黛比、迈克和蒂娜，这次会谈表明，治疗师成功降级了迈克和蒂娜之间回避接触、黛比在两人之间进行调解的负向模式，而且所有家庭成员都感觉到围绕这种动力的紧张氛围得到了缓解。迈克可以直接地与蒂娜沟通，蒂娜也可以坦诚地向他表达自己的需求。黛比给了蒂娜更多的空间，并主动地照顾自身的需要，而不是一心围着女儿转。

这对夫妻能够把更多的时间投入到他们的关系中，蒂娜也表示她感到可以更自由地探索自己的世界，并在有需要的时候向家长求助。蒂娜谈到了她对学业的焦虑，以及她对自己可能会不及格的担心。

迈克和黛比保持住了自己情绪的平衡，他们听出了蒂娜的担忧，但没有否定问题或是急于给出解决方法，而是询问她他们可以提供哪些帮助。蒂娜表示如释重负，因为她能够倾诉自己的焦虑，也因为父母能按她需要的方式来回应她而感到安心。虽然乔希一直没有出现在治疗中，但据家长说，他不再自己一个人躲在地下室了，他开始直接参与家庭生活，并且在积极地找工作。最后，当黛比的母亲生病时，这家人能够凝聚起来、相互支持，因为他们作为一个家庭的资源现在可以流动起来了。治疗师强调并赞扬了新的正向循环，也总结了负向循环与新的互动方式有何不同。现在，这个家庭对家庭生活有了一种新的叙事，这种叙事着眼于当下而不是过去，而且，他们能够一起创造性地找到解决问题的办法，并在冲突出现时进行修复。

尾声

一年后对该家庭的追踪情况表明，蒂娜继续茁壮成长，她住在家里并且继续接受教育。两位家长都重返工作岗位，而且在努力地改善他们的婚姻关系。这个家庭勇敢地共同面对了蒂娜的受侵犯这条"恶龙"，并在此过程中重构了家庭中的负向互动循环。愧疚感和羞耻感所造成的照料阻碍得到了承认、处理和分享，这帮助蒂娜打破了自己不被看到、不被接纳的孤立状态。父母都能直接向蒂娜承认自己的懊悔，也更加了解自己的情感世界。随着自我觉察程度的加深，他们可以看到自身的担忧和羞耻感是如何阻碍了他们真正地了解自己的女儿。在会谈中，治疗师支持家长直接向女儿表达他们的悲痛和懊悔，而不是焦虑地过度保护女儿（母亲），也不是去解决问题和回避这些感受（父亲）。当父母为蒂娜做出袒露脆弱的行为示范时，蒂娜就能更清楚地看到父母在行为背后的照料意图。治疗师对蒂娜自力更生的行为进行了肯定，也让她得以说出自己的需要：她希望父母能看到和听到现在这个自己。家长接纳了现在的蒂娜，使她能更坦诚地说出自己的伤痛。在这个过程中，蒂娜开始学习如何直接表达自己的情绪，而不是将担忧内化并做出自我毁灭的行为。

通过EFFT的治疗过程，这个家庭体验到了如何共同讲述难以启齿的事情，也就是蒂娜的受虐待和自杀尝试。这种新的情绪体验为他们提供了携手面对痛苦和悲伤的机会，打破了家庭成员不表达、不倾听、不感受的各自孤立的局面。黛比和迈克通过直面他们的终极恐惧——没有保护好自己的孩子，以及作为家长的失败，为蒂娜提供了一个安全港，让她能够表达自己因感到有缺陷、被抛弃而产生的灾难化恐惧。在安全联结被建立后，蒂娜能够更加理解父母，这也让她得以更理解自己。如果她自身的消极自我感知没有得到表达，就会削弱她成长的能力，使她很容易受到焦虑和抑郁的侵扰。EFT治疗师为家庭提供了一种被看见、被感同身受的体验，从而在所有家庭成员之间促进一种能同理地回应并调谐情绪的沟通。蒂娜的家人是她生命中最重要的资源，EFT治疗师通过与家人合作，主动且有效地干预她的抑郁和创伤性压力等内化问题。

参考文献

Brumariu L. E., & Kerns K. A. (2010). Parent-child attachment and internalizing symptoms in childhood and adolescence: A review of empirical findings and future directions. *Developmental Psychopathology*, *22*, 177-203.

Cartwright-Hatton, S., & Murray, J. (2008). Cognitive therapy with children and families: Treating internalizing disorders. *Behavioural and Cognitive Psychotherapy, 36,* 749-756. Compton, S. N., Peris, T. S., Almirall, D., Birmaher, B., Sherrill, J., Kendall, P. C.,. . . Albano, A . M. (2014). Predictors and moderators of treatment response in childhood anxiety disorders: Results from the CAMS trial. *Journal of Consulting and Clinical Psychology, 82,* 212-224.

Graber, J. A. (2004). Internalizing problems during adolescence. In R. M. Lerner & L. Steinberg (Eds.), *Handbook of adolescent psychology* (pp. 587-619). New York: John Wiley.

Johnson, S. M. (2004). *The practice of emotionally focused couple therapy: Creating Connection,* 2nd Ed. New York: Brunner-Routledge.

Johnson, S. M. (2019). *Attachment theory in practice: Emotionally focused therapy with individuals, couples, and families.* New York: Guilford Press.

Johnson, S. M. Maddeaux, C., & Blouin, J. (1998). Emotionally focused family therapy for bulimia: Changing attachment patterns. *Psychotherapy, 35,* 238-247.

Reinecke, M. A., Dattilo, F. M., & Freeman, A. (Ed.). (2003). *Cognitive therapy with children and adolescents: A casebook for clinical practice* (2nd ed.). New York: Guilford Press.

Siegel, D. J. (2013). *Brainstorm: The power and purpose o f the teenage brain.* New York: Penguin.

Southam-Gerow, M. A., & Kendall, P. C. (1997). Parent-focused and cognitivebehavorial treatments of anti-social youth. In D. Stoff, J . Breiling, & J. D. Maser (Eds). *Handbook of antisocial behavior* (pp. 384-394). New York: Wiley.

第十章 案例：EFFT 对外化障碍的治疗

儿童和青少年时期的行为问题会给家庭带来压力与负担，并对家庭有效处理这些问题的能力构成挑战。儿童期的外化障碍也被称为破坏性行为障碍（disruptive behavior disorders），虽然这些适应不良的行为指向的是他人或周围环境，但也会对行为发出者自身的幸福感产生负面影响（Reef, Diamantopoulou, van Meurs, Verhulst & van der Ende, 2011）。这些行为问题涵盖了许多负面行为，包括不听话、不遵守规则、态度不尊重、撒谎、欺凌、身体攻击、偷窃和破坏财物等。被诊断为外化障碍的儿童很难控制自己的情绪和冲动行为。外化障碍相当常见，有一半以上被转介到心理健康服务机构的儿童都有外化障碍（De Los Reyes & Lee, 2017）。在心理健康障碍中，常见的外化障碍包括：注意缺陷多动障碍（attention-deficit / hyperactivity disorder, ADHD）、对立违抗障碍（oppositional defiant disorder, ODD）、品行障碍（conduct disorder, CD）、反社会型人格障碍（antisocial personality disorder, ASPD）、纵火狂（pyromania）、偷窃狂（kleptomania）、间歇性暴怒障碍（intermittent explosive disorder, IED）以及物质相关障碍。

不幸的是，有太多的家庭发现儿童期外化行为的负面影响会一直持续到成年后。童年期的外化障碍预示着孩子在学业和就业上的低成功率（Hann, 2002），也预示着他们在成年后有更高的风险罹患心理疾病，包括情绪相关的障碍和物质滥用（Scott, Knapp, Henderson & Maughan, 2001）。研究表明，随着患有外化障碍的儿童向成人期过渡，他们所需的帮助资源会呈指数级增长（Edwards, Ceilleachair, Bywater, Hughes & Hutchings, 2007）。对于被诊断出患有破坏性行为障碍的儿童和抚养他们的家庭来说，通往幸福的道路是充满坎坷的。

家庭既会影响外化障碍的症状及其在个人、社会层面的后果，同时也会反过来被它们影响。凯尔（Carr）在 2013 年指出了以家庭为基础的干预措施对治疗外化问题行为的前景。关于不安全依恋的研究表明，家庭关系可以为治疗师理解与影响对外化障碍的家庭干预提供资源（e.g., Allen, Porter, McFarland, McElhaney & Marsh, 2007; Kielly, 2002）。在鲍尔比的早期研究中，他对母婴分离的作用提出了质疑同时也质疑了这种分离对于青少年犯罪中典型的缺乏关爱与温暖的特点所产生的影响。（Bowlby, 1946）。他推断，青少年缺乏同情心和同理心的情况似乎根源于亲子关系中深藏的敌意和不信任感，这种敌意和不信任感会进而泛化到他们更广泛的社会交往中。

后续的研究成果支持了这一假设：儿童期和青少年期的依恋不安全感与外化行为之间存在联系（Burke, Loeber & Birmaher, 2002; Greenberg, Speltz, DeKlyen & Jones, 2001; Rosenstein & Horowitz, 1996; Tomasic, 2006; Van Ijzendoorn, Schuengel & Bakermans-Kranengurg, 1999）。涂尔（Theule）及其同事（Theule, Germain, Cheung, Hurl & Markel, 2016）发现，外化行为与不安全依恋风格之间有密切的联系，特别是被确认为紊乱型依恋风格的儿童。

越来越多的证据表明，不安全依恋会由于情感功能及情绪调节不足而促进了外化行为的发展（DeKlyen & Speltz, 2001）。家庭关系中存在的不安全感有望成为儿童和青少年外化障碍的治疗标志物及切入点，我们相信EFFT这一以家庭为基础的干预方法和情绪调节策略可以提供一个坚实的理论框架，在外化行为问题扰乱了家庭系统时，EFFT可用来理解这一问题，并促成积极的改变。

在EFFT中，治疗师会发现，要与行为不端的青少年合作，关键在于帮助孩子找到发展的平衡点，即在建立自主性的同时也能保持与家长的联结感。遗憾的是，与外化障碍相关的负面行为使这些孩子很难和他人建立良好的关系，包括他们的家长。随着孤独感越来越强烈，孩子也越发需要保护自己免受失去联结感的痛苦。每天都听到别人说自己是"坏孩子"，对于大多数有外化障碍的孩子来说是一件很让人沮丧的事情：为了应对这种持续不断的负面评价，他们往往会发展出高度的羞耻感和对自我的消极看法。

这种羞耻感对孩子极为不利，因为它会让孩子在面对他人时感到被孤立、被隔绝，而且也会让孩子与自身的体验脱节。羞耻感会阻碍一个人的自我关怀，也会强化"我不可爱"（unlovable）的信念。在这茫茫的黑暗中，孩子很难冒着自己被别人证实为不可爱的风险去分享内心的恐惧，所以会选择进一步地孤立自己，但这种孤立永远都无法治愈联结破裂的痛苦。

对他人的愤怒和回避是两种短期有效的自我保护策略，它们可以将焦点从羞耻感和联结破裂的痛苦上转移开，而且也能掩盖深层的、脆弱的依恋需求。当家长看到孩子的愤怒或"不在乎的态度"时，会误以为孩子想要分离，但实际上，这些孩子需要家长提供安慰和理解，以应对内心的孤独感。由于家长和有行为问题的孩子都没能清楚地读懂对方的情绪信号，双方也就都难以表达自己的需求并做出有效的回应。随着时间的推移，这些负面的互动将会主导双方的关系，关系中的不安全感也随之加剧。

当情感联结被削弱后，一个遇到麻烦的孩子可能会更多地依靠同伴来满足自己的需求，但研究表明，虽然同伴关系对孩子正常的社会性发展至关重要，但却不能有效地满足孩子与依恋相关的需求（Ainsworth，1989）。同伴们可能会相互支持，但并不具备像家长一样的依恋角色，因为家长的依恋角色通常会以孩子更脆弱的依恋需求为首要考虑。孩子越是向朋友寻求安慰而远离家长，家庭内部的防御性和反应性就越强烈。当不调谐的循环越积越多，双方的距离也越来越远，家长和孩子都很容易感到沮丧，不再指望自己能得到对方的倾听或理解。

可悲的是，这种持续的、未解决的消极状况会导致这些孩子的依恋系统长期都处于激活状态，让孩子们陷入一种需要帮助却无人可依靠的困境。孩子在依恋需求最强烈时会发现自己孤身一人，同时也不想让家长把情况搞得更糟。这些绝望的孩子迷失在了情感联结的裂痕中，可行的生存选项似乎只剩下两种：要么通过战斗来获得一点回应，要么就试着关闭自己的依恋需求系统。这两种用来逃避联结破裂之苦的策略都会带来复杂的后果，并让孩子被牢牢贴上"问题孩子"的标签。

一个家庭要想有效地应对破坏性行为，尤其是当这些行为源于不安全感时，就必须恢复亲子之间的联结感。越来越多的研究表明，青少年自主性的建立并不是以牺牲他们与家长的依恋关系为代价的，而是需要以安全的关系为发展的背景，并且，这种关系很可能会持续到青春期之后（Allen & Land，1999）。增进觉察，发现在敌意之下的更脆弱的依恋需求，有助于使隐含的依恋与照料系统变得更加明确。联结感是孤立与行为不端的"解毒剂"。有了更精确的依恋焦点，家庭就能建立起必要的安全感来帮助青少年发展情绪调节能力，让孩子既能追求自主性，又能保持与父母的联结感（Allen，Porter，McFarland，McElhaney & Marsh，2007）。

聚焦问题行为的功能和意义，是促进家庭情绪气氛发生改变的一个关键步骤。EFFT的一个基本原则是，所有行为都可以在依恋的背景下被理解，包括那些消极的反应（第2章）。通过肯定负面体验和自我保护的行为所蕴含的积极意图，治疗师就能鼓励家庭成员找到更健康的方式来满足自己的需求。在追踪当前的过程时，治疗师会支持家庭成员看到这些可被预测的、充满痛苦和自我保护的模式。愤怒和退缩是暂时性的自我保护策略，可以让成员免受情感联结破裂所带来的痛苦。认识到这些保护自己的策略是很重要的，但如果要使家庭成员放弃这些防御性的反应，就必须用更有效的策略取而代之。

孩子会在亲子联结破裂时产生脆弱的恐惧与受伤，如果这些感受无法得到表达，那么孩子就需要启动自我保护的策略。接触并加深对这些自我保护策略所伴随的原发情绪的关注，可以为之后用新的对话取代旧的对话提供必要的原始资料和关于脆弱感受的信息。我们希望用有联结的对话来取代联结破裂的对话。在促进家庭成员转向彼此而不是做出反应性防御的过程中，治疗师必须做好准备来应对在会谈中实时产生不信任感的阻碍，这些阻碍与照料的寻求与给予有关。EFFT 的顶层目标是邀请家长和子女通过参与和分享与依恋相关的情绪来探索这些阻碍，随着他们不断疏通这些阻碍，他们也能在充满爱的回应中发现那些固有的资源。下面的案例由乔治·富勒提供。

案例

"每个人都很愤怒"

乔伊（45岁）和安吉拉（44岁）前来寻求家庭治疗，他们希望能更好地管理大儿子萨尔（16岁）的破坏性行为。萨尔被学校的心理专家诊断为对立违抗障碍，他符合所有八项标准，包括：发脾气；与成人争辩；主动违抗成人的规则和要求；故意惹恼他人；敏感、易被惹恼；将行为和错误归咎于他人；愤怒、怨恨；怀恨在心、有报复性。

乔伊和安吉拉担心萨尔日益加剧的愤怒情绪会对弟弟詹姆斯（14岁）和妹妹玛丽（11岁）造成不良的影响，从而破坏家庭的氛围。他们抱怨萨尔缺乏同理心和爱心，尽管父母已经尽了最大的努力，萨尔却从不为自己的不良行为给整个家带来的负面影响承担责任。鉴于他非常擅长持续地制造混乱与冲突来惹恼每个人，他的家人都戏称他为"超级萨尔"（Super Sal）。他的父母绝望地前来寻求家庭治疗，希望能帮助他们纠正萨尔的破坏性行为。

阶段一：稳定和降级

评估和处理家庭模式

在首次家庭会谈的一开始，治疗师就特别注重去了解和洞察家庭关系中依恋有效和依恋受阻的动力模式。要想了解家庭的优势和局限，最简单的方法就是追踪在治疗室中此时此地出现的联结建立、断开和修复的瞬间。通过对家庭互动过程的现场观察，治疗师开始带领家庭整理和明确主宰并困住了家庭的互动模式。

下面这段对话选自初始的家庭评估会谈，其中，家庭成员之间的紧张关系为治疗师提供了一个了解家庭的痛苦模式的窗口，并开始定位特定关系中的痛苦所在。

治疗师：我能为你们这个家做些什么呢？

父亲：（先笑了起来）我们好像都很擅长争吵，却不擅长沟通。我们希望减少家里的争吵和冲突。

母亲：（表情严厉地摇头）我们还是说得具体一点吧。我们大多数人都相处得很好，只有萨尔觉得他跟任何人相处都很困难。他的问题是……

萨尔：（打断，尖锐地提高嗓门）你还是老样子，你根本不知道自己在说什么。问题不在我，在你。你干吗还要费劲说这些呢？没有人在听你说什么。我不知道你为什么决定要当妈，因为你当得很差劲！

母亲：（握紧拳头）对。你在强词夺理和指责别人上非常专业。"超级萨尔"，但好消息是，我们就是把你带到这里来和专家谈谈的，希望你能看清你在变成一个什么样的怪物。如果你再不痛改前非，可就要大难临头了。

萨尔：（翻白眼，讽刺地笑）你以为我是从哪儿学会强词夺理的？从大师那里。你才是这个家里真正的怪物。我迫不及待地想离开这个一团糟的家，我希望你出事。（指着母亲）

父亲：（打断萨尔，摊开双手）好了。冷静一下，别再这么不尊重人了。你知道妈妈不是怪物。我们是来学习怎么停止争吵的，不要再把愤怒和仇恨像烫手山芋一样继续传下去了。

萨尔：又来了，又把矛头指向我。是她先说我是怪物的，结果有麻烦的却是我。算了，反正我也不在乎。在这家里，每个人的脾气都有问题，去你们的。

母亲：（开始哭泣）我不知道哪里出了问题。萨尔，你需要帮助，但你拒绝了所有人的帮助。而你的父亲却允许你如此无礼，他只会火上浇油。

（随着房间里紧张气氛的加剧，玛丽握住了母亲的手，而詹姆斯则背过身、拿起手机，对房间里发生的一切视而不见，父亲则迷惘地看着地板。治疗才刚刚开始一分钟，大量的信息和这个家庭经历的痛苦就已经涌向了治疗师。）

治疗师：（提高嗓门，以匹配当前的激烈程度）哇，我可以看到这个烫手的山芋传递得有多快。天呐，你们家有很多的愤怒和伤害。我可以看到每个人都在迅速地保护自己。我能插几句吗，看看我能不能帮你们弄明白有什么感受？

治疗师从房间里最活跃的情绪——萨尔的愤怒开始。治疗师重复了最初的导火索，母亲说"只有萨尔觉得他跟任何人相处都很困难"，治疗师试图通过追踪这些舞步来放慢这些快速的、压倒性的反应，并通过肯定每个成员的自我保护意图来帮助他们整理自己的体验。

治疗师通过反映萨尔的愤怒情绪的功能，即推开负面信息以及让他感到自己对母亲不公允的批评做出了回应，帮助各位家庭成员以一种新的方式理解和体验他的愤怒。治疗师也肯定了母亲的愤怒在推动萨尔改变、纠正萨尔的不良行为方面的功能，于是，治疗师再次帮助每个人重新界定了他们对愤怒的理解。在将他们的愤怒正常化之后，治疗师鼓励萨尔和他的母亲看到他们的行为给他人带来了怎样的影响。

治疗师强调了他们之间的负向循环：母亲的激将导致了萨尔的反击，因为他想让母亲让步；而母亲越是觉得自己不受尊重，她的批评就越厉害。母亲越是抱怨，萨尔就越是以愤怒来还击。于是，他们就陷入了以怒制怒的负向循环中。这家人逐渐看到，萨尔的破坏性行为不仅是因为他内心遇到了问题，更是因为亲子间不安全的关系模式。

接下来，治疗师帮助家庭中的每个人追踪自己在冲突中的举动，以此放大治疗的焦点。在目睹了防御性反应的上演后，治疗师能够清楚、实时地识别出他们在关系的参与和联结方面遇到了哪些阻碍。父母双方的互动揭示了母亲进攻而父亲努力维持和平的负向循环。这两种不同的养育风格显然给家庭环境增添了更多的紧张并加剧了混乱。只要家庭动力不变，还是让萨尔无法安全地分享他在愤怒之下脆弱的依恋需求，那么他用破坏性行为来保护自己的策略就不可能改变。

治疗师并不需要在第一次会谈中就明确指出家庭中的每一种模式，而是要试着让家庭看到，虽然每个家庭成员的反应都不尽相同，但他们的行为有一个共同之处——为了应对情感联结破裂的压力。无论采取何种行为，每个家庭成员都在用自己认为最有效的方式来处理消极的情况，但当争吵的硝烟散尽之后，这种互动却似乎让情况变得更糟。每一次未被修复的争吵都会在关系中造成更多的不信任和隔阂。由充满不安全感的反应性回应所驱使的自我保护模式，会产生并维持负向且不断强化的模式。找出那些不起作用的行动是第一步，接下来最重要的一步是用行得通的方法取而代之。

家长会谈

家长会谈对于与家长双方建立联盟，让他们愿意成为家庭变革的推动者而言至关重要。在全家出席的家庭会谈结束后，乔伊和安吉拉在参加家长会谈时感到很挫败，迫切地希望有所改变。在父母能够看到在孩子破坏性行为背后隐藏的未被满足的、脆弱的需求之前，治疗师需要与父母共同面对他们现在的处境，看到他们正因孩子的不良行为感到无比沮丧。站在父母的角度，治疗师才可以尊重他们对养育的在意及对家庭的关切，并看到他们有意愿寻求帮助，能够正视家庭中不断升级的反应性。

肯定乔伊和安吉拉的良苦用心，以及他们对家庭的承诺、付出的牺牲与他们参与养育的意愿，这些非常有助于避免他们因家庭问题而受到指责。在他们疲惫不堪的时候，他们需要的是鼓励，让他们对找到新的应对方法产生希望，而不是因为行不通的做法备受批评。治疗师加入到了父母的沮丧中，凸显出他们在面对挑战时仍然因为爱而苦苦坚持，他们那么努力地遵循了自己的父母所教导的规则，但在面对萨尔时却都是徒劳。可是他们没有放弃，仍然在为教养儿子而努力。好在乔伊和安吉拉不仅可以在改变家庭动力时发挥主要的作用，而且也能有力地推动整个家庭以不同的方式沟通。

家长需要的是有人帮助他们改善回应孩子情绪的能力，而不是评判他们做错了什么，或者哪里可以做得更好。帮助家长看到每位家庭成员用来应对压力的惯用方式，有助于进一步整理家庭动力。治疗师帮助两位家长围绕着家庭的负向模式追踪了那些可被预测的行为：萨尔的愤怒会引发母亲的愤怒，进而引起父亲、詹姆斯和玛丽的退缩。随着父母对负向模式的认识不断加深，他们也越来越明白，无论任何家庭成员的特定举动是什么，一个人的自我保护行为都会引发另一个人的自我保护行为。治疗师将重点放在当下的体验上，主动地探索是什么阻碍了父母，使其难以对孩子的需求做出同理和理解的回应。

很明显，从第一次家长会谈就能看出，乔伊和安吉拉都给自己施加了很大的压力，要求自己成为出色的父母，他们把萨尔的无礼视为他们的失败。治疗师通过将他们的期望正常化，并用依恋的眼光界定什么是足够好的养育，来处理父母在养育子女的责任上所产生的恐惧感。随着父母的反应性和防御性的降低，他们就更有能力多关注萨尔一些，并好奇萨尔的行为不端有何作用。他们假定萨尔在愤怒的背后隐藏着他对自己的不满，只是他们都还没有体验到萨尔的痛苦。

治疗师肯定了他们的假设，认为它反映出他们的照料系统是调谐的，也讨论了帮助萨尔将行为不端背后的负面感受言语化的重要性。让乔伊和安吉拉感到宽慰的是，虽然萨尔看起来对自己在家里肆无忌惮的样子无所谓，但他在愤怒之下可能暗含着一直被视为"问题孩子"的痛苦，作为父母，这种可能性对他们来说是有意义的。将萨尔的破坏性行为更多地看作是不安全依恋的产物，而不是由萨尔的某种缺陷导致的，这种认识上的转变可以给父母赋能，减轻他们因萨尔的不良行为所产生的压力，并把更多的注意力用来关心萨尔无法言说的痛苦。安吉拉和乔伊表示他们希望能带头以不同的方式应对萨尔的不良行为，而且，他们也会共同承担责任，因为两个人都没能处理好自己与萨尔的关系。

EFT治疗师会不断地评估家长在给予照料时的优势和局限。家长有意愿参与治疗，就表明他们意识到了自己需要帮助，也知道家庭动力存在问题。通过探索每位家长在面对当前的问题时对自己的定位，可以揭示出照料系统的状况。通过将家长对孩子、伴侣或自我的负面看法进行不同的组合，可以得到他们在提供开放且有回应的照料时所面临的典型阻碍。家长需要提供情绪层面的可及性、回应性和安全性，才能发展并维持与孩子之间的安全联结。治疗师解释了家长必须在管教和结构、安慰和支持之间取得平衡。家长们常常会过分认同其中的一种责任，而在另一种责任上有所欠缺。

明确家长的行为是过度回应还是回应不足，有助于明确家长需要改变的方向。通过回顾安吉拉与萨尔上一次的争吵，治疗师帮助安吉拉体验到自己在一贯管教孩子的背后有着关爱萨尔的意图。安吉拉意识到，她试图通过管教来激励萨尔做出积极的行为，但这些管教最终都适得其反，因为这只会强化萨尔对自己是"问题孩子"的负面看法，他不得不用反应性的愤怒来保护自己。遗憾的是，萨尔愤怒的反击只会加深安吉拉对他的负面看法，让她觉得自己需要对萨尔进行更多的管教。明确地识别这种模式，包括家长的意图及努力的结果，可以提高家长寻找新方法来实现目标的动力。

看到安吉拉以开放的姿态来探索自己对负向循环的影响，乔伊也备受鼓舞。治疗师强调了牢固的养育联盟有多重要，也表示他们若能携手面对萨尔的问题，那么治疗成功的可能性会大大增加。乔伊表示他在安吉拉和萨尔之间充当着一个中间人，这个角色让他感到无助，而且在他没能提供帮助的时候，两边都会冤枉他、指责他。他的怨恨与日俱增，而且还要努力不让这已经脆弱不堪的情况进一步恶化，这让他越来越想把自己从这个局面中抽离出来。当乔伊开始理解安吉拉和萨尔的愤怒具有引起关注、创造改变的功能时，他意识到自己的不参与会让他俩产生被抛弃的感觉。就像安吉拉一样，乔伊也表示他希望改变自己对现状的反应。

不过，表达改变的愿望并不一定意味着知道该如何改变这种模式。评估夫妻双方在总体上对脆弱性的接纳程度，有助于治疗师发现他们潜在的优势与让他们难以更安全地投入的阻碍。当家长在体验自己的脆弱情绪方面有阻碍时，就需要通过伴侣和/或治疗师来帮助他们体验这些深层情绪的资源，以促进联结的建立。在这个案例中，治疗师问安吉拉和乔伊："你们俩多久会进行一次坦诚而脆弱的对话？"

安吉拉：从来没有。我们经常讨论家庭琐事，但从来不会深入谈论内心的恐惧和不安。我们俩都不是在那种会谈论感受的家庭里长大的。

乔伊：（点头表示同意）是的，我们彼此相爱，互相支持，会一起讨论养育萨尔的挑战，但我们都比较习惯乐观一点。

治疗师：嗯，我明白了。其实没有人真的知道该怎样谈论去内心深处的恐惧和不安全感。我知道，每一个不去谈论内心脆弱的人一定都有充分的理由，特别是在我们小的时候，如果没人帮助我们谈论内心世界，我们就会学着把它藏起来。有一些人善于应对脆弱，那是因为他们身边的人很好地回应了他们在表露脆弱时承担的风险。我们都需要有成功分享脆弱的经历，才能倾诉得更多。而你们俩都还没有太多成功的体验，因此你们的孩子也不知道该如何分享脆弱。不过，让人欣慰的是，如果我们能创造足够的安全感，我们就能学会脆弱这门语言，它能把我们爱的人拉近，而不是像愤怒一样把对方推开。

乔伊：希望我们家也能这样。（安吉拉点头）

通过家长会谈，治疗师帮助父母为下一次家庭会谈做好准备，届时，会谈的焦点将转移到孩子，尤其是萨尔身上。治疗师解释说，家庭会谈的目的不是要选边站，而是要打开一些空间，让一家人能够开始理解和探索他们的自我保护性的行为，并探索这些行为背后有哪些脆弱的需要。治疗师强调了乔伊和安吉拉想让沟通有所不同的渴望，并明确了下一次会谈的目标，即为新的沟通收集必需的信息和原始材料（大家的脆弱）。

治疗师预告了在接近萨尔的脆弱之处时可能会出现的挑战。和家里的其他人一样，萨尔也不知道该如何谈论他更脆弱的感受，所以他用愤怒和回避来处理自己的痛苦。治疗师也通过正常化给父母打了预防针，因为在看到孩子对现实的诠释时，父母的情绪常常会被触发，这可能会干扰他们的同理能力。治疗师将此情况界定为一次机会，可以把父母在调谐过程中实时出现的阻碍外化（externalize），同时，这也是一次消除不信任的机会，正是这种不信任让萨尔难以摆脱"超级萨尔"这一反面角色。

治疗师为父母提供了安全感，让他们在与萨尔的互动中探索自身的体验，这一过程也突出了EFFT的改变理论，即让家庭以不同的方式去行动，而不只是教给他们新的概念。治疗师的一个目标是了解他们的反应性模式，以及家庭如何在不陷入这些模式的情况下以新的方式进行互动。在家长会谈结束时，治疗师为家长提供了一个图景，让他们知道目标达成后，如果家庭以非常不同的、积极的方式来对话会是什么样子。在这一图景中，令人灰心丧气的负向循环被替换为令人感到有希望的、彼此积极响应的正向循环。

同胞会谈

同胞会谈的目标是建立治疗联盟，并让孩子们看到自己在改变家庭模式中的能动性。在会谈中，没有了来自家长的评价，孩子们往往会更准确地描绘出家庭的反应性模式及其影响。治疗师会试着肯定他们在参与治疗时的不情愿来加强治疗联盟，同时，也会关注他们的担忧，并探讨他们希望从治疗中得到什么。孩子们认识到这个家卡在了防御性的状态里，情况并不好。他们很快就会意识到，真正的抉择在于：要么维持无效的自我保护策略，要么冒险采取新的行动。治疗师也会强调孩子们积极参与到改变的过程中的重要性，这么做也会增强孩子们的投入程度。下面的会谈案例说明了治疗师如何从依恋的角度进行界定，来促进孩子们对治疗过程的投入。

治疗师：在我工作过的家庭里，除非大家一起努力，否则没有哪个家庭可以把消极的行为变成积极的。父母没办法靠自己改变，孩子们也不能靠自己改变。大家一起努力的关键在于改变沟通的深度，要让那种把彼此推得更远的防御性沟通，转变为把大家拉到一起的联结性沟通。根据我的经验，你们知道是谁最擅长用更柔和、更有联结的方式来开启新的对话吗，是家长还是孩子？

萨尔：（恼怒地、挖苦地）显然是家长了呗，因为他们精于世故。

治疗师：猜得好，但其实是孩子更擅长。孩子往往更善于开始那些需要敞开心扉的对话。一般来说，父母都会用很多时间给孩子提建议，他们知道怎么做是对的，所以他们不喜欢谈论自己在不确定或者犯错的时候有什么感受。（治疗师明确地指出了治疗目标是进行脆弱的对话）

詹姆斯：（很惊讶，注意力变得更集中，插话）有意思。你是在和我们开玩笑吗？

治疗师：（微笑地）不是，我是认真的，不过有时候我会和你们开玩笑！孩子经常需要率先向父母展示怎么谈论不舒服的事情，当孩子们一起玩耍时，如果其中一个人开始谈论自己在生活中遇到的困难，那么其他的朋友不会有要解决问题的压力，孩子们只会努力理解彼此、支持彼此。

萨尔：我从来没想过这个问题，不过你说得没错。我和朋友从来不会真的吵架，我们都很善于倾听家里那些疯狂的故事。

玛丽：（大笑）我迫不及待地想看到妈妈在知道这一点后抓狂的样子。

治疗师：谢谢你说出了你的担忧，玛丽。你对家里发生的事情观察得很仔细。你妈妈能很快地给出建议，所以，她要是听到你们反而可能更懂得怎么回应别人的难题时，也许会大吃一惊。好在我已经向你们的父母就这个情况做过一些解释。他们有点惊讶，但我觉得他们已经开始理解了。其实，你们的父母都向我表达了他们的愿望，他们想找到新的沟通方式，他们想学习怎样才能更好地进行这些艰难的对话。

萨尔：（大笑）是啊，我妈就擅长说别人想听的话。相信我吧，她只喜欢单方面的对话。

玛丽：（叹气）别这么消极，萨尔。

治疗师：（举起双手来制止）稍等一下。玛丽，我很欣赏你相信父母有能力做出改变，不过，萨尔，你当然也有充分的理由去怀疑他们，因为你们经历了那么多争吵。

治疗师做了干预，以便凸显出这一时刻：萨尔的消极反应触发了玛丽的批评。治疗师追踪了他们的反应，并向每个孩子反映了他们自我保护的负向互动模式。两个人都表达了愤怒，但没有分享自己内心深处的恐惧和受伤。治疗师指出，这种负向的反馈循环发生得如此之快，以至于他们俩都没有选择的余地，而且这种循环多年来一直在这个家里肆意横行。一旦他们看到这一点，并体验到治疗师的支持，他们就有机会开始改变这种负向循环。治疗师在会谈结束时表示，他希望孩子们能像现在这样真实地参与进来，这样才能为改变搭建舞台。

治疗师明确地表示，在家庭中创造改变不是一个人的工作，每个人都必须为自己的行为负责。不过，治疗师也强调，归根到底，父母要承担起创造一个安全环境的责任，这是每个人能够冒险尝试改变的必要条件。EFT治疗师会在这方面专门为父母提供支持，并在他们克服负向模式的过程中为他们提供安全基地。

第一阶段，第二次家庭会谈

评估会谈结束后，一家人又回到了每个人都在场的联合会谈中。为了增强父母发起脆弱对话的意愿，治疗师鼓励父母向孩子们表达自己希望改变家庭环境，想用更脆弱的对话代替反应性的对话的愿望。

母亲：我们承认，尽管我们已经尽了最大的努力，但还是没有很好地以身作则来谈论愤怒之外的感受。我们想换一种方式。

萨尔：（一脸怀疑地摇摇头）太晚了。我两年后就要上大学了，你们到时候再试吧。

母亲：（沮丧，提高声音）我就知道你会说些消极的话，你就是管不住自己。

父亲：（叹气）嘿，萨尔，别再为难妈妈了，她已经在努力。你要不要……

治疗师：（打断，继续聚焦于萨尔的反应性反应）嘿，妈妈、爸爸，我们来试着好奇一下，看看是什么让萨尔不想尝试。萨尔，你来帮我一下，你是说如果你两年后就要去上大学，那么现在换个方式也没有意义了？你已经想好了怎么照顾自己，你只是在数着你能从这个家解放的日子？

萨尔：没错。我不想待在这里。事情永远不会改变。我妈妈是个好演员，但我打心底里知道，她不喜欢我。（他的声音中夹杂着一丝受伤和愤怒）

治疗师：哇，你认为一切都不会改变，而且你打心底里觉得你自己的母亲并不喜欢你。我想，对于任何一个孩子来说，想到父母不喜欢自己，一定会很恼火、很难受吧？

萨尔：没什么大不了的，我早就接受了。

治疗师：（点头表示同意，声音里带着悲伤）对。认为妈妈不爱自己，这对世界上的任何一个孩子来说都是痛苦的。为了在这种受伤中撑下去，你学会了不在乎。为了面对它，你学会了依靠自己。你是个坚强的孩子，萨尔，你的坚韧让我印象深刻。（治疗师反映了深层情绪，并注意到了坚韧）

父亲：（伸出手抚摸萨尔，母亲则僵硬地坐在椅子上）对不起，小子，我不知道你有这种感觉。

萨尔：（推开父亲的手）没什么大不了的，我很好。

治疗师在总结这次互动时，强调了父母付出的努力和萨尔的情绪体验。治疗师感谢父母发起了一场不同的、更脆弱的对话，也感谢他们允许萨尔学会用"不在乎"来保护自己。随后，治疗师向詹姆斯和玛丽了解了情况，并帮助他们处理自己对这次新的、脆弱的对话所产生的反应。他们俩都不确定到底有什么感受。治疗师肯定了他们的怀疑，指出这是很正常的事情，这种怀疑阻碍了他们做出新的反应，同时，治疗师也肯定了他们所冒的风险，以及他们有充分的理由产生怀疑，因为家里的负向循环已经存在了多年。在痛苦出现、联结破裂的时刻，治疗师用依恋的眼光来看待这个家庭，同时，治疗师也安抚了家庭：如果他们继续向对方靠近，他们之间的距离就会缩小，并且信任也会增加。

治疗师还观察到，尽管母亲有意进行更脆弱的对话，但她在整节会谈中一直处于防御和僵化的状态，而父亲则继续扮演他熟悉的中间人角色。当萨尔的愤怒看起来占了上风的时候，父母对萨尔的世界便难以保持好奇和同理，他们的防御性也被激发了出来。因此，治疗师决定推迟下一次家庭会谈，先继续进行第二次家长会谈，以探索母亲在提供照料时遇到的阻碍。

后续的家长会谈

这次家长会谈聚焦于这对伴侣的照料联盟，以及母亲在上次会谈中的防御性反应。治疗师回顾了上次会谈中的一个时刻，让家长关注到萨尔说"我妈妈不喜欢我"的那一刻。治疗师问"安吉拉，我看到你的表情变得很僵硬，当你听到萨尔说'你不喜欢我'的时候，你的心里是什么感受？"

安吉拉：这恰恰证明了他的判断是正确的！（轻蔑地）不论我为他付出多少，他都会回到消极的状态。我已经筋疲力尽了，我不知道我为什么要操这份心。

治疗师：对。他的消极状态会引起你的消极状态。不用说，每天都碰壁会让人感到筋疲力尽。然而，就算已经筋疲力尽，你也还是在继续努力。当萨尔说你不喜欢他的时候，我看到你的脸上有些紧张？当我重复萨尔的话，他说你不喜欢他时，此刻的你心里有什么感受？（治疗师肯定了她的筋疲力尽，并邀请她进一步探索这一感受）

安吉拉：我很紧张，因为他是对的。我想成为一个更好的母亲，我向自己保证我会做得更好，但当他说我不好的时候，我就僵住了。

治疗师：所以，你心里五味杂陈。如果你僵住了，那就是你的身体在告诉你说，你别无选择。你可以多说一点吗？

安吉拉：（徒劳地举起双手）没错。我要么和他吵架，但这样从来都不管用；要么就同意他的说法，然后陷入绝望和悲伤的深渊。（显示了安吉拉对自我的负面看法，而不是对萨尔的）

治疗师：难怪你会僵住，不管你往哪个方向走，事情都会变得更糟。当你得在这两个糟糕的选项中做选择时，有没有人知道你内心的挣扎？你和乔伊分享过这些感受吗？（治疗师跟随了母亲的情绪线索，并将焦点转移到照料联盟上）

安吉拉：（开始哭泣）没有，我会自己受着。没必要让乔伊为这些破事难过，我都是试着靠自己来处理。（泪眼蒙眬，目光茫然）我好像又变成了一个孤独的小女孩，没有可以求助的人。家里没有人想听我说话。（深深地抽泣）我不想让任何人看到我的眼泪。抱歉。过去的都过去了。

治疗师：这种感觉好难受，好悲痛。一个感到害怕又无处求助的小女孩学会了坚强和自立。你不用抱歉，你的眼泪很有意义。多年来，这些眼泪都被藏起来了。你的故事听起来和萨尔的很像，你们都是靠自己来面对恐惧和痛苦。就像萨尔一样，从来没有人发现你内心那个感到害怕的小女孩，从来没有人在黑暗中照亮你。为了撑下来，你学会了严格要求自己，逼自己变得坚强。难怪你对萨尔也是如此。这是你处理恐惧和受伤的方式。在你看来，爱一个人就是要坚强。

安吉拉：（双臂环抱着自己，缓缓摇晃）我是个很差劲的人，我只配孤苦伶仃地过下去。萨尔说得对，我才是真正的冷血怪物。

乔伊：（伸手把妻子拉过来抱住）我从来不知道你有这种感觉。我一直以为你是生气了，想一个人静一静。我真的很抱歉。（乔伊开始流泪）

治疗师：是啊。你从来不知道。在你看到她痛苦的这一刻，你的心一下子就被触动了，你想拯救她。做得好！乔伊，你能告诉安吉拉吗，你看到她在黑洞里，你想和她待在一起，因为在黑暗中的她值得被爱，而不是感到那么孤单和羞耻？

乔伊：当然。我在这里，宝贝，你想待多久我都陪着你。既然我知道了在你强硬的外表下的其实是害怕，那么我就永远不会丢下你一个人。（乔伊抚摸着她的头发，她把头靠在他的胸膛上休息）

安吉拉：（对着乔伊微笑）虽然有点怪怪的，但不孤单的感觉真好，谢谢你，乔伊。

安吉拉体验到了乔伊有力的回应和支持，这使她能够更自由地探索她与萨尔之间的关系。在这对夫妻的关系中，新发现的安全感启动并提升了家长的可亲性，特别是安吉拉的，她越来越愿意面对家庭中的恐惧和痛苦。乔伊的安慰加强了他们之间的照料联盟，因为他与安吉拉建立了信任，她相信他会以一种前所未有的方式回应她的痛苦。这种成功接触脆弱情绪的体验让安吉拉感受到了她从未向萨尔提供过的东西。她在面对自己的恐惧时感受到了一种平和的新体验，于是，她找到了一种更深层的动机，她想再次试着对儿子做出更多的回应。考虑到母亲的防御性有所转变，以及父亲更愿意提供支持，治疗师和父母一起为下一次会谈制定了计划，这次会谈的重点是母亲要为自己的防御和苛刻向孩子们道歉，也要说说她对自己的高期望有怎样的认识。

家庭会谈

在全员在场的家庭会谈上，安吉拉首先与孩子们分享了她童年时的一些经历，这些经历塑造了她坚强的外表。当父亲握住母亲的手时，她为自己不知道如何柔和地与孩子们相处而道歉，也表达了她想要改变的愿望。詹姆斯和玛丽非常乐于接受母亲的道歉，而且原谅了母亲。他们兴致勃勃地问了许多问题，在母亲讲述她童年的挣扎时，他们俩也感同身受。不过，萨尔却往后靠着，看起来事不关己。有一刻，当妈妈真心地表达了悲伤时，萨尔闭上了眼睛，好像无聊得要睡着了一样。治疗师注意到萨尔的无动于衷，意识到他的关系阻碍浮现出来了，这也让治疗师看到一个机会来让母亲给出不同的回应："萨尔对你说的东西不感兴趣，你知道是怎么一回事吗？"

安吉拉：当然。当你习惯了一个人的时候，你就不希望别人看到你的软弱，你也不想看到别人的软弱。我完全理解为什么萨尔懒得看到别人的痛苦。

治疗师：这就是坚强的样子，你得独自一人处理事情，没有人支持你，对吗？

安吉拉：对，坚强，但是孤独。

治疗师：这很重要，安吉拉，你能告诉萨尔，他没有做什么错事、坏事，其实他的不回应是有道理的？他在表现出坚强。

安吉拉：（转向他，轻柔地微笑）当然了。我完全理解你为什么不相信我说的话。你没有做错任何事。对不起，我过了这么久才告诉你这不是你的错，而是我的错。你是个坚强的孩子。

萨尔：（看上去有点困惑地点点头）我没想到你会怪自己，我以为你会怪我。

这肯定是不一样的，谢谢你。（尴尬地微笑）

安吉拉承认并接纳了萨尔写在脸上的"不感兴趣"，这展现出她对萨尔开放的态度，并且，面对之前萨尔让她感到无礼的行为，她也不再那么防御。母亲这一新举动成为一个标志，能够衡量出她在疏通照料系统中的阻碍时取得了多大的进展。安吉拉看到了自己的体验，也看到了自己是如何通过隐藏需求来做出应对的，这让安吉拉对萨尔的期待得以更清晰地呈现出来，于是，她对萨尔和对自己的负面看法也逐渐减弱。经由这些体验，安吉拉也能更好地看到萨尔和他的需求。当家长有能力看到自身的需求时，他们就更容易重视孩子的需求。

父亲、詹姆斯和玛丽都小心翼翼地目睹了萨尔和妈妈之间的新互动，他们点头以示鼓励，脸上也流露出赞赏的神情。治疗师反映了他们的新反应，并且为他们成功地完成了一次脆弱的对话表示赞赏。父母的开放性打下了一个更加安全的地基，于是，治疗师认为下一次会谈是很好的时机，可以更深入地探索在萨尔的破坏性行为之下，潜伏着他怎样的脆弱和不安全感。

在下一次全员在场的会谈中，治疗师试图揭示出萨尔在反应性行为之下的依恋需求。遗憾的是，萨尔变得不愿意参与家庭会谈了，因为他觉得大家太过于关注他，都把他看作问题。萨尔的挫败感不断累积，结果他出人意料地站了起来，走出治疗室，还说："治疗什么的都是胡扯！"治疗师利用这次会谈的剩余时间和家庭一起突出了负向循环，并向每个家庭成员描绘出他们在遇到联结破裂的威胁时，自己所采取的自我保护性举动会如何在其他人身上引发进一步的反应。治疗师就萨尔愤怒离席的行为向家庭进行了重新界定，认为它是萨尔具有适应性的"硬汉"策略，可以让他避免在当下对自己不好的感受，但可惜的是，这种策略让他继续被困在"搞破坏"的角色里。在这次家庭会谈结束后，治疗师在等候区与萨尔谈了谈，并为自己在弟弟妹妹面前督促他而道歉。他们俩一致同意在下一次进行个体会谈，让萨尔有时间讨论他对治疗情况的看法。

与萨尔的个体会谈

虽然萨尔的父母已经准备好进行新的对话，但让萨尔冒险去明确地分享自己的脆弱，尤其是当着弟弟妹妹的面，还为时过早。在与萨尔的个体会谈中，治疗师专门聚焦于与依恋有关的对话来提升萨尔的安全感，从而修复与萨尔的治疗联盟。治疗师看到了那个处在防御性阻碍中的萨尔，帮助他待在自己的情绪体验中，而不是回避这些感受。萨尔和治疗师一起致敬了他过去的自我保护行为，看到了他不想放下戒备的理由，也探讨了这样做的代价——他会愈发感到孤立无援。

萨尔不情愿地承认"总是发现自己是个问题"有多么难受。治疗师肯定了萨尔对自我的负面看法，认为这种看法是适应性的，并协助萨尔注意到，当他说"我是个问题"时的感受。萨尔泪湿眼眶，讲述了他孤身一人和自我厌恶的感觉。如果萨尔的问题根植于孤独，那么治疗师就必须确保在萨尔冒着暴露自身脆弱的风险时，他能在孤独中体验到情感的联结。只有当萨尔有了成功的体验后，他才能冒险分享自己的脆弱，否则，也就不难理解他为什么会用愤怒来掩盖脆弱了。治疗师回应萨尔说："我很感动，萨尔，你让我看到了你的孤独，我想帮助你得到安慰，我们每个人都需要被安慰才能有效地应对悲伤。"萨尔点头表示感谢。

治疗师提醒萨尔，他有责任让萨尔在感到安全时再次冒险分享他的受伤，如果萨尔觉得不安全，他完全可以随时停下来。治疗师再次表示，他相信萨尔的父母已经做好准备，愿意改变他们的回应方式，所以现在对萨尔来说是一个很好的机会，他可以鼓起勇气面对这些困难，并坦诚地说出他想要什么、需要什么。萨尔同意试一试，他愿意以袒露脆弱的方式投入到对话中，这是治疗过渡到EFFT第二阶段的必要条件。

阶段二：重建互动位置

调动依恋需求和照料反应

治疗师评估家庭的反应性有所降低，萨尔也同意探索自己不良行为背后的原因，并且看到了父母对他新浮现的脆弱具有开放性、可及性和回应性，以上这些都是降级的明显标志，也代表着家庭已经做好准备，可以进入第二阶段进行更深入的工作。这一阶段的首要目标是建立新的关系，在特定的家庭关系中重新界定感受到的安全感。治疗师会试着调动孩子的脆弱性，并提升父母的可亲性。

萨尔在个体会谈中表示，他需要单独与父母倾诉自己的担忧，这样他会才感到安全。之后，治疗师便邀请父母和萨尔专门进行一次会谈，来理解萨尔对父母的体验。

治疗师有意解释了这次单独会谈的合理性，为本次会谈定下了基调，以便在没有其他孩子干扰的情况下，专门探索他们之间的关系动力。在EFFT决策模型的指导下，治疗师侧重于通过体验来疏通关系中的阻碍，并培养父母的回应性。治疗师重新向父母提议，希望了解萨尔在争吵中体验到了什么，父母双方都表示同意。随后，治疗师询问了他们最近一次争吵的情况，通过回顾这次升级的争吵，治疗师讲述了其中引发关系阻碍的具体事件，并使关系阻碍成为会谈的焦点。

建立联结的会谈——父母和萨尔

仅仅是提到这次争吵，萨尔就露出不悦的表情，治疗师聚焦于这个表情，反映出萨尔的恼怒。治疗师的重点是镜映当下的过程，把萨尔在讨论家庭冲突时浮现出来的情绪凸显出来。

治疗师：我现在可以看到，这次争吵引发了你很多沮丧的感受。就像我们在上一次会谈中讨论的那样，你的愤怒好像是为了保护你免受负面情绪的影响，而这些负面情绪是你在家里不断地体验到的。当她（母亲）指出你做错了什么事时，这种愤怒立马就出来了，而且很强烈。我很好奇的是，如果你没生气，没能推开她的批评，会怎么样？如果这些负面的信息沉淀下来、不断积累，会怎么样？

萨尔：（一脸疑惑）我不能让这种情况出现，它就不是一个选项（声音里带着愤怒）。有很多负面的东西在朝我压过来。（看起来不知所措）如果我不挡住那些批评，那么所有这些负面的东西就会毁了我，而且，（低头看着地板，停顿了一会儿）我就会屈服，就会同意别人说我是个很糟糕、很糟糕的孩子。

治疗师：噢，天呐，难怪你会这么强烈地反抗。（声音里带着悲伤）如果这些负面的东西进入你的内心，那就证明你很糟糕，而且它们会毁了你？难怪你这么善于转移批评。我觉得，如果要我在变愤怒和被毁灭之间做出选择，我也会一直选择愤怒。（治疗师聚焦于情绪的组合与加深，语气也随着反映的内容而转变，一开始镜映出他需要保持坚强，随后是他只能一个人争取自己的价值、重要性和被尊重而感到的伤心，最后是他不想屈服、不想被别人认为很糟糕）

萨尔：（点头同意，脸色悲伤）我想我从来没有这样想过，但你是对的。这很难。我不知道我怎样才能不生气。

治疗师：当然，这很难做到。你被困住了，要么生气，要么被这些负面的东西吞噬，你不得不把"你不好""你是个问题""你不受欢迎"这些想法推开，对吗？有人看到萨尔这种持续的挣扎吗？（安吉拉伸手搭在萨尔的肩上，眼含泪水）

安吉拉：（流着泪）对不起，萨尔，我从来都不知道你受了这么多伤。我以为你一直都只是在生我们的气，在恨我。

萨尔：（推开她的手）你从来都不在我身边。（看向别处）我记得在我六岁那年，我在外面的泳池边跑步，摔了一跤，把胳膊摔断了。（眼眶湿润，揉着胳膊）我疼得太厉害了，然后我跑到家里，你大骂我太蠢了，因为你警告过我不要在泳池边跑。（萨尔停了一下，擦掉眼泪）

萨尔：（愤怒地）我恨你，我现在不需要你的怜悯。我知道我得靠自己，所以不要再烦我了。（安吉拉把手抽回来，双臂环抱着自己，开始前后摇晃）

安吉拉：你说得对，我是个很糟糕的母亲。你恨我，我不怪你。我恨的是我那样对你。我也恨我自己。（萨尔惊讶地看着母亲，乔伊伸手拥抱安吉拉）

乔伊：（对安吉拉说）你不了解情况也没关系。曾经，你身边也没人支持你，没人看到过你的痛苦。我爱你，因为你已经尽了你最大的努力，不要说你恨自己了。（乔伊抱了抱安吉拉，但她抗拒、身体僵硬）

治疗师：乔伊，我非常欣赏你这样努力地安抚安吉拉。她从来不会流泪，因为一直没有人安慰过她，现在情况终于不一样了。

治疗师：安吉拉，你做得很好。你挺过来了，为了远离伤害，你学会了要对自己和对其他人都强硬起来。当你内心崩溃、孤身一人的时候，你必须得找到力量。然而，你终于意识到，这种羞耻和躲避让你远离了你最需要的东西。对吗？（安吉拉往上看，点点头）

治疗师：安吉拉，这讲得通吗？为什么在这一刻你很难接受乔伊的拥抱，是因为你觉得自己是个失败的母亲，但你又想试着在萨尔身边支持他？羞耻是一面盾牌，它把我们需要的爱拒之门外。萨尔也学会了同样的方式。他很多的对立违抗行为都是为了控制羞耻感的。每个人都看到了他的愤怒，却没人看到他内心的受伤和羞耻。就好像每个人在内心深处都是孤独的，都在拼命保护自己，不想感到自己无足轻重或者自己很糟糕……好在（治疗师张开双臂，面带微笑）羞耻的解药是同理心和关系的联结，而不是让彼此感到被孤立。就在此刻，安吉拉，我可以看到你和我有眼神接触，这让我看到你在尝试用一种新的方式来陪伴萨尔。你想现在就陪在萨尔身边，让他不必独自面对这些受伤和愤怒，对吗？（治疗师在编排一次新经验）

安吉拉：（坚定地点头）我愿意。

治疗师：太好了！我相信你能做到。你能转过身去告诉萨尔，你理解他的自我保护，而且你不想让他独自承受痛苦吗？

安吉拉：（伸手抓住乔伊的手）萨尔，我和爸爸从来都不知道你在愤怒之下有多么痛苦。虽然不知道该怎么做，但我们绝对不想让你独自承受痛苦。既然我们知道了你的挣扎，我们就保证会做得更好，我们会努力帮你。（乔伊靠过来，揉了揉儿子的肩膀）

萨尔：（不知道说什么，只是点头，但没有推开父亲的手）

这次会谈很好地体现出治疗师做好准备去处理多个关系阻碍的重要性。可以预见的是，当萨尔脆弱的一面浮出水面，他在表达悲伤上的阻碍也会随之而来。他很早就学会了不要指望母亲来安慰他（对母亲的负面看法），他摔到游泳池的故事就是母亲不会理解他的有力证据。萨尔不信任母亲，也会拒绝母亲的安慰，这让安吉拉感到羞耻（对自我的负面看法），她害怕自己会把非常重要的事情搞砸。被萨尔断然回绝后，安吉拉陷入了羞耻之中，在这个过程中，她将注意力转移到了自己身上，以至于无法关注到萨尔所受的伤痛。羞耻感迫使她远离了萨尔，结果更加证实了萨尔的信念，即母亲不会在他身边支持他（强化了萨尔对母亲和对自己的负面看法）。沉浸在羞耻感中的安吉拉看不到萨尔愤怒背后的抗议，也看不到他之前或现在到底需要什么。治疗师正常化了萨尔的愤怒和安吉拉的羞耻感，认为这些情绪可以保护两个人免受情感联结破裂的痛苦。安吉拉从乔伊和治疗师那里得到了支持（减轻了她对自我的负面看法），这有助她将注意力重新聚焦于萨尔的愤怒和痛苦。当安吉拉允许萨尔的愤怒时，他们关系中一直缺少的回应性便开始增强，这也减少了萨尔对母亲的负面看法。治疗师将焦点放在处理关系阻碍上，当这些给予照料和寻求照料的阻碍实时出现后，治疗师会明确地指出这些阻碍，因为它们加剧了家庭的负向循环和反应性的回应。

治疗师决定在下一次会谈中再单独会见萨尔和父母。会谈开始时，治疗师继续聚焦于处理萨尔向父母寻求安慰过程中的阻碍，并帮助父母在不受自身情况干扰的前提下回应萨尔的脆弱面。随后，治疗师再次鼓励安吉拉和乔伊允许萨尔在面对不确定性的时候感到沮丧，因为这是他捍卫对他而言重要之事的方式。他们之间关系阻碍的核心在于，每个人都在互相接触时饱受自身羞耻感的困扰，而羞耻感会助长防御性的愤怒，使得他人难以靠近自己，最后让每个人都感到孤独。如果让安吉拉和乔伊按惯常的方式行事，任由萨尔的防御引发他们的羞耻感，那这反过来也会强化萨尔的羞耻感。但这其实是安吉拉、乔伊与萨尔建立联结的一个机会，他们可以肯定萨尔的愤怒和怀疑，并将这种自我保护视为一种手段，用以抵御萨尔被看作问题孩子的痛苦。

治疗师搀升了父母的接纳程度，并帮他们更好地以一种新的、投入的方式把自己呈现在萨尔面前。他们不再把萨尔看作坏孩子，而是开始意识到他所经历的一切都很艰难，他需要和别人一起来面对。他们终于能看到萨尔隐藏在内心深处的脆弱，而且还想要了解更多。他们抓住机会，让羞耻这块"烫手山芋"不再被传递，并分享了他们怎样以一种新的、更少责备的方式来理解萨尔的愤怒。父母都为他们把负面情绪倾倒给萨尔的自我保护行为道歉，他们也请萨尔再给一次机会，让他们重新赢回萨尔的信任。面对父母的道歉以及他们发出的再次尝试理解他的邀请，萨尔耸了耸肩。

治疗师：萨尔，我注意到你耸了耸肩，当你的父母说他们很抱歉、想做得不一样的时候，你的心里有什么感受？（镜映当下的过程）

萨尔：我不知道。他们开始更理解我了，这让我感觉很好。他们看起来很真诚，但我也觉得如果我信任了他们，可能会发生一些不好的事情。

治疗师：（点头）萨尔，你把自己矛盾的感受说出来了，这样很棒！一部分的你觉得被理解是件好事，但另一部分的你并不相信他们在为你提供这些东西。请你帮我理解一下，你认为可能会发生什么不好的事情？（转而聚焦于情绪的组合）

萨尔：（握紧拳头）如果我放松警惕，就会受到批评。

治疗师：（身体向萨尔前倾）哇。所以，如果你相信了积极的一面，那么你就将被消极的一面打个措手不及，你对这些消极的信息习以为常了，所以你会一直保持警惕，准备好迎接攻击……总是要保护自己不受消极信息的影响，一定非常累吧。（萨尔看向别处，摇摇头，轻声表示同意）。

萨尔：是挺累的。（深呼吸，叹气，若有所思地凝视着地板）

治疗师：（轻柔地）一定很累。我想知道，有时候这些消极信息会不会越过你的防线？有时候，你会不会害怕这些东西是真的，你真的很糟糕、不受欢迎？（治疗师探索萨尔对自我的负面看法）

萨尔：（反应很沮丧）很难不相信自己很糟糕。我总是惹麻烦。家里人都不喜欢我。我就是个问题孩子。他们都只是在忍耐着我。

乔伊：（打断，试图安抚）不是的！你不是问题孩子。我们觉得你很聪明，很了不起，而且……

治疗师：（打断乔伊）谢谢爸爸对萨尔的回应。当他自我感觉不好的时候，你想帮他，安抚他。如果可以的话，我想更多地了解萨尔内心忧郁的一面，这一面是他从来不谈论、也没人看到的。他现在终于让我们走近了他在愤怒之下的挣扎。（治疗师转向萨尔）在一个每个人都认为你很糟糕，而且你也不喜欢自己的地方，你总是发现自己孤单一人，一定很难受吧。

萨尔：糟糕透顶。我打心底里恨我自己。没有人真的爱我。发生在我身上的所有坏事都是我应得的。（萨尔双手捂脸，开始哭泣，然后声音转为愤怒）我是个让所有人都失望的失败者，所以，拜托别烦我了。

治疗师：（看到安吉拉眼中的泪水）安吉拉，你看到儿子的泪水，你心里有什么感受？

安吉拉：我感到心都要碎了。我知道那种痛恨自己的感觉，我想帮他。

治疗师：嗯，他的悲伤触动了你的心。你能看着萨尔，告诉他，你为他感到难过吗？

安吉拉：（看着萨尔，试图和他有眼神接触）我为你感到很难过。你值得被爱，而不是被孤立。我只想给你一个拥抱。（她靠近萨尔，但犹豫了一下）我可以抱抱你吗？（萨尔没有回答，他继续哭泣，安吉拉给了萨尔一个大大的拥抱，揉揉他的肩膀。然后，她伸手把乔伊拉了过来。乔伊跪在安吉拉身旁，向萨尔伸出手）

乔伊：（轻柔地）我很抱歉，我总是把你一个人留在这个可怕的感受里。谢谢你告诉我们这一切。（萨尔接受了拥抱，没有推开父母的回应。随着他沉浸在父母充满爱的怀抱中，他开始低低地啜泣。他的泪水引起了父母的共鸣，他们温柔又持久的抚摸在提醒着萨尔：他不再是孤身一人）

这是萨尔第一次在遍布羞耻感和痛苦的黑暗角落里得到安慰。在前面的会谈中，萨尔的父母在回应萨尔的过程中承认了自己的挣扎，肯定了萨尔的防御，而不是做出反应性的回应，从而赢得了萨尔的信任。萨尔和安吉拉都努力克服了自己的阻碍，包括对自我的负面看法（羞耻）和对他人的负面看法（责备），于是，安吉拉得以摆脱童年经历的束缚，去做一些不同的事情。在萨尔表现出脆弱的关键时刻，安吉拉不仅感同身受地做出了回应，而且还帮助乔伊向萨尔伸出了援手。

由于乔伊被夹在他们的争吵中，他通常会为了不疏远任何一方而僵在原地，结果却让萨尔孤军奋战。乔伊的小心翼翼使他长期处于局外人的角色。不过，安吉拉适时地推了乔伊一把，让他摆脱束缚，一心一意地走到了萨尔身边。乔伊也体验到不去努力地拯救或安抚他人的痛苦，而是与他人在脆弱中相遇能带来怎样的力量，他没有让安吉拉和萨尔独自承受羞耻感，而是学会与他们分担。亲子关系逐渐变得安全，因为父母双方都对萨尔的深层痛苦做出了回应，并接受了他的愤怒，既将其视为他在恐惧中的自我保护，也将其看作是他需要以自己的方式被人看到。这次修正性的情绪体验让萨尔的脆弱得到了安全、调谐、有回应性的回应，而这些是萨尔之前未曾体验过的。这次修正性的情绪体验也开始擦去萨尔被视为"问题孩子"的污名，并用"受伤的孩子"这一更准确的看法代替了先前的烙印。

萨尔提出自己的需求

治疗师决定有必要为父母和萨尔再进行一次会谈，以便明确萨尔的需求，并让父母能有更明显的机会来做出回应。虽然父母在上一次会谈中的回应性让他们迈出了建立信任的重要一步，但更关键的一步是，萨尔要直接提出自己的需求，接受父母安慰性的回应，这样才能恢复萨尔与父母对于建立有安全感与信任感的情感联结的信心。萨尔和父母都表示这一周平静了很多，愤怒和争吵也变少了。每当愤怒浮现时，三个人中就有一人会说："要记得在愤怒下面还有一些脆弱"。一家人都很惊讶地发现，当脆弱取代了愤怒时，愤怒很快地就消散了。脆弱为整个家庭提供了了解如何进行修复和回应的路径，在此基础上，治疗师将萨尔的ODD行为进行了重新界定：它们反映了一个绝望的孩子在绝境中求生的努力。治疗师注意到，一提到ODD，萨尔的脸就痛苦地皱了起来，治疗师反映了这种痛苦，并以此为切入点，重新回顾萨尔的羞耻感。这一次，在父母的参与下，治疗师试着帮助萨尔用语言描绘出他在羞耻感中暗含的渴望。对治疗师来说，重要的是保持耐心，并做好面对很多时候含混不清、不知道萨尔在羞耻中需要什么的心理准备，因为到目前为止，萨尔还不会将求助视为一种选择。为了帮萨尔表达他的需求和渴望，治疗师首先要为痛苦和羞耻创造空间，才能让需求开始浮现。萨尔谈到自己经常感到孤独，而坐在他两侧的父母都握住他的手，此时，萨尔的羞耻感被触发了：

萨尔：好吧。嗯……（停顿）我想，最让我绝望的是，我不相信它真的会改变。

在我内心深处，我认为我已经学坏了，没有挽回的余地了。（把手从父母的抚摸中挣脱出来，用双臂搂着自己，开始哭泣）父母都伸出手揉了揉他的背，他们俩也开始流泪。

治疗师：哇，现在真的很不一样。（眼含泪水）你并不孤单，萨尔。你的父母也走到了黑暗中，他们用爱带来了一丝光亮。在你的内心深处，你是不是害怕自己已经无药可救，害怕一切都不会改变了？我想请你现在就听一听自己的心，你的父母怎样才能帮助你面对这种痛苦和恐惧，好像一切都不会改变了？（治疗师鼓励萨尔去感受，并用语言表达他除了恐惧，还有对安慰的渴望）

萨尔：（仍然看着地板）我觉得我希望他们告诉我，我可以改变，告诉我，总有一天我会好起来的。

治疗师：没错。当你自己希望渺茫的时候，你需要他们的希望。你能不能转向他们，问问他们："你们相信我能改变吗，我有时候觉得自己做不到？"（治疗师在准备一次现场演练）

萨尔：（抬头看向母亲，又看向父亲，泪流满面。萨尔发出了需要被安慰的呼唤）你们真的认为我能改变吗？

母亲：（伸手拥抱萨尔，父亲也同时拥抱了他）当然了！我们可以一起来进行这个改变。（哭泣）我真为你感到骄傲，你在帮助我们所有人改变。

父亲：（亲吻儿子的头）我真的很抱歉，我之前不知道该怎么帮你面对这些恐惧。你很勇敢，你给我们的改变开了头。既然我看到了你灰暗的另一面，我就保证会给你带来一些光亮。而且，即使我不知道该怎么帮你，我也可以一直陪你坐在黑暗中，让你不再孤单。你并没有变坏，你是如此坚强，才能忍受这份痛苦这么久。我爱你，萨尔（父亲揉了揉他的头发）

萨尔：（深吸一口气，放松地融入父母的怀抱。在被拥抱的片刻后，萨尔抬起头，露出了微笑）这肯定比一个人待着要强。谢谢你们，爸爸妈妈，谢谢你们支持我、相信我可以做到。我确实感觉更平静、更有希望了。这种感觉怪怪的。（大笑）（爸爸和妈妈也一同笑了起来，他们三个人都握住了彼此的手）

治疗师帮助他们三人处理了这次新经验：萨尔直面内心的恐惧、向父母求助，并且信任、接受了父母充满爱的回应。一旦理解了为什么新的、脆弱的回应有更好的效果，家庭成员就更有能力重复这些新的相处方式。在建立联结的时刻发生后，治疗师便明确地将积极情绪强调为转变的标志（如喜悦、平静、释然、平和），这样做可以让治疗师了解治疗的过程，并看到家庭的安全联结的增强。如果说萨尔的问题根源于充满恐惧和痛苦的孤独，那么解决的办法就是建立情感的联结。当家庭在身体层面出现了联结的迹象时，治疗师会将其指出来并为之喝彩，这样也会带动家庭继续这么做。在这个过程中，具有情感联结的正向循环会变得愈发明显，并将取代自我保护、彼此孤立的负向循环。

家庭会谈

在萨尔和父母建立了情感联结之后，他们三人决定与詹姆斯和玛丽分享这种改变，并邀请他们俩也参与到这些成功的改变中来，进行更深入、更脆弱的交流。要改变家庭比较防御的情绪气氛，仅仅关注父母与萨尔的关系是不够的。于是，治疗师帮助父母将他们与萨尔的修正性情绪体验作为跳板，把父母的可亲性也扩展到其他孩子身上，而让其他人也看到萨尔自身以及他与家庭的关系的变化。在此基础上，父母试着让自己和其他两个孩子的互动也更投入、更积极。治疗师与这两个孩子一起面对了他们表达依恋需求的阻碍，也探索了父母在看到和回应这些需求时面临的阻碍，从而将家庭的信任感提升到新的水平。

在接下来的几次会谈中，在萨尔和父母的鼓励下，詹姆斯和玛丽分享了自己得不到关注、有时感觉自己像隐形人一样的不甘。他们俩都长期受困于家庭的消极情绪氛围，萨尔的不良行为和妈妈的愤怒都很吓人，所以他们俩都觉得最好保持沉默，不要让事情变得更糟。治疗师帮助父母允许詹姆斯和玛丽的退缩行为，并让两个孩子知道他们藏起自己的恐惧与需求来保护自己时所付出的代价。就像萨尔一样，詹姆斯和玛丽也在脆弱的依恋需求中体验到了被安慰的感受，他们之前通常会把这些需求藏起来。萨尔也加入进来，他说自己为弟弟妹妹感到很自豪。就像每一次负面的、防御性的互动会加强负向循环一样，积极的、回应性的互动也会为安全的循环积聚力量。每一次当依恋需求被具有回应性的互动满足后，家庭都会变得更强大、更安全。

尾声

这个家庭又继续进行了几次会谈，在此期间，他们练习了如何修复不可避免的关系冲突，并继续进行脆弱的对话以庆祝他们获得更亲密的感觉。在日常生活中，他们也有意识地通过实用的方法来保持对依恋需求的重视，他们决定在每个周六下午进行一次家庭出游，借此机会看看每个家庭成员的情绪状态。他们将这个下午称为"脆弱假日"。

当最后一次会谈结束时，孩子们都对治疗的暂停做好了准备，不过乔伊和安吉拉还想让工作更深入一些，于是他们开始了伴侣治疗。虽然萨尔的暴怒和无礼等ODD相关的行为并没有神奇地消失，但他已经不符合正式的ODD诊断标准了，这也说明他的症状得到了极大的改善。在开始家庭治疗之前，萨尔符合ODD诊断的全部八条标准，而现在，由于他愤怒的、自我保护的策略不再反复出现，他不再符合任何一条标准了。萨尔自豪地证明说，当你有更有效的工具来满足自己的需求时，要减轻愤怒当然就更容易了。

萨尔在治疗过程中非常投入，以至于他到最后都不希望治疗结束。因此，他决定与另一位治疗师进行个体治疗。随着萨尔越来越能处理在愤怒之下的恐惧和痛苦，他的关怀、同理心与保持冷静的能力也在不断增强。在父母的帮助下，萨尔懂得了同理心是羞耻感的解毒剂。萨尔不再习惯性地回避自己的感受，而是好奇地走近情绪，他发现自己其实很擅长靠近脆弱之处。可以说，在铠甲之下，藏着一个相当敏感的孩子。让人佩服的"超级萨尔"逐渐取代了让人讨厌的"超级萨尔"。由于亲子之间的联结感被增强了，萨尔发现自己身处一个更安全的世界中，在这样的环境中追求自主性要安全得多。

治疗师帮助家庭一起学习用"脆弱"这门语言进行沟通，虽然在学习这门新语言的过程中会有许多困难，但治疗师坚信，在内心深处，脆弱是每个人的母语。当父母双方都主动承担起他们在照料系统中的阻碍，并冒险克服这些阻碍时，他们就能展现出自己的同理心，并用爱的光芒照亮孩子们隐藏在黑暗中的脆弱。孩子们在孤独中会感到自己被看到，进而燃起求助的渴望，这让他们能够走向父母，而不是把他们推开。这个家庭同心协力地将"每个人都很愤怒"这句防御性的家庭口号，转变为了"我们都需要帮助"这句简单的、来自内心深处的话语。安全的依恋并不能解决生活中的所有问题，但它的确为家庭成员们提供了最佳的土壤，让大家能在逆境中找到爱与安慰。

参考文献

Ainsworth, M. D. S. (1989). Attachments beyond infancy. *American Psychologist, 44,* 709-716.

Allen, J. P., & Land, D. (1999). Attachment in adolescence. In J. Cassidy & P. R. Shaver (Eds.), *Handbook of attachment: Theory, research, and clinical applications* (pp. 319-335). New York: Guilford Press.

Allen, J. P., Porter, M., McFarland, C., McElhaney, K. B., & Marsh, P. (2007). The relation of attachment security to adolescents' paternal and peer relationships, depression, and externalizing behavior. *Child Development, 78* , 1222-1239.

Bowlby, J. (1946). *Forty-four juvenile thieves: Their characters and home-life.* London: Baillière, Tindall & Cox.

Burke, J. D., Loeber, R., & Birmaher, B. (2002). Oppositional defiant and conduct disorder: A review of the past 10 years, part Ⅱ. *Journal of the American Academy of Child and Adolescent Psychiatry, 41,* 1275-1293.

Carr, A. (2013). Thematic review of family therapy journals 2012. *Journal of Family Therapy, 35,* 407-426.

DeKlyen, M., & Speltz, M. L. (2001). Attachment and conduct disorder. In J. Hill & B. Maughan (Eds.), *Conduct disorders in childhood and adolescence* (pp. 320-345). New York: Cambridge University Press.

De Los Reyes, A., & Lee, S. (2017). The high cost of childhood disruptive behavior disorders. June 1, www.statnews.com/2017/06/01/disruptive-behavior-disorders-children/

Edwards, R. T., Ceilleachair, A., Bywater, T., Hughes, D. A., & Hutchings, J. (2007). Parenting programme for parents of children at risk for developing conduct disorder: Cost effectiveness analysis. *British Medical Journal, 334,* 682-685.

Greenberg, M. T., Speltz, M. L., DeKlyen, M., & Jones, K. (2001). Correlates of clinic referral for early conduct problems: Variable and person-oriented approaches. *Development and Psychopathology, 13,* 255-276.

Hann, D. M. (2002). *Taking stock of risk factors for child/youth externalizing behavior problems.* Bethesda, MD: National Institute of Mental Health.

Keiley, M. K. (2002). Attachment and affect regulation: A framework for family treatment of conduct disorder. *Family Process, 41,* 477-493.

Reef, J., Diamantopoulou, S., van Meurs, I., Verhulst, F. C., & van der Ende, J. (2011). Developmental trajectories of child to adolescent externalizing behavior and adult DSM-IV disorder: Results of a 24-year longitudinal study. *Social Psychiatry and Psychiatric Epidemiology, 46,* 1233-1241.

Rosenstein, D. S., & Horowitz, H. A. (1996). Adolescent attachment and psycho-pathology. *Journal of Consulting and Clinical Psychology, 64,* 244-253.

Scott, S., Knapp, M., Henderson, J., & Maughan, B. (2001). Financial cost of social exclusion: Follow up study of antisocial children into adulthood. *British Medical Journal, 323*(7306), 191-194.

Tomasic, M. A. (2006). Childhood depression and conduct disorders as related to patterns of attachment (Doctoral dissertation). Retrieved from Dissertations and Theses database. (UMI No. 3252742).

Theule, J., Germain, S. M., Cheung, K., Hurl, K. E., & Markel, C. (2016). Conduct disorder/oppositional defiant disorder and attachment: A metaanalysis. *Journal of Developmental and Life-Course Criminology, 2 ,* 232-255.

Van Ijzendoorn, M. H., Schuengel, C., & Bakermans-Kranengurg, M. J. (1999). Disorganized in early childhood: Meta-analysis of precursors, concomitants, and sequelae. *Development and Psychopathology, 11,* 225-249.

第十一章 案例——EFFT 对重组家庭的治疗

"我们的关系没有搅匀,还是一块块的"

莎伦带着十几岁的女儿贝琪从繁华喧闹的多伦多来到了魁北克乡下的一个宁静的小镇,搬到了她新婚丈夫弗兰克的家中,家里还有他的孩子萨拉和乔希。对莎伦来说,两个家庭的结合标志着她新生活的开始:她从大城市的孤独和寂寞、从痛苦又辛酸的离婚阴影中解脱了出来。在弗兰克看来,与莎伦共享家庭与未来的人生,让他有机会在养育两个孩子的过程中获得陪伴和实际的支持。莎伦和弗兰克都确信自己找到了人生伴侣!孩子们也都对这次新生活的冒险充满信心。

然而,在一年之后,这次大冒险看起来与他们预想的完全不同。所有孩子的要求加在一起让人感到应接不暇、难以理喻,尤其是13岁的贝琪和萨拉这两个孩子。贝琪和萨拉上的是不同的学校,朋友圈子也是分开的,她们似乎生活在两个世界。这些差异让整个家都感到她们俩互不相容。两个女孩的疏远在某种程度上象征了整个家庭的疏远和距离:这两个分开的阵营几乎没有共同相处的时间。在每天的开始和结束,莎伦和弗兰克都需要分别单独陪伴自己的孩子。他们深感失望,觉得梦想中的亲密、温暖的家庭似乎遥不可及,于是他们决定寻求家庭治疗。莎伦向治疗师总结了他们的情况:"我们的关系没有搅匀,还是一块块的"。

与重组家庭工作

在美国,有16%的孩子生活在重组家庭中(Pew Research Center, 2015);在加拿大,每10个孩子里就有1个来自重组家庭(Statistics Canada, 2017)。重组家庭被定义为:有承诺关系的伴侣,连同在前一段关系中出生的孩子一起生活。通常来说,重组家庭是在前一个家庭因离婚或伴侣死亡而破裂后形成的,也有的重组家庭是由原本的单亲家庭发展而来。不论是异性恋者、同性恋者、已婚者还是同居者,重组家庭的生活方式千差万别,但大多数都有一个共同的复杂之处,那就是既要连接两个伴侣,又要连接两个家庭。在共同生活的早期阶段,当形成家庭凝聚力的希望落空时,许多重组家庭都会感到非常脆弱。由于缺乏指导或方向,他们不知道在发展新的家庭时会发生什么(Papernow, 2013)。

重组家庭体验到的脆弱性是在所难免的,因为他们面临的情况很复杂,他们需要处理难以预料的需求、相互矛盾的发展需要以及复杂交织的关系背景，他们既抱有希望和梦想，但也不得不承担关系上的风险与回报。第二次婚姻似乎更容易解体，有60%的再婚以离婚告终（US Bureau of Statistics；Coleman, Ganong & Fine, 2000）。加拿大的再婚人群中，超过五分之一的人在平均7.6年内离开了第二任配偶（Statistics Canada, 2012）。与来自完整的原生家庭孩子相比，重组家庭的孩子在学业、情绪和心理上陷入困境的可能性要高出一倍（Wallerstein, Lewis & Blakeslee, 2000）。许多对再婚伴侣最终都接受了伴侣治疗，而且继子女在北美的心理健康诊所中也占了很高的比例（Dunn, 2002）。继子女可能会在家长从离婚到再婚的过渡时期经历痛苦，从而出现行为或症状的失调（Hetherington & Jodl, 1994），再婚后头两年的冲突和动荡会导致许多重组家庭寻求治疗的帮助（Visher & Visher, 1996）。这些挑战往往给人一种"重组家庭的生活本身就很困难"的印象，也让家庭成员在寻找方法、共同度过生活的考验时忽略重组家庭所具有的关系耐挫力。

过往的研究主要集中于探究离婚对孩子生活的负面影响，但却不太关注对生活在离婚后的重组家庭中的孩子来说什么能起到帮助（Marquardt, 2005; Wallerstein et al., 2000）。哪些因素有助于重组家庭取得成功，这些家庭又如何为孩子提供稳定的环境并且提高其耐挫力？重组家庭为孩子提供了观察成年人的多重角色的机会，也为他们提供了看到家长在亲密关系中如何变得更加幸福，以及学习如何适应变化、保持灵活的机会。已经被来访者证明为有效的治疗方法包括：对重组家庭体验的肯定与正常化，关于重组家庭生活的心理教育，对新婚伴侣的支持，以及减轻无力感（Visher & Visher, 1996）。

常见的挑战

重组家庭面临的主要难题包括：先前家庭的同住父母（residential parent）与继父母在养育方面的差异，孩子体验到的丧失和忠诚束缚，孩子的非同住父母带来的冲突和要求，以及这些给这对伴侣带来的压力。在重组家庭的发展中，尽管这些困难算正常现象，但解决这些要求的过程可能要花费数年时间。最终，决定重组家庭能否成功的是一家人如何共同面对所有的挑战，而不仅仅是怎么克服每一个困难。一个家庭不切实际的期望、批判性的态度、孤立无援的局面以及缺乏有效支持的情况，都会破坏家庭的稳定和士气，进而干扰重组家庭的正常发展过程。对家庭治疗师来说，了解重组家庭独特而复杂的动力及其面临的挑战，可以为治疗师有效的治疗提重要的方向（Katz & Stein，2005）。

复杂的结构

从表面上看，重组家庭可能和别的家庭一样，但从内部体验来说，他们对家庭生活的体验是独一无二的。这种独特性最能体现在两种亲子关系的差异上：家长与亲生孩子或领养孩子之间的亲子关系，以及继父母与继子女之间的亲子关系。继父母很少会自然而然地就成为继子女的家长，甚至没有必要，尤其是继子女年龄比较大的时候（Emery，2011）。生活在重组家庭中的孩子，往往有着两个价值观截然相反的家庭，每一个场合、每一个生活事件都需要两个不同的家庭来分担（Marquardt，2005）。阿伦斯（Ahrons）和罗杰斯（Rodgers）（1987）首先提出了"双核家庭"（binuclear family）一词，用以强调在离婚和再婚家庭中，孩子在多个家庭中流动的典型情况。重组家庭要在多个家庭单元中游刃有余，同时还要让每个成员都有稳定的归属感。身份认同感更强的重组家庭可以认识到每个家庭独特的价值，看到父母和继父母在孩子生活中可能扮演的不同角色，从而更好地促进孩子在两个家庭之间的流动（Papernow，2013）。

在莎伦的案例中，她觉得自己的家庭是"没搅匀的，一块块的"，因为离婚让她觉得自己是一个失败的母亲，没有给贝琪一个"完整的"家庭体验，她很渴望家庭的团结与凝聚，但贝琪和萨拉之间的距离让她害怕："这段婚姻能让贝琪有我非常想给她的'完整家庭'的体验吗？"此外，莎伦的前夫已经再婚，而且他与贝琪的关系并不紧密。这增加了莎伦的失败感，她迫切地希望弗兰克的温柔与坦率能填补贝琪空缺的父爱。她之前一直相信，再婚会使她的家庭恢复到理想状态，所以，当她辛辛苦苦地用了一年时间来让两个家庭融合，却看到"一块块"的关系时，她开始失去希望，感到难以实现心中渴望的目标。

重组家庭与丧失

重组家庭中的孩子将离开原生家庭视为一次重大的丧失。在哀悼这次丧失的同时，孩子们还面临着额外的挑战，那就是如何处理与亲生父母或养父母之间可能出现的忠诚束缚。孩子们也需要适应可能有着不同的价值观和陌生文化的新的家庭生活。继父母的到来可能会让孩子感到威胁和恐惧，因为这意味着他们的另一方父母现在被"取代"了，孩子不得不与一个新的成年人共同生活。对许多孩子来说，拒绝继父母是他们唯一知道的办法，这样才能表达丧失带来的感受，并对不在身边的那位父亲或母亲表达忠诚。孩子们往往会陷入这样的困境：一方面要适应他们没得选的新家庭，另一方面又会卷入原生父母之间持续的争斗中，他们虽然离婚了，但在情感上依然纠缠。

贝琪被猛地扔到了乡村生活中，远离了熟悉的家、朋友和城市里的老邻居。她不再是母亲唯一的同住人，而且这个新家有着不同的规则、不同的期望。贝琪失去了她与母亲的专属关系，这对她而言是一个巨大的变化，因为她现在不仅要与母亲的新伴侣分享母亲，也要与另外两个孩子分享，其中一个还是她的同龄人。

继父母与继子女的关系

当继父母被引入一个已经存在的家庭团体时，家庭面临的挑战是在业已建立的家庭文化中发展出新的关系。继父母与继子女之间并没有共同的过往经历或养育方面的联结，因而难以对彼此产生归属感，而且继父母可能需要对自己的孩子付出特别的关注与照顾。同时，继子女经常会因为关心继父母而感到内疚，因为这可能象征着他们对另一位非同住的原生父母的不忠诚。事实上，这位新的继父母的到来可能预示着孩子再无可能与原生父母团聚。这对新婚的伴侣也同样面临挑战，因为现在与第一次组建家庭的情况不同，他们俩无法共享与子女共同生活的喜悦。他们在给予继子女关注和资源的同时也会感到矛盾和内疚，因为自己的亲生孩子也需要得到照料。与此同时，继父母也会因为感到被排除在亲生的亲子联结之外，而体验到被忽视、被疏远和孤单的感受。(Papernow, 2013)。

当重组伴侣开始共同生活时，他们面临的挑战是，尽管与孩子的关系尚处于发展阶段，但他们却已经要开始养育孩子，他们两个人与新家庭中的孩子有着非常不同的情感联结。此外，他们现在需要养育的孩子可能正在为失去第一个家庭而悲伤。在继父母和继子女之间，牢固的情感联结并不会立刻出现，而且，纵使爱与感情会逐渐加深，但重组家庭的生活会自然地面临一种内部/外部的动力，尤其是在开始阶段。

莎伦发现自己对萨拉感到又恼火又沮丧，萨拉的性格与贝琪大相径庭。另一方面，弗兰克则感到惊讶和困惑，因为贝琪在搬进他家后立马就开始疏远他。到头来，弗兰克觉得自己就像个孤独的隐形人，他和莎伦、贝琪之间距离遥远，而莎伦则觉得自己被夹在中间，一边是自己深爱的男人，一边是自己珍视的孩子。这些感觉会对正在发展中的伴侣联结构成挑战或威胁，并对他们之间的养育联盟产生负面影响。继父母对后代之间没有共同的依恋联结，由此产生的不对等感会让他们用不同的方式与孩子相处，而这又会导致养育风格的对立，从而使伴侣双方产生隔阂，并影响到对孩子的养育。

在与继子女建立关系之前，继父母常常通过管教来维护自己的权威，从而应对这种局外人的感觉。也有的家长会像弗兰克一样从家庭生活中退缩，导致莎伦觉得自己必须在他和贝琪之间做出选择。莎伦开始对贝琪经历的变化感到内疚，为了弥补这份痛苦，她开始站到贝琪那边，甚至考虑过搬出去住，以便有单独的、专门的时间来陪贝琪。还有一些家长会努力同时取悦伴侣和自己的孩子，最终却导致自己和两边都不亲近。最后，也有些人会完全地回避这个难题，把自己身上的养育职责交给配偶。

建立新的父母联盟

研究表明，新组建的重组家庭所面临的最大挑战，是第一次婚姻中持续出现的养育冲突（Hetherington，2003）。两人在离婚后对共同抚养所做的计划，可能会因新伴侣的加入而被打乱。前伴侣可能会感到新伴侣的威胁，特别是当他们并不想离婚，且对方过早地有了新伴侣，或者他们认为新伴侣会威胁到孩子对自己的感情时，这种威胁感会更强烈（Ganong & Coleman，2004）。

弗兰克的孩子萨拉和乔希会花一半的时间与亲生母亲在一起，而这位母亲对弗兰克和莎伦都公开地表达过自己的敌意和批评。

萨拉和乔希都觉得自己必须在母亲和父亲之间选边站。这种束缚给孩子们带来了极大的压力，这是离婚最有害的影响（Emery，2012）。目前公认的看法是，与实际的离婚或重组家庭的建立相比，冲突对孩子的负面影响更大（Afifi，2003）。新建的重组家庭所面临的困境在于，在离婚的父母之间，关系虽然有所变化，但并没有终结（Emery，2012）。在新婚伴侣眼前的挑战是，怎样可以既找到一个双方都认可的方式来应对过去，同时能够发展、建立起属于他们自己的安全联结和新的家庭生活。

加强伴侣间的情感联结

作为继父母的伴侣，两人的关系是新家庭的地基，但在两人商讨组建新家庭这一复杂挑战的过程中，这种情感联结会经受一次又一次的考验。这个过程可能会很棘手，因为早在这段新的伴侣关系出现之前，亲子关系就已经存在了。其中的挣扎在于："当我被排斥或冲突的感受很强烈时，怎样维护我们之间亲密的关系？""孩子们需要的太多了，怎么才能找到属于我们俩的时间？"莎伦和弗兰克开始把所有的注意力和时间都放在自己的孩子身上，只花了很少的力气来维护他们之间的关系。有的家长会把伴侣关系放在第一位，但这对孩子来说会更加难受。正如帕佩尔诺（Papernow）（2013）指出的，"将成年继父母的伴侣关系置于亲子关系之上，会把家长从孩子身边拉远，进而让孩子的过渡时期极其艰难"。有效的治疗方向是对两个子系统都予以支持，而不是只支持其中的某一个。如果重组伴侣能致力于培养孩子的耐挫力，改善他们彼此之间的关系，那么这样的家长就最有能力去应对这些挑战。

EFFT 与重组家庭

在情绪取向家庭治疗中，治疗师会通过依恋的眼光来看待、倾听与理解重组家庭的痛苦，将一幕幕"剧情"和复杂的"舞步"看作是每个成员在面对丧失和不确定性时，为了维护和保持至关重要的依恋联结所付出的最大努力。这一疗法可以解释和预测家庭困境的发展过程，并能极大地改善和巩固重组家庭的生活。这种基于依恋的视角可以让人们对重组家庭的痛苦有清晰的认识并为之提供资源，为作为继父母的伴侣提供共同的目标感，为孩子们提供归属感。

依恋是重要的纽带，而依恋理论有助于理解重组家庭生活的复杂性，缓解重组家庭面临的挑战。该理论解释了成年伴侣、亲生父母或养父母与孩子之间，以及继父母与继子女之间的关系差异。依恋理论认为，在儿童早期，照料者和孩子之间形成的依恋联结是人类在进化中的一种生存机制。根据依恋理论的第一位作者约翰·鲍尔比的观点，依恋对象是一个安全基地，孩子可以由此出发、探索世界（Bowlby，1988）。如果照料者与孩子这一至关重要的联结遭到破坏，就会对孩子产生严重的负面影响。

维舍（Visher）等人（2003）用"因丧失而生"来描述重组家庭，并指出，尽管在新的重组家庭中每个成员都在体验着丧失，但他们可能很难或不愿承认并哀悼这种丧失。压制或回避重组家庭生活中固有的哀伤过程，会使家庭陷入困境，无法在这一正常的过程中给予彼此帮助与支持。再婚伴侣没有办法获得作为彼此的初恋与唯一挚爱的体验，也不是所有后代共同的依恋对象。孩子们失去了原来的家庭，也失去了与另一位非同住父母的相处时光。孩子的行为和态度会被自己对非同住父母（也是依恋对象）的忠诚感所影响，从而阻碍孩子从当前的同住父母或继父母那里接收爱与支持。孩子们从原生家庭中获得的强烈的身份认同感与归属感现在不复存在，这种情况可能会为互相竞争的依恋关系埋下伏笔，因为重组家庭内的各成员会争夺安全感、爱与关注（Furrow & Palmer，2007）。在新的重组家庭中出现的艰难的、带有冲突性的想法、情感和行为，可以从依恋痛苦的角度来理解和解释，这种依恋痛苦源于原生家庭生活的丧失，也是成员从原生家庭过渡到尚在发展的重组家庭时所产生的症状。

EFT治疗师会用依恋理论的眼光来看待和理解重组家庭在形成过程中存在的多重现实和困境（Furrow & Palmer，2007、2011）。对莎伦和弗兰克一家来说非常关键的一点，是EFT治疗师要从依恋的视角看待他们的问题，并认为这些问题是正常的、可以理解的。他们面临的挑战得到了肯定和正常化，而且，治疗师也帮助他们将自己的挣扎看作正常发展过程的一部分，并不是因为他们自己或彼此有缺陷。治疗师贴近每个家庭成员的感受，倾听并理解他们用来应对丧失、悲伤和恐惧的各种依恋策略。否则，这些脆弱的情感可能会以敌意或退缩的方式表达出来，并引发重组家庭成员之间的负向互动。依恋的眼光有助于治疗师理解这种痛苦，并且知道互相竞争的依恋关系是重组家庭生活的特点。

贝琪在新的重组家庭中表现得很退缩，她不愿意和其他家庭成员共进晚餐，也会拒绝母亲的努力靠近。贝琪不和家人一起吃饭的行为表达了她的哀伤，而且她担心自己已经永远地失去了妈妈，所以，她感到自己在这个世界上孑然一身。莎伦越想要和贝琪沟通，贝琪就越沉默，然后莎伦就越感到沮丧和无助。这种负向互动模式加剧了莎伦和贝琪之间依恋关系的不安全感，而且也对家庭网络的其他部分造成了影响，包括莎伦和弗兰克以及兄弟姐妹之间的关系。若家庭成员无法识别并倾诉由多重丧失带来的痛苦，或者将注意力集中在负面行为以及把其他人视为敌对的、不同的或危险的人上，依恋问题便会随之而来。EFT治疗师面临的挑战是要帮助所有成员看到，家庭问题不仅仅是新的重组家庭在发展中产生的磕磕绊绊，这些问题也表现出了彼此怕被抛弃和被拒绝的恐惧，因为这些人是生命中最有意义、最重要的人（Furrow & Palmer，2007）。

在重组家庭中，另一个复杂的问题是如何培养依恋安全感，因为重组家庭中存在着这对新伴侣的关系，以及家长和亲生或领养孩子的照料依恋，这两者是相互竞争的关系，因而这对伴侣可能会发现自己需要在伴侣关系和亲子关系之间做出抉择。可以说，在这些相互竞争的需求之间找到平衡，对重组家庭的稳定与成长至关重要。经过一年的时间后，莎伦和弗兰克几乎已经忽略了他们彼此之间的关系，而把注意力放在了各自的孩子身上，这个情况很容易让家庭解体。另一些伴侣可能会对孩子的依恋呼唤表现出忽视或冷漠，以便巩固他们自己的关系，而这会导致孩子出现抗议或绝望的反应（Furrow & Palmer，2011）。

EFT治疗师采用的是一种以来访者的优势和资源为基础、以成长为导向的方法。这一方法包括承认并尊重新家庭中的各种依恋关系，帮助成员走出幻灭和绝望，从而让家庭找到一个新的、属于他们自己的独特的家庭定位。

治疗师的帮助下，莎伦和弗兰克学会了接受自己对继子女的矛盾情感，双方也对彼此在融入各自的家庭时遇到的挑战产生了共鸣。两人都能给予对方独立的空间，允许彼此和各自的孩子有单独相处的时间，莎伦还为自己和贝琪安排了母女的外出活动。弗兰克和莎伦也开始更多地关注两人自己的关系，而且治疗师在会谈中为他们编排了建立联结的互动，让他们可以真实地、脆弱地表达自己的需要。这个过程帮助他们重新点燃了亲密与联结，这正是他们在关系的早期无比珍视的。

EFT治疗师通过唤起、提炼和加深与依恋相关的情绪，并将这种新的情绪体验转化为彼此之间有情感联结的新型对话，从而激发家庭成员做出改变。情绪是依恋之舞的音乐，当治疗师专注于情绪时，家庭成员就会被推动去发现和探索在当下的新体验，从而促进情绪的疗愈与整合。为了修复和解决亲子关系中可能出现的依恋创伤，EFT治疗师会努力地推动和组织起富含情绪的对话。同样，这对新伴侣也需要进行安全的、能接触到脆弱情绪的对话，才能满足彼此的需求、建立亲密感，并增强伴侣作为一个整体的力量。在开始阶段的会谈中，EFT治疗师会对更具反应性的表层情绪进行重新界定，将它们看作家庭成员在重组家庭中用来保护自己的一种方式，还会通过依恋的眼光来尊重并理解这种情绪。

对贝琪来说，她对母亲努力付出的忽视和拒绝是一种自我保护的行为。在这个陌生而未知的新家庭中，她的行为被重新界定为她必要的铠甲。EFT治疗师带着好奇与关怀进一步探索了这种情绪，询问贝琪现在对母亲的感受是什么，是这位母亲选择了这个陌生的、不熟悉的家庭。EFT治疗师将次级情绪视为一扇通往更原始、更脆弱的情绪的窗口，在这个案例中，贝琪的次级情绪与丧失和害怕被抛弃的主题有关。所有家庭成员都会用言语和非言语的方式来表达自己的情绪。通过追踪这种情绪，EFT治疗师便掌握了最有力的引发改变的催化剂。这样一来，这个重组家庭不仅在共同的新生活上得到了肯定和教育，而且能逐渐进入新的对话模式，这样的对话能够重塑、修复和恢复他们彼此之间的关系，并为他们的共同生活创造新的含义和意义。

在重组家庭中的 EFFT 改变过程

对重组家庭的治疗分为三个阶段，即稳定与降级、重建互动模式和巩固阶段。在这三个阶段中，EFFT 的改变模型包括几个步骤。在每次会谈中，EFT 治疗师都会使用 EFT 探戈作为引导会谈的指南，并且会利用探戈的五个舞步来推动治疗的过程。第一阶段的第一步为评估和建立治疗联盟，在这里，EFT 治疗师会开始与整个重组家庭见面，以便与每个成员都建立治疗联盟，并倾听每个成员对当前问题的看法。在会谈中，通过观察在父母、孩子和继父母之间逐渐展开的动力变化，EFT 治疗师可以开始追踪和反映家庭成员们在当下的互动模式，并将这些互动模式放到新组建的家庭背景下，使它们得以明晰和正常化。在关键的问题互动循环中，治疗师会识别出反应性的互动位置，并将其重新界定为依恋的抗议或自我保护行为，同时也会将负向互动循环外化为问题的根源。于是，这个家庭就可以认识到，他们的挣扎并不是由个人问题或家庭结构有缺陷导致的，他们只是在一个惯常的互动过程中陷入了困境（Furrow & Palmer, 2007）。

最初的评估阶段通常包括全家出席的会谈、父母和继父母的会谈以及同胞会谈，未来的会谈则会根据家庭成员间的依恋界线来安排。第一阶段（降级负向循环）和第二阶段（重建互动模式）会在治疗过程中齐头并进。治疗师会分别与家长和孩子见面，佐以单独的伴侣会谈，以便巩固父母和继父母的养育联盟，并增强伴侣间的情感联结。在重建每个子系统中的消极互动时，治疗的总体目标是增强父母与孩子以及父母与继父母之间的依恋安全感。亲子会谈的重点是通过提高家长情感上的可及性和回应性，来帮助这个共同体一起进行哀悼，尤其是让孩子直接表达自己的伤心、哀伤、受伤和恐惧，从而使家长的照料系统重新运转。这样做的目的是让丧失得到承认、肯定和分享，这样一来，孩子就可以从自己的亲生父母或养父母那里得到安慰、保证和支持（Furrow & Palmer, 2007）。

伴侣会谈的重点是帮助这对新伴侣直接向对方表达自己在充当父母和继父母的角色时产生的需求，特别是让扮演着"外人"角色的继父母从伴侣那里得到安慰、支持和同理，以及让孩子的同住父母在养育工作中从伴侣那里得到协助、支持和鼓励的需要（e.g., Braithwaite & Baxter, 2006; Cartwright, 2012）。在这两条分支中，EFT 治疗师都会通过 EFT 探戈来推进治疗过程，并且使用追踪和反映互动循环的技巧，接触、探索、体验原发情绪进行现场演练，并重建积极的互动，以建立和加强依恋安全感。EFFT 治疗的第三阶段是巩固阶段，治疗将会以全家都出席的会谈作为结尾，治疗师会帮助所有家庭成员巩固新的正向互动循环，并开始为重组家庭的生活构建新的叙事。下面这一案例由盖尔·帕尔默提供。

坦普尔一家的案例

坦普尔一家被转介来接受家庭治疗，因为这对伴侣要申请领养一个孩子，而家庭治疗是领养的必要步骤。莱昂内尔和特蕾西都年近四十，结婚有一年时间，这是莱昂内尔的第二次婚姻。莱昂内尔有两个处于青春期的孩子，基兰（16岁）和利亚姆（13岁），两个孩子在大部分时间里都与这对夫妻住在一起。孩子们的母亲已经再婚并搬到了省外，她与孩子们的联系时断时续，十分有限。夫妻两人都说，收养孩子是一个自然而然产生的愿望，因为他们很感动，想和一个需要爱的孩子来分享他们新找到的爱。他们也希望通过共同养育一个孩子来进一步巩固他们的婚姻，并让他们的新家庭更牢固、更团结。他们的领养申请在家庭调查期间被领养机构暂停了，为了实现领养的目标，这对伴侣前来寻求家庭治疗。

评估

在初始的家庭会谈中，特蕾西描述了要做到"让家庭完整"这件事让她有多么焦虑，并且讲述了她是多么努力地想融入莱昂内尔的家庭并与两个男孩变得亲近。她非常清楚地知道自己不想对他们采取批评或专制的态度，一般都会采用"放手"的方式，因为她说自己的角色并不是他们的家长。对特蕾西来说，最重要的就是不要重蹈她与她的继父的覆辙，她的继父在她十几岁时来到了她的生命中，两人的关系中充满了争吵和敌意。特蕾西非常不想成为莱昂内尔儿子们"恶毒的后妈"，因此想方设法地避免让自己成为这样的角色。

莱昂内尔肯定了特蕾西在来到这个家庭后所做出的改变，也谈到他经常因为在工作上花费了太长的时间而分心，他得努力做两份工作来应对他的第一段婚姻所带来的经济债务。在莱昂内尔眼里，两个儿子都适应得很好，在学校和在家里都取得了不错的进步。基兰同意父亲的看法，他说他对家庭的变化没什么意见，因为他都在外面上学或和朋友在一起，他说自己"真的不在乎"父亲和特蕾西做什么，因为一年后他就要离开家了。利亚姆则表现得非常安静，他在对话的大部分时间里都保持沉默。当对话聚焦于他对家庭的体验时，利亚姆说他很开心，但他的表情看起来却很悲伤，他转过头去，避免与房间里的任何人有眼神接触。当治疗师反映出利亚姆的悲伤时，特蕾西回应说利亚姆很文静，还说她在把利亚姆文静的特点看作是他性格的一部分时，她觉得和他更亲近了。当治疗师询问利亚姆的感受时，他默默地点了点头，然后莱昂内尔解释说，他的儿子是个从来不会惹麻烦的"好孩子"，而且他似乎很满足于经常一个人待在房间里玩电子游戏。

随着会谈的继续，基兰的神情从不知所措变成了恼怒和不耐烦，他生气地说他还有作业要完成。莱昂内尔肯定了基兰的担忧，试图平息他的抗议。同时，他还向治疗师解释了他有多么希望儿子们能快乐，以及他为了实现这个目标付出了多少努力。就在这个瞬间，莱昂内尔的脸上闪过了一丝悲伤，他深吸了一口气。治疗师指出了这个悲伤的表情，但莱昂内尔表示自己并没有感到悲伤，并将焦点转移到特蕾西的说法上，即儿子们很快乐，一家人过得很好。莱昂内尔表示他的风格是专注于问题的解决，而不是纠缠于感觉和情绪，用他的话说，"那样做真的不是我们家的风格……"。

案例的概念化

初始的家庭会谈显示了坦普尔一家的互动模式，也显示出这个家是如何对丧失与归属这两个依恋主题做出反应的，正是这两个主题组织起了这个重组家庭的结构。治疗师在EFT探戈中逐步推进，接触了不同层次的情绪表达，并注意到家长在有一些时刻的负面情绪似乎阻碍了他们的开放性和投入程度。这让治疗师得以了解这个家庭的总体模式，即这个家庭会回避情感投入。他们更喜欢描述表层的东西，而且在叙述时比较平淡，在这种叙述的背后似乎有一种渴望，尤其是特蕾西和莱昂内尔，他们渴望得到积极的反馈。

在整节会谈中，家人表现出的明显的悲伤或沮丧都被家庭成员合理化、平息或最小化了。在与父亲和继母互动时，两个孩子都会表现出退缩，而且会回避自己的情绪。基兰看起来闷闷不乐、不耐烦、急躁，常常不太愿意参与进来。利亚姆则避免眼神接触，一直很安静，也接受家人认为他害羞的说法。作为这个家的发言人，特蕾西在讨论中起着主导作用，几乎完全从自己的角度来表达她对孩子们的看法。莱昂内尔则在取悦新婚妻子和安抚自己的孩子之间徘徊。收养一个孩子是这对新婚伴侣的共同大任，莱昂内尔和特蕾西携手一起去满足收养流程的要求，包括参加研讨会、完成家庭调查的面谈流程。

男孩们虽然愿意参加这些流程和这次会谈，但他们显然受到了影响，不过这个家庭尚未清晰地看到这一点。

阶段一：稳定和降级

在开始的几次会谈中，治疗师的目标是与每个家庭成员建立牢固的治疗联盟，并探索每个人的情绪体验。在与这对伴侣进行初始会谈时，治疗师可以评估伴侣的养育联盟，以及他们能在多大程度上满足孩子对安全性、安全感和被理解的依恋需求。此外，治疗师也会探索这对伴侣的关系，并收集每个人的依恋历史。特蕾西和莱昂内尔对于治疗持有开放态度，并且很乐于接受治疗，他们对彼此浓烈的爱、让家庭变得稳固的共同渴望都是治疗的资源。然而，他们在养育孩子方面的共同努力却遇到了阻碍，因为他们有着不同的角色：一个是亲生父亲，一个是继母。

特蕾西害怕自己被拒绝，害怕没有归属感，也害怕不被有血缘关系的家庭成员所接受，这让她把注意力放在如何获得另一个孩子上，而不是设法和莱昂内尔的儿子们建立独特的关系。莱昂内尔则被夹在妻子和他的孩子们中间，这让他感到自己要为每个人的幸福负责，也要为新家庭的顺利发展负责。他一心只想让其他家庭成员开心，但这却使他不仅没能了解儿子们，反而还变得更疏远了。最初的伴侣会谈表明，治疗师需要在进行家庭工作的同时进行持续的伴侣会谈，以帮助他们解决在共同的养育联盟中产生的分歧。作为父亲和继母，这对伴侣的互动之舞阻碍了他们对儿子们的可及性，也让他们难以有效地互相支持。特蕾西在养育过程中做出了过度的回应，遭到两个男孩的拒绝。当她向莱昂内尔请求支持或关心时，他也只是被动地回应她。这对伴侣在共同抚养孩子时产生的分歧导致他们关系紧张，也影响了他们之间的感情。对莱昂内尔来说，他需要找到自己的立场，即他自己希望如何养育他的孩子，同时也能够倾听和理解特蕾西的担忧。对特蕾西来说，她需要莱昂内尔对她作为局外人的感受表达支持，并看到自己因莱昂内尔的回避策略而失去了他。

下面的片段来自治疗师与特蕾西和莱昂内尔在第一阶段的会谈，会谈主要聚焦于伴侣双方在负向互动循环中的体验和行为。这对伴侣陷入了典型的追/逃模式（pursue/withdraw pattern），特蕾西会主动地抗议自己与丈夫失去了情感联结，并责怪他只关注孩子和工作。在被面质时，莱昂内尔要么是为自己的行为做出辩解，要么就是避免与妻子接触。

特蕾西越是焦虑，她就越会加倍努力地接触莱昂内尔，而莱昂内尔则会更加不知所措和退缩。在这个部分，治疗师开始追踪他们之间的互动循环，以便明确这种模式，并开始将这种互动模式界定为问题的所在。治疗师还会使用EFT探戈的五个舞步，在会谈中创造一个温柔的联结时刻，让这对伴侣带着对彼此的爱重新建立情感联结，为彼此带来希望，并培养他们的养育联盟的耐挫力。

治疗师：（对特蕾西说）能不能帮我理解一下，你们俩在共同组成家庭的过程中发生了什么事？在涉及到两个男孩的时候，你们之间会发生什么？（聚焦于伴侣的互动，提出追踪的问题）

特蕾西：（用力地说）我不太清楚。（转头看向莱昂内尔）莱昂内尔对孩子们的一切都守口如瓶，当我问他时，他会说一切都很好，而且孩子们也不怎么跟我说话，只有他在的时候他们才会说话。他把我隔开了，不让我靠近，就好像我不存在一样。

治疗师：这听起来很难受，不知道你丈夫怎么了。（同理的反映，用依恋的眼光界定）

特蕾西：（气急败坏地）哦！但我知道有事情不对劲。我知道他有心事，这显而易见！（皱着眉头）他坐在那里，看起来就很沉重，但当我问他有什么心事时，我什么也问不出来。

治疗师：你当然会有这种感受，可以理解。这听起来会让人很沮丧。（肯定表层情绪）

特蕾西：（双手交叉，向莱昂内尔背过身）我真的不理解他。也许这就是男人和女人的区别。我是家里唯一的女人。他给我的只有嘟囔，或者告诉我一切都很好。

治疗师：（向特蕾西靠拢）我可以看到，你不知道莱昂内尔的情况，还感觉被孩子们排斥，这一定让你很难受。对你来说，唯一的办法就是通过你的丈夫去了解情况，而当你跟他很默契的时候，你就知道有不对劲的情况发生。所以，你会去反复追问，我想知道，作为家里唯一的女人，你是什么感觉？（肯定，用依恋的眼光界定，唤起情绪的问题）

特蕾西：（表情悲伤）那种感觉就像是我不属于这里。（停顿）当莱昂内尔这样的时候，我们就没有时间在一起，没有乐趣，没有约会之夜，没有快乐。

治疗师：当然，听起来你很想念他，想念他的陪伴。（治疗师针对她在孤独中产生的深层悲伤进行同理的推测）

特蕾西：（语气沮丧）莱昂内尔要么在工作，要么就在开车送孩子。（直接对莱昂内尔说，语气激动）他们不小了，你知道他们可以自己坐公交车了。

莱昂内尔：（看着特蕾西，维护他自己）他们需要我，你知道他们的母亲不在身边。我一开始就告诉了你，我有两个孩子，他们都很依赖我，他们经历了很多事情。

治疗师：（转向莱昂内尔）莱昂内尔，我可以看到，你在努力地帮特蕾西明白你作为父亲有多么需要陪伴孩子，以及这对你来说有多么重要，你是孩子们的父亲。但我也在想，当她表达想念你的时候，你是什么感觉？（治疗师镜映当下的过程，唤起情绪的问题）

莱昂内尔：我也想陪在她身边。我觉得我做得不是很好。（表情凝重）我需要处理很多不同的事情，包括第一次婚姻带来的财务问题、我的两份工作……有时候，事情实在是太多了。

治疗师：我能看出你背负了很多，这一定很不容易。当特蕾西想和你谈谈你在这些时刻发生了什么的时候，你是什么感觉？（肯定，追踪的问题）

莱昂内尔：（语气平平）我还不太习惯。我基本上都是自己来处理事情，一直都是。

治疗师：如果要与特蕾西分享，与你的新伴侣分享，那么这也许是你在生命中第一次体验到有一个伴侣在你身边，有一个人可以与你分担你的问题。（加强，用依恋的眼光界定）

莱昂内尔：（语气活跃了一些）我觉得不让她有负担是我的职责，因为这些都不是她的问题。我不太确定她想不想听到我孩子的事。那还不如就保持老样子。我们在一起的时间不够，我认为这个问题应该由我来解决。（他的声音逐渐变轻）

治疗师：所以，你就保持沉默，说一切都很好，你努力靠自己解决，不让特蕾西有负担，因为她的幸福对你来说非常重要。但这样一来，特蕾西感觉自己被拒之门外，你好像也没有归属感，因为你看到了问题，但却不能谈论它。这对你们两个人来说都很难受，尽管你们都是出于好意，但还是被困住了。在这个循环中，你们

无法向对方倾诉自己的需要，正是这个模式阻碍了你们真正地变得亲密，变成一个团队。（描绘负向循环，重新界定问题）

特蕾西：（沮丧地看着莱昂内尔）我们等了这么久，可不是为了一个人待着的。

莱昂内尔：（恳求地看着特蕾西）我真的想和你在一起，我做这一切都是因为我想和你在一起。

治疗师：你们之间的关系太重要了。特蕾西，你不想一个人待着，（前倾，看着莱昂内尔）莱昂内尔，你现在正在注视特蕾西，你的眼里带着柔情，而且你说"我真的想和她在一起"。（EFT探戈的第一个舞步，镜映伴侣间在当下的过程）

莱昂内尔：（伸手握住特蕾西的手）

治疗师：看着你的妻子，让她知道你心里是什么感觉。（唤起情绪的问题）

莱昂内尔：我做得还不够。

治疗师：但你现在正在这么做，你在看着她，你握着她的手，你在说"我真的想和你在一起"。当你说这些话，而且握住她的手时，你心里有什么感受？（EFT探戈的第二个舞步，接触深层情绪）

莱昂内尔：我感觉挺好的。

治疗师：嗯，我能看出来。你能跟我说说这种"好"的感觉吗？（探索积极的情感）

莱昂内尔：我感到如释重负，我们走到一起是有原因的。

治疗师：所以，你的身体感到如释重负，你还记得她吸引你的是什么，是吗？（加强）（莱昂内尔点头）

治疗师：你能告诉她吗？（EFT探戈的第三个舞步，编排新舞步）

莱昂内尔：我真的爱你，宝贝。我很抱歉把你卷入这一切。

治疗师：是啊，你感受到了爱和悲伤这两种感觉，因为她对你如此重要……对你来说，特蕾西，此时此刻，莱昂内尔就在你身边，在这里、在这一刻，他就在你身边。（EFT探戈的第四个舞步，处理新经验）

特蕾西：（眼神柔和下来）嗯……要记得这些是挺不容易的。

治疗师：当然，你们对彼此的爱现在如此显而易见，你们俩现在都强烈地感受到了。为了在一起，你们跨出了这一大步，要做到这一点并不容易。任何夫妻遇到你们现在的情况都会觉得很难处理。而当困难来临时，我们都会想办法应对。对你来说，特蕾西，当你找不到莱昂内尔时，你会更加努力，变得更加主动，试着接触到莱昂内尔。而对你来说，莱昂内尔，你被困住了，你想为特蕾西和孩子们都做到最好，但当你做不到这一点时，你会很难受，你会想要离开。于是，你们两个都失去了最初让你们走到一起的爱。你们现在正在重新感受到这份爱。（EFT探戈的第五个舞步，整合）

会谈结束时，这对夫妻认可了治疗师对他们问题的界定，即是他们之间的负向互动循环使他们难以成为亲密无间的夫妻，也难以齐心发挥养育联盟的功能。家庭治疗的计划包括伴侣会谈，其中穿插一些家庭会谈，治疗的目标是加强夫妻关系，为整个家庭提供更稳定的根基。

阶段二：互动的重建

在EFFT的第二阶段，治疗师重点关注了特蕾西和莱昂内尔的阻碍，这些阻碍让他们俩难以用情感上可及的方式去回应基兰和利亚姆。要疏通家长的这些阻碍，首先要关注孩子与依恋相关的情绪和需求。对坦普尔一家来说，关键要帮助莱昂内尔关注自己的亲生孩子，并将婚姻关系与亲子关系区分开，因为这两个子系统的依恋需求天然就是互相冲突、互相竞争的。基兰和利亚姆需要父亲全心全意的关注，莱昂内尔也需要一个能完全陪在孩子身边的机会。现在，EFT治疗师主动地重建了家庭在会谈中出现的互动，让两个男孩可以向父亲坦诚地表达自己的依恋情绪，并帮助莱昂内尔在面对儿子们时变得更加有可及性与回应性。

治疗师安排基兰和父亲单独参加了第三次会谈。因为这对二元关系似乎是家庭里最痛苦的。在前两次会谈中，基兰一直沉默寡言、闷闷不乐，但他同意与父亲单独进行一次会谈。治疗师以幽默的方式欢迎基兰参加会谈，并花时间询问了他橄榄球比赛的情况（建立联盟）。治疗师侧重于追踪莱昂内尔和基兰之间的互动，以此作为会谈的开始。

治疗师：好的，朋友们，现在我们有机会来谈谈你们俩在家里的关系如何。我知道，在你们家里发生了很多变化，我在想，你们能不能给我描绘一下，你们之间现在的关系怎么样？（聚焦于可能的互动模式）

莱昂内尔：我们相处的时间不是很多，我们各自要工作、上学，还要打橄榄球，但我们一有空就喜欢待在一起。基兰最近忙着和他的朋友们玩，这也是我预料到的。他长大了，不想把所有时间都花在他老爸身上，而且他还有他的电子游戏，所以我完全可以理解，我也喜欢玩那些游戏。但我们都喜欢橄榄球，而且我是教练。所以我们在球场上花了很多时间。

治疗师：我看得出你们有很多共同点，你们都喜欢橄榄球，这是件很棒的事。但我想知道，基兰，你父亲说你忙着和朋友们玩，没有太多时间陪他。我在想，你也这么认为吗？（治疗师将焦点转移到关系和情感联结上）

基兰：差不多吧。

治疗师：嗯，你们都喜欢橄榄球，对，那你的父亲是你们的教练？他当教练很长时间了，是吗？是这样吗？然后下了球场，你就会和朋友们玩，是不是？（反映）

基兰：（恼火地）我真的别无选择。我们家又不欢迎他们。

莱昂内尔：（生硬地）当然欢迎了。你随时可以带朋友们过来。

基兰：（声音提高）你现在是这么说的，但如果特蕾西在这里，那就是另一回事了。我问你我能不能请朋友过来，你说可以，但你上楼跟你的老板（指特蕾西）一说，整个情况就变了。

莱昂内尔：（变得防御地）我真的觉得事情不是这样。

治疗师：我们可以在这里稍微慢一点吗？这听起来真的很重要。基兰，这真的让你很沮丧，我认为我们去理解你的感受是很重要的。而这种感受对你来说好像是全新的，莱昂内尔，你之前不知道基兰有这么沮丧？（镜映当下的过程，聚焦于基兰的抗议，它是一种重要的依恋情绪）

莱昂内尔：不知道，我以为他想和他的朋友们在一起。

基兰：（难以置信地，提高嗓门）我确实想！！但是我也希望偶尔能在自己家里和朋友们一起放松，而不必总是去他们家。曾经有一段时间，他们是可以随时过来的，（讽刺地）但现在不行了！我们有了新规矩！一切都必须在九点前安静下来，噢，还有，永远不能在外面过夜！！

治疗师：（舒缓的声音）这听起来真的很让人难受，基兰。听起来好像发生了很多你无法控制的变化，而你真的对一切很不开心，是吗？（同理的推测，加强）

基兰：女王说了算。（瞪着他父亲）你从来都不反抗她。这是特蕾西的规矩，特蕾西的房子！！我们想要什么压根不重要！

莱昂内尔：（简短地）不是这样。你不知道我和特蕾西之间发生了什么。

治疗师：好的，各位，让我们慢慢来。让我们试着理解一下。莱昂内尔，基兰如此不开心，这对你来说似乎是个新闻，我觉得这真是件好事，基兰，你在试着让你父亲知道你对这些变化的感受。（EFT探戈的第一个舞步，镜映当下的过程）莱昂内尔，如果你更了解基兰的情况会怎么样？你想知道你儿子对这个家的感受吗？（唤起情绪的问题，巩固父亲的投入）

莱昂内尔：想，当然想。

基兰：（讽刺地）没问题，爸爸。不过你确定你的老板（指特蕾西）会允许你这么做吗？

治疗师：家里发生了很多变化，听起来，基兰，你现在不太确定你和你爸爸之间的情况怎么样？（同理的推测）

莱昂内尔：我觉得基兰不理解特蕾西。毕竟她真的很努力，真的很喜欢孩子们……

治疗师：（插话）我能打断你一下吗，莱昂内尔？我知道，你替特蕾西解释是很重要的，但我认为基兰现在想对你说的话也很重要，他在说他的感受。我们可以先停在这里吗？（唤起情绪的回应，重新聚焦于父子这对二元关系，支持父亲的投入）

莱昂内尔：（对基兰说）当然。

治疗师：是的，你确实想陪在你儿子身边，这一点很重要，你想让他觉得可以向你敞开心扉，这样你才能真正地理解他。（强化家长的意图）（缓慢而轻柔地）基兰，我能感受到你很沮丧。这对你来说是件大事。你的身上发生了很多事情，也许你的父亲对此一无所知。（EFT探戈的第二个舞步，唤起基兰更深层的情绪）

基兰：（泪流满面，声音嘶哑）我受够了所有的变化，我的人生全都是变化。我再也受不了任何变化了。

治疗师：让父亲走进你的心里非常重要，告诉他你有多难过需要很大的勇气。（EFT探戈的第三个舞步，推动儿子对父亲进行现场演练，肯定基兰的悲伤，这是一种重要的依恋情绪）

基兰：（哭泣）我讨厌这种感觉，我受不了了，我感觉糟透了。（父亲伸手去抚

摸儿子的肩膀，基兰甩开了他）

治疗师：（轻柔地）这真的很痛苦，基兰，你很怀念过去的生活。当然了，你妈妈和爸爸还在一起时，一切都不一样。你肯定会感到悲伤，而当你父亲向你伸手时，你很难信任他，对吗？就好像你不知道自己对父亲来说还重不重要？是不是特蕾西更重要？（EFT探戈的第四个舞步，从儿子这边处理现场演练，肯定，追踪过程，同理的推测）

基兰：（点头表示同意）。

治疗师：那一定很难受，对吗？当然，你在长大，你很快就可以离开家，但这并不意味着你就不需要你的父亲了，对吗？莱昂内尔，我看得出你现在很想陪在儿子身边。（反映父亲非言语的依恋反应）当你看到他的悲伤时，你是什么感觉？（EFT探戈的第四个舞步，处理新经验）

莱昂内尔：（对基兰说）看到你这么受伤，我也感到很糟糕。我之前不知道你这么受伤。（声音变低）我真的很抱歉。（眼里满含泪水）

治疗师：你对基兰和他受到的伤害感同身受。你最不希望看到的就是你的孩子受到伤害，他的受伤会让你流泪。（加强父亲的悔恨和悲伤）你们俩都对这些变化感到很难过，家里真的发生了太多变化了。（强化父子之间的依恋联结）

莱昂内尔：（父亲自发地对基兰进行现场演练）我想让你知道，我就在这里，我是你的父亲。

治疗师：是的，你想让基兰知道，你就在这里，你没有离开。基兰让你知道了他对这一切的感受，使你能向他伸出援手，让他知道他并不孤单。你们的心是在一起的。（EFT探戈的第五个舞步，整合，肯定重要的依恋情绪）

莱昂内尔：你永远都不会失去我。我一辈子都在。

基兰：（抬起头，看着父亲，笑了起来）我也不会太过分！

治疗师帮助莱昂内尔移除了要维护妻子的阻碍，转而倾听儿子的心声，并鼓励基兰表达他在沮丧之下的痛苦。当基兰能够接触自己因为遭受丧失而产生的悲伤时，他就能够向父亲发出明确的情感信息，表明自己的脆弱，这也促使父亲做出照料反应。莱昂内尔对基兰的脆弱展现出了情感上的可及性和回应性，向儿子提供了无条件的、长久的支持。

随后，治疗师又把焦点转回到基兰身上，询问他在分享愤怒之下的悲伤时是什么感受，他表示"精疲力竭"。莱昂内尔向基兰表示，他为此感到非常骄傲，因为基兰能够迈出这一步，敞开心扉地与他分享自己的情绪。莱昂内尔表示，他正在努力地想办法成为最好的父亲，而要做到这一点，他就得知道儿子的感受。他承认自己正在学习如何谈论情绪，这对他来说也是一个新的过程，他希望能与孩子一起改善这一点。基兰听到父亲的表扬后露出了微笑，然后谈到他有多喜欢他们一起在橄榄球场上的时光。在会谈开始时，基兰不发一语，回避眼神接触，随着会谈的进行，他现在变得越来越投入。当治疗师询问他对这次会谈的感受时，他承认感觉"很好"。随着会谈接近尾声，莱昂内尔和基兰之间的戏谑交流增加了，治疗师也注意到了那些明显的积极情感。基兰说，他想在下一次会谈中把他弟弟带来，因为"他真的很需要"。

下一次家庭会谈的重点是利亚姆，以及他因自己在家里的位置所产生的担忧。利亚姆是两个儿子中比较安静的那个，基兰在会谈一开始就说，利亚姆的需求也在家庭的改变中被忽视了。治疗师肯定了基兰对弟弟的支持，同时也创造了空间，帮助利亚姆和莱昂内尔直接处理他们之间的关系。治疗师明确表示，他们的父亲想了解每个儿子的感受，并在莱昂内尔和利亚姆之间编排了一次现场演练，以确保利亚姆感受到父亲在情绪上是陪在自己身边的。基兰再次插话，他说弟弟与母亲最亲近。治疗师再次肯定了基兰的支持，但很快地重新聚焦于利亚姆和父亲之间的互动。治疗师肯定了利亚姆离开母亲的难受，并做出同理的推测：他可能也很难说出自己的感受，因为他不想对父亲造成伤害。

治疗师邀请莱昂内尔回应儿子的困境，莱昂内尔非常清晰地告诉利亚姆，他想倾听利亚姆的感受，并表示利亚姆可以不必照顾自己的感受，因为他"可以承受"，而且照顾利亚姆是他的职责。感受到父亲的靠近，利亚姆陷入了悲伤，但很快又否认了，他说"我没事"。治疗师给予利亚姆肯定和支持，并猜测利亚姆非常需要知道他可不可以谈论他的母亲，谈论他对她的想念。治疗师强调了利亚姆面临的忠诚束缚，一边是他对母亲的爱，一边是继母来到了他的生活中，治疗师也理解了他的退缩和回避，这是他在面临失去母亲的痛苦和忠诚束缚时保护自己的方式。当莱昂内尔明白儿子的沉默来自于他内心的冲突时，他就能够更清楚地看到利亚姆，并坦诚地靠近他、给予他安慰。

看到父亲展现出的可亲性后，利亚姆表露出更深的悲伤，他开始倾诉道，他认为妈妈的离开是因为她不爱自己了，也许他做错了什么。莱昂内尔给予了利亚姆安慰，并解释了母亲离开的原因。他让利亚姆放心，母亲的离开并不是因为她不爱孩子们。莱昂内尔表示自己愿意帮助利亚姆联系他的母亲，也会支持两个孩子维持与母亲的关系。在会谈结束时，两个男孩面带微笑，放松地和父亲待着。莱昂内尔感谢儿子们能进行这次谈话，因为他从中更加明白要如何成为他想成为的父亲，以及成为他的儿子们需要的父亲。

莱昂内尔把他从儿子们身上学到的东西分享给了特蕾西，这对夫妻根据他们对儿子们的新理解推迟了他们的领养计划，决定先继续专注于巩固他们的婚姻，以便为家庭打下更坚实的基础，并增加对彼此的支持。

在最后一次伴侣会谈中，治疗师完全聚焦于这对夫妻之间的关系，希望他们通过分享自身的依恋恐惧与依恋需求，来加深他们之间的情感联结。因为没有自己的孩子，也没有和莱昂内尔的孩子，特蕾西感到悲伤和失落，这两种情绪是让他们开启更深层的情感对话的入口。当特蕾西与莱昂内尔分享她的悲伤时，莱昂内尔能够在她痛苦的时候安慰和陪伴她，并回应说他也很渴望与特蕾西一起有一个孩子。这对伴侣逐渐能够围绕着他们共同的悲伤和失落来贴近、陪伴彼此，于是，治疗师反映了当前的时刻，并加强了他们感受到的亲密感和联结感。

莱昂内尔详细地讲述了与伴侣变得亲近的感觉，并提到他在生命中有多么需要特蕾西。在一次现场演练中，莱昂内尔明显地受到了触动，情感也变得脆弱，他倾诉了自己非常需要特蕾西的支持，她的支持能让他成为一个"更好的人"。特蕾西被莱昂内尔的爱打动，她开始流泪，当治疗师去探索她的情绪时，她谈到自己非常害怕的是，如果他们没有共同的孩子，她可能就会失去莱昂内尔，而且，如果她不是一个母亲，他们不是孩子共同的父母，那么她可能对莱昂内尔来说就是"不够好"的，而莱昂内尔也会对她和他们共同的生活"失望"。治疗师帮助特蕾西直接与莱昂内尔分享，她表示当自己知道莱昂内尔是多么需要她的时候，她感到安心，也感到了爱和归属感。莱昂内尔充分的情感投入让特蕾西能够更深入地探索自己，她发现自己真正需要的是确信自己在莱昂内尔心中是重要的、特别的，也想确信无论未来如何，他都想和她在一起。莱昂内尔伸出手向她靠近，称她为"我的绝代佳人"，并紧紧地抱住了她。

治疗师对这些新的互动进行了总结，并将其与他们先前的负向互动循环进行了对比，强调了这对伴侣在因为孩子而产生分歧时有哪些新的资源可以动用。通过关注他们对彼此的相互需求、表达自己对对方支持和安慰的渴望，他们能够获得安全感。这份新的感受到的安全感为他们的关系补充了能量，能让他们不仅作为新婚伴侣，也能作为父亲和继母来共同面对重组家庭生活的挑战。

阶段三：巩固

最后一次家庭会谈聚焦于家庭中已经发生的改变，以及家庭在面对这些挑战的过程中收获的新体验和新意义。治疗师与整个家庭进行了一次会谈，以便追踪和反映家庭在当前的运行情况，并帮助他们巩固已经发生的改变。总的来说，这一家人仍然会遇到与重组家庭相关的问题，但家庭氛围已然有了转变。所有家庭成员都能够畅所欲言，情绪的基调也是愉快自在的，这反映出一家人已经从治疗初期特有的退缩与回避的模式中恢复了过来。莱昂内尔说，他从来没有意识到他其实可以学着去谈论自己的感受，因为在他的成长过程中，他的家庭是从来不谈论感受的，他也表示自己为两个儿子感到骄傲，因为他们在十几岁的时候就掌握了这个技能，而他直到50岁了才刚刚学会。

他也对特蕾西表达了感激，感谢她帮助他在情绪上获得了成长。两个男孩都积极地回应了父亲的表扬，基兰说，他喜欢特蕾西这么支持父亲，他能看到父亲现在变得更快乐了。利亚姆则开玩笑说，他会请特蕾西来看一些父亲执教、他参加的橄榄球比赛。治疗师与家庭一起加固并庆祝了他们取得的胜利，强调他们能一起面对这些挑战的勇气。当家庭谈到了基兰要到外地上大学的计划时，他们探讨了各自对这一转变的感受，全家人一致认为他们已经从"我们受够了改变"转变为了"我们可以一起改变"。

尾声

重组家庭的生活是离婚后的一种自然演变，但也因为有相互竞争的依恋关系而变得复杂与具有挑战性。一方面，新婚夫妻遇到了第二次爱的机会；但另一方面，孩子们现在被分配到了一个新的家庭。EFFT提供了一张清晰而全面的地图，可以帮助治疗师对陷入困境的重组家庭进行干预，在修复和加强照料系统与依恋系统的同时能够尊重这两个子系统的需求。莎伦和弗兰克通过理解和接受孩子们经历的丧失，加强两人之间的情感联结来面对自身的恐惧和不安全感，从而度过了他们在融合时的坎坷。治疗师帮助坦普尔一家给孩子们机会，说出家庭变化给他们带来的痛苦，并让父亲参与进来，陪伴、支持他们去应对这些丧失。这对伴侣共同的养育联盟也得到了增强，治疗师处理了他们因婚姻关系产生的恐惧，以及他们对彼此的支持和保证的需求。通过帮助两位家长与孩子们重新建立联结，协助伴侣相互支持，建立一个务实的养育联盟，EFFT帮助孩子们找回了童年，也为新的家庭形式提供了资源，帮助这一家人成长，最终找到新的家庭认同。

参考文献

Afifi, T. (2003). "Feeling caught" in stepfamilics: Managing boundary turbulence through appropriate communication privacy rules. *Journal of Social and Personal Relationships, 20*, 729-755.

Bowlby, J. (1988). *A secure base: Parent-child attachment and healthy human development.* New York: Basic Books.

Braithwaite, D., & Baxter, L. (2006). You're my parent but you're not: Dialectical tensions in stepchildren's perceptions about communicating with the non-residential parent. *Journal of Applied Communication Research, 34*, 30-48.

Cartwright, C. (2012). The effects of co-parenting relationships with ex-spouses on couples in step-families. *Family Matters, 92*, 18-26.

Coleman, M., Ganong, L. H., & Fine, M. A. (2000). Reinvestigating remarriage: Another decade of progress. *Journal of Marriage and the Family, 62*, 1288-1307.

Dunn, J. (2002). The adjustment of children in stepfamilies: Lessons for community studies. *Child and Adolescent Mental Health, 7,* 154-161.

Emery, R. E. (2011). *Renegotiating family relationships: Divorce, child custody, and mediation.* New York: Guilford Press.

Furrow, J. L., & Palmer, G. (2007). EFFT and blended families: Building bonds from the inside out. *Journal of Systemic Therapies, 26,* 44-58.

Furrow, J. L., & Palmer, G. (2011). Emotionally focused therapy for remarried couples: Making new connections and facing competing attachments. In J. Furrow, S. Johnson, & B.

Bradley (Eds.), *The emotionally focused casebook: New directions in treating couples* (pp. 3-30). New York: Routledge.

Ganong, L. H. and Coleman, M. (2004). *Stepfamily relationships: Development, dynamics, and intervention.* New York: Kluwer.

Hetherington, E. M., & Jodl, K. M. (1994). Stepfamilies as settings for child development. In A. Booth & J. Dunn (Eds.), *Stepfamilies: Who benefits? Who does not?* (pp. 55-79). Hillsdale, NJ: Lawrence Erlbaum.

Hetherington, E. M. (2003). Social support and the adjustment of children in divorced and re-married families. *Childhood, 10,* 217-236.

Katz, L., & Stein, S. (2012). Treating stepfamilies. In S. A. Shueman & B. B. Wolman (Eds.), *Handbook of family and marital therapy* (pp. 387-420). Berlin: Springer Science & Business Media.

Marquardt, E. (2005). *Between two worlds: The inner lives of children of divorce.* New York: Three Rivers Press.

Papernow, P. (2013). *Surviving and thriving in stepfamily relationships: What works and what doesn't.* New York: Routledge.

Pew Research Center (2015). The American Family Today (Report No. XXX). Retrieved from Pew Research Center: www.pewsocialtrends.org/2015/ 12/17/1-the-American-family-today/

Statistics Canada. (2017, August 2). Portrait of children' s family life in 2016. Retrieved from www12.statscan.gc.ca

Visher, J., & Visher, E. (1996). *Therapy with stepfamilies.* New York: Brunner/ Mazel .

Visher, E. B., Visher, J. S., & Pasley, K. (2003). *Remarriage families and step-parenting. Normal family processes: Growing diversity and complexity,* 2nd Ed. (pp. 153-175). New York: Guildford Press.

Wallerstein, J., Lewis, J., Blakeslee, S., & McIntire, K. (2000). *The unexpected legacy of divorce: A 25 year landmark study.* New York: Hachette Books.

第十二章 案例：EFFT 对创伤性丧失的治疗

看着救护车载着她死去的弟弟离开，莱拉（16岁）强烈地体会到了一种孤身一人面对害怕和痛苦的恐惧感。在几个小时前，她在弟弟大卫的卧室里发现了他的尸体，他开枪自尽了。刹那间，莱拉的世界天翻地覆，这个家也因为弟弟的离开变得支离破碎，父母也因此悲痛欲绝、关系不和。这种严重的情感联结破裂的互动模式，影响了家庭对这一创伤性丧失的共同反应，让莱拉只能独自承受着弟弟自杀带来的害怕和痛苦。在一家人无声的痛苦中，这次未被解决的丧失对家庭成员造成了刻骨铭心的影响，也给未来的家庭关系留下了深深的阴影。

虽然整个家庭的集体回避为家庭带来了一定程度的稳定，但它无法遏制莱拉的孩子们对舅舅神秘的死亡感到的好奇。莱拉发现自己陷入了两难的困境，一边是自己的孩子们需要理解这件事，而另一边，她的母亲会试图阻止这场关于大卫之死的对话。在这样的时刻，莱拉会试着引导她年幼的儿子们了解这个让人痛心的故事，但却发现这让她又体验了一遍这次可怕的丧失所带来的冲击。莱拉感到她母亲现在退缩的方式，与弟弟去世时母亲的回避如出一辙。莱拉正在尝试进行一场与母亲从未有过的对话，但母亲现在的退缩似乎在重演这个家庭沉默的历史，那种沉默带来的孤独和寂寞也再次萦绕在莱拉的心里，她努力不让这种模式在自己与孩子们的关系中重演。

本章说明了 EFFT 对于治疗与家庭系统中未解决的创伤性丧失相关的关系困境的前景，并探讨了 EFFT 治疗师在与经历创伤性丧失的家庭成员一起工作时的原则和实践。莱拉一家的案例展示了一次成功的治疗，这个家庭重新审视了这次创伤性丧失，它带来的哀伤现在已经在代际之间蔓延了。这个案例带来了一些重要的洞察，这些洞察可以帮助治疗师带领家庭处理这一丧失，并提高家庭作为一个整体的耐挫力。本案例由丽莎·帕尔默·奥尔森和乔治·富勒提供。

创伤与家庭关系

对于因关系阻碍而寻求治疗的家庭来说，出现创伤暴露症状的家庭并不罕见。下面是一些数据，美国的全国儿童健康调查（NSCH，2013）关注了儿童期的不良经历，结果显示美国有近50%的儿童（约3500万人）至少经历过一种类型的严重的童年创伤。此外，其他的调查结果表明，有10%的青少年经历过超过15种类型的欺凌（Hanson, Moreland & Orengo-Aguayo, 2018）。在成年人中，创伤暴露的情况也广泛存在，一项针对3000名美国成年人的研究表明，89.7%的人在一生中经受过多个创伤事件（Kilpatrick, Resnick, Milanak, Miller, Keyes & Friedman, 2013）。虽然大多数有安全情感联结的儿童和青少年在创伤事件发生后往往表现出耐挫力，但那些遭受过多次创伤，并且感到照料者在情绪上不可亲且/或不安全的孩子有更大的风险发展出严重的、长期的心理健康症状（Goff & Schwerdtfeger, 2013）。

儿童在经受创伤时，如果缺乏父母的回应和照料，就有可能对创伤性丧失和逆境产生适应不良的反应。在一个复杂且痛苦的环境中，如果孩子在情绪上没有任何具有安全性和安全感的资源，那么孩子的世界在很大程度上是不可预测的，这让他们有更大的风险会经历进一步的创伤和心理上的痛苦（Johnson, 2002）。如果无法确定家长是可亲的，儿童就更有可能产生孤立无援的体验，遭受更深的创伤（Crittenden & Heller, 2017）。孩子在不得不独自面对由创伤产生的感受时，可能会转而使用焦虑的追逐策略（pursuit），比如黏人、多动、发泄，也可能使用退缩的策略（withdrawal），如注意力不集中、解离或麻木。这些次级依恋策略可以让儿童和成人做出自我保护的反应，来应对重要他人没能给予支持以及在情绪上不可亲的情况（Ainsworth, 1964；Mikulincer, Shaver & Solomon, 2015）。例如，在创伤事件发生的前后，感知到伴侣缺乏支持是决定创伤后应激障碍（PTSD）易感性的最重要的因素之一（Charuvastra & Cloitre, 2008）。关系资源在应对创伤时的重要性使一些学者得出结论：PTSD本身就是一种社会性联结破裂的危机（Figley & Figley, 2009; James & MacKinnon, 2012）。

在经历创伤后，虽然有些人会试着自我麻痹，并从他人身边退缩，以应对压倒性的消极情绪。但是，靠近支持自己的人可以产生更具适应性和更有益的结果（Olff, 2012）。面对压力，我们是独自面对还是与另一个人共同面对，会让我们体验到的压力有质的不同（Johnson, 2002）。如果一个人体验过拥有与他人的重要联结、拥有多样化的社交网络，并且在创伤事件后认为自己获得的社会支持越多，那么个体罹患PTSD的风险就越小（Dworkin, Ojoalehto, Dedard-Gilligan, Cadigan & Kaysen, 2018; Ozer, Best, Lipsey & Weiss, 2003; Platt, Keyes & Koenen, 2014）。因此，治愈创伤的过程应帮助幸存者"与重要他人建立安全的情感联结"（Greenman & Johnson, 2012），才能为创伤经历可能造成的伤害形成缓冲。

EFT 治疗与创伤事件

情绪取向治疗提供了一种重要的关系资源，可用于处理与创伤相关的症状并改善关系支持的整体质量。研究结果显示，EFT 对创伤相关的经历以及与该经历相关的人际关系困难可以产生潜在的影响。例如，有两项研究表明，对于一方被诊断患有 PTSD 的伴侣来说，EFT 可以对伴侣的关系结果产生积极影响（MacIntosh and Johnson，2008；Weissman et al.，2017）。也有研究针对面临抑郁的伴侣（Denton，Wittenborn & Golden；2012；Dessaulles，Johnson & Denton，2003），探讨了 EFT 治疗在伴侣关系改善方面的积极影响以及在伴侣面临危及生命的健康状况时，EFT 对伴侣支持的促进作用（Couture-Lalande，Greenman，Naaman & Johnson，2007）。还有一些研究结果表明，对于抚养患有慢性病儿童的家长，EFT 在关系调适上也是有效的（Clothier，Manion，Gordon-Walker & Johnson，2002；Gordon-Walker，Manion & Clothier，1998）。尽管这些研究都没有检验 EFT 治疗对家庭关系的影响，但它们指出了在面对与创伤暴露相关的心理困扰和其他常见关系压力时，EFT 是关系调适的一种资源。

在 EFT 中，负向互动模式反映出的消极情绪与重要关系中的分离痛苦有关。在面对创伤事件时，EFT 治疗师会把这些事件纳入对这些关系模式的理解中。在家庭关系中陷入不安全模式的家庭成员会以可预测的方式（如回避的、焦虑的反应）来应对相关的痛苦，而创伤暴露的经历可能会让个体强化使用这些策略的倾向，或选用相反的策略。家庭反应的差异可能反映了创伤的性质和暴露的程度，并且，这些差异会加剧家庭中彼此疏远和孤立的互动模式（Saltzman，Babayon，Lester，Beardslee & Pynoos，2008）。在 EFFT 中，治疗师会着重修复这些对家庭形成阻碍的负向模式，它们使家庭成员难以相互提供资源来支持彼此，尤其是在面对创伤事件的情绪冲击时。治疗师也会恢复家庭成员的安全感，将其作为家庭耐挫力的资源。

EFFT 的改变过程和创伤性体验

在 EFFT 与创伤进行工作的第一阶段中，治疗目标首先是帮助家庭理解创伤如何影响了每个成员在负向模式中的位置，也包括识别和处理在依恋和照料过程中的阻碍。治疗师会尊重家庭中可用的资源，以便支持那些受创伤暴露经历影响的人，并把发展安全性与安全感看作第一阶段的首要任务。在治疗中，创伤经历的影响会得到肯定，而次级依恋策略也会在家庭负向互动模式的背景下得到识别。EFT治疗师可以对家庭进行心理教育，解释创伤对人的心理及其对人际关系的影响（Johnson & Faller，2011）。在最初的几节会谈中，通过让家庭携手对抗负向模式，家庭的反应性会逐渐降低，回应性会逐渐增加，这会带给家庭必要的安全感，帮助家庭在EFFT的第二阶段直面与处理他们所经受的创伤。在第一阶段，治疗师会识别出将导致创伤症状恶化的关系阻碍，并启动一个修通阻碍的过程，而第二阶段的重点是让能促进关系愈合的正向模式取代由关系阻碍导致的负向模式。

在第二阶段，也就是重建阶段，治疗师会接触孩子的脆弱情绪并帮助其表达出来，有了清晰的情绪信号，家长便能以安慰与关怀作为回应。在这一治疗阶段的变化过程中，儿童对自我和他人的运作模式会得到积极地修正，因为他们会从原先较为抽离的照料者那里体验到可亲性和回应性。这样一来，创伤对提供与接受照料的影响也同样会被减弱。

EFFT第二阶段的目标是重建家庭中的依恋过程和照料过程。第二阶段的焦点会转向未被表达的与依恋有关的情绪，以及未满足的依恋需求，并促进家长对这些需求提供主动的接纳与投入的回应。通常来说，第二阶段的重点首先是深化孩子与依恋相关的情绪和渴望。治疗师会引领这一过程，在足够安全、有充分回应的家庭环境中摊开孩子的情绪体验，让孩子能在情绪上冒险，从而有可能获得修正性的治愈体验。这一过程既包含情绪的探索，也包含处理孩子在创伤经历中常常会体验到的同理失败和关系破裂。此外，治疗师还会额外关注与创伤有关的反应（如解离、羞耻等），这些反应可能会使孩子感到迷失方向。

EFT治疗师会提供支持和安慰，从而帮助个体重新组织、定位自己当下所拥有的安全资源（Johnson，2002）。通过接触个体在情绪和自我中被否认的方面，EFT治疗师可以拓展孩子的自我意识，并将其整合进孩子与家长的新对话中。当家长听到孩子清晰的、情绪信号更为明确的故事时，治疗师会支持家长从照料者的位置做出回应，主动地理解孩子、给予安抚和支持。EFT治疗师会依据EFT探戈的五个舞步在更深的水平上处理依恋的恐惧和渴望，也会在亲子之间进行重新界定，并实时地编排现场演练，EFFT的最后阶段侧重于巩固家庭做出的改变，他们已经向更安全的情感联结迈进。家庭可能会利用新的关系资源重新审视过去的问题，此时的重点是维持带有家庭情感联结的正向循环，这些联结具有可及性、回应性和情感投入的特点（Johnson，2019）。

稳定阶段——提高安全性和可预测性

在与有创伤经历的家庭进行工作时，EFT治疗师的首要目标是在治疗中建立起一定水平的安全性和可预测性，以调动家庭成员投入到治疗中。治疗师会与每个家庭成员建立联盟，并且会特别关注那些造成了家庭困境的可预测的模式，以及创伤事件在这些模式中所扮演的角色。在建立联盟和评估家庭的最初阶段，家庭成员会被邀请来分享自己对特定创伤事件的个人观点和体验，并探讨每个人如何理解该事件对家庭的影响。治疗师会追踪家庭成员应对创伤事件的方式，以及他们在痛苦时刻能在多大程度上向彼此寻求支持。不论这些对痛苦的反应是否有效，治疗师都会探索这些尝试，并将其与应对模式联系起来，因为这种模式界定了家庭对该创伤事件的整体反应。

很多时候，家庭会把注意力集中在创伤事件上，认为它对家庭的凝聚力和灵活性形成了主要的障碍。EFT治疗师会试着拓展家庭的视角，在此时此地的关系中促进家庭对情感联结的危机形成理解和觉察，而不仅仅关注创伤性的过去。治疗师会特别留意家庭的优势，以及每个成员应对这一特定事件的方式。每个家庭成员对事件的个人体验和相关反应都会得到支持，家庭也能随之意识到，观念和体验上的差异可能会威胁和破坏家庭的稳定，让一家人很难作为整体来努力地应对。治疗师会强调家庭在充满挑战的环境中展现出的耐挫力，并明确每个家庭成员在防御性反应背后的积极意图。

此外，EFT治疗师还特别关注创伤事件在家庭的不安全循环中所扮演的角色。在探索和唤起那些受创伤经历影响的关系体验时，治疗师会更加注重监控和加强治疗过程中的安全性。EFT治疗师在治疗过程中会提供稳定性和可预测性，以推动家庭处理和分享更脆弱的情绪体验。下文将描述这种具有创伤敏感性的治疗焦点，并通过一个案例来说明在家庭中如何使用EFFT来处理创伤性丧失对关系和个人幸福感的影响。

评估安全性和创伤史

建立安全性对任何创伤工作来说都是至关重要的。因此，缺乏安全性是创伤治疗的禁忌，尤其是使用EFT模型进行家庭治疗时。在EFFT的开始和评估阶段中，治疗师需要立即对物质滥用和暴力情况进行评估。任何形式的虐待，包括严重的忽视和言语虐待，都会剥夺家庭的安全感，这种安全感在家庭系统直面和治愈创伤的过程中是必不可少的。如果治疗师确定孩子处于危险之中，就必须采取措施保护孩子。如果治疗师无法帮助家庭创造必要的、最低限度的情绪与身体的安全性来使孩子开放地投入到治疗过程中，那么去冒险探索创伤就是危险的。在这种情况下，增加家庭成员的脆弱性就会适得其反，继续投入治疗也会加重创伤的冲击。

在治疗早期，治疗师要做的另一点是开展全面的整体评估，评估每个家庭成员的创伤史以及每个人是否准备好接受联合会谈。创伤暴露的次数（儿童期不良经历得分）（Dube，Anda，Felitti，Chapman，Williamson & Giles，2001）、事件的持续时间、事件发生时的年龄、与事件的接近程度以及可能的耐挫力因素等变量，都会对确定治疗方向、了解每个家庭成员的体验造成影响（Johnson & Rheem，2012）。花时间全面地评估当前的和过去的创伤事件导致了哪些潜在的优势和局限，能让治疗师更有可能贴近来访者的体验。

处理体验并提高可预测性

治疗师会主动地监控并维持与家庭成员的联盟，包括调整EFT干预的节奏。创伤反应往往让人感觉情绪像过山车一样大起大落，反映、肯定和正常化等干预有助于家庭成员进行情绪调节，让他们有能力继续留在体验中并意义建构。细致的情感调谐和追踪有助于治疗师判断家庭成员是否有能力去容纳和分享他们的创伤体验。治疗师在会谈中会持续观察来访者是否出现了被淹没（过度唤醒）或回避（解离）的迹象，它们表明来访者可能需要帮助才能安全地接地（safely ground）并回到当下。治疗师重点关注每个家庭成员的情绪调节状态和"容纳之窗"（window of tolerance）（Siegel，1999），并在家庭成员无法调节情绪时迅速采取行动来协助控制，这些对于创造必要的安全性来说都是必不可少的，这样才能拓展家庭成员的容纳范围，让他们与支持自己的人一起处理创伤，而不是陷入孤立的状态。

如果家庭中的防御性过强，让治疗难以对创伤进行安全的探索，那么建议治疗师为创伤幸存者提供单独的个体治疗。当人际阻碍在家庭会谈中得到了处理时，为创伤幸存者创造一个单独的空间是很有帮助的，可以用来处理其与创伤有关的体验、帮助幸存者与治疗师交流自己的需求和感受。在理想的情况下，创伤幸存者在出席家庭会谈之前，就能够以一种受控的方式去命名、感受和表达自己与创伤有关的情绪和体验，因为在家庭会谈中，幸存者也会被邀请做同样的事情，但是得当着其他家人的面。治疗师可以搭配家庭治疗与个体治疗来确定最佳途径，以便为治疗创造必要的安全性。

由于创伤症状的出现难以捉摸、难以调节，因而，帮助来访者理清自己的体验在对创伤工作的治疗初期和整个过程中都是非常有益的（Allen，2001），同时，通过心理教育帮助来访者了解创伤的压力及其如何影响到关系，也是创造安全性的另一个有用工具。在EFFT中，心理教育绝不是脱离家庭生活体验的单纯说教，治疗师在分享有关创伤的症状和康复的信息时，是以家庭成员的共同经历作为背景的。以这种方式提供的教育便能成为一种干预，有助于家庭成员连接到此时此地，并整合与理解自己的体验。随着家庭成员理解自己的行为在创伤发生后是正常的，也是可以预测的，他们就能开始与创伤事件保持一定的安全距离，并在做好准备的时候能更加稳定地重新审视这件事。

在家庭成员梳理那些载满了情绪的体验时，EFT治疗师会做出反映与总结。这些总结有助于家庭建构意义，并创造必要的叙事来将创伤体验融入共同的关系体验中。

这些陈述可以帮助家庭超越对问题的内容层面的关注，并邀请他们在过程层面来探索彼此之间的互动，过程性的总结陈述还可以联系到家庭如此互动的原因上。如果运用得当，临床总结是治疗师在外化当前问题时的有益工具。跟随EFT探戈的舞步，治疗师会在个人的和家庭的体验之间切换，每次切换都会评估家庭成员在目睹了别人的体验时，在情绪上产生了怎样的影响、形成了怎样的意义。这些与依恋相关的反映通常会帮助家庭成员放慢反应性的消极互动，并能为探索隐藏在防御模式下的脆弱感受创造空间。意义的建构使创伤幸存者得以了解自己是如何走到今天的，也能准备好去掌控自己的创伤体验，而不是继续在家庭的负向模式中做那个无助的受害者。

莱拉的案例

34岁的莱拉是两个男孩的母亲，她和自己的原生家庭为解决因为弟弟的自杀身亡而存在的问题前来进行家庭治疗。她一开始做的是个体治疗，因为她在试着向学龄期的孩子们解释弟弟的自杀时体验到了很深的痛苦。在讲述这些事件的过程中，莱拉重新体验到了这次丧失：她产生了侵入性的思维和惊恐发作的症状。雪上加霜的是，她母亲会试着让孙子们不要对此有疑问和关注，这让莱拉感到母亲在情感上直接拒绝了儿子们富有同理心的关切，也感到母亲又动用了一贯的策略：避免对这次创伤性丧失进行任何讨论。

母亲的做法触发了莱拉自己在弟弟自杀时体会到的情感孤立。莱拉发现了弟弟的尸体，她的母亲爱丽丝紧随其后。在看到儿子的那一刻，爱丽丝开始歇斯底里地尖叫，变得无法靠近。她很快就被送到了医院，留下莱拉独自面对警察和医务人员。她也找不到父亲和哥哥，因为他们出城了。成年后的莱拉回想起那一刻，她明白了当时她把自己的感受放在一边，是为了保护自己，保持情绪的稳定。她没有人可以求助，而崩溃也不会对妈妈或者自己有任何帮助。莱拉没有想到，这种情感孤立和缺乏支持的情形会成为这个家庭应对丧失的方式。家里的每个人都把自己的情绪藏在心里，全家人都闭口不谈弟弟的离开，也不允许谁提到他的名字。多年来，这个家的回避模式让每个人都挣扎在自己的痛苦和创伤性的感受中，莱拉不想再把这些东西传承给自己的儿子了。在个体治疗师的建议下，莱拉邀请家人来进行家庭治疗，一起来的有她的父亲科特和母亲爱丽丝，他们现在已经离婚十年，关系比较疏远，她的哥哥雅各布也同意参加治疗。经历了多年的冲突，莱拉希望治疗能够打破一家人僵化的、情感联结断裂的互动模式。

阶段一：稳定和降级

在最初的家庭会谈中，治疗师询问了每个人参加这次会谈的原因，试图为大家提供一定的安全感，并了解到每个人对于这次会谈可能有不同的期望。父母表示他们很担心儿子雅各布的健康状况，因为他会酗酒，而且与莱拉关系疏远。两位家长都承认他们已经有好几年没跟对方说过话了，但现在出于对莱拉和雅各布的担忧，他们一起过来参加治疗就成了当务之急。EFT治疗师强调了这对家长明确的照料意图，他们克服了彼此之间的距离，为了成年子女参加治疗。治疗师邀请一家人围绕着他们的关系挣扎，以及儿子、弟弟的离开来分享他们作为一个家的体验。

治疗师专注于镜映当下的过程，如果家庭开启了一种他们平时会回避的对话，治疗师就会追踪他们的反应。雅各布总结了这个家在面对问题时一般会采用的方法，他说："我们什么都不处理！我们以为时间会治愈一切，然后就把它们深深地埋在沙子里。"莱拉点头表示同意，她补充说，这种做法让他们与伤痛隔绝开来，而留下的伤痛永远都得不到处理或治愈。在整节会谈中，两位家长都保持着封闭和不交流的态度，避免直视对方，也不进行直接的对话。莱拉和雅各布坐在房间的两侧，与父母的隔绝状态如出一辙。每个人都表达了自己对家庭的担忧，情绪氛围十分紧张。随着他们的讲述逐渐展开，治疗师注意到关系阻碍在对话中变得清晰了起来，并通过反映当下的时刻、肯定他们的体验，总结了这个家的困境。

> 治疗师：当我们坐在一起时，我注意到每个人都很安静，也注意到你们很难表

达自己的感受。我刚才听到雅各布你说,我们家就是这样的,所有事情都会被埋起来。而你,莱拉,你接着说,这个家有很多深埋的痛苦,而且一直都是这样。我现在注意到,爸爸妈妈,你们俩都很沉默,我在想,你们不说话一定有很好的理由,你们觉得这是最安全的做法吗?(父母眼神低垂,点点头)你能帮帮我吗,科特,当你听到孩子们谈论他们在这个家里的隔阂和孤独时,你是什么感觉?(唤起情绪的问题)

父亲:我不确定到底该说些什么。我总是一个人,我一直都是一个人。

治疗师:所以,当你的儿子说这个家里的所有东西都会被埋起来的时候,我想知道你听到这些是什么感觉,因为我知道你一开始就说过,你很担心他,而且作为他的爸爸,你很想帮助你的儿子。(唤起情绪的问题,反映家长关爱的意图)

父亲:当然了,但我也知道我管不住雅各布,他太任性了,我能控制住的只有我自己。当两个孩子吵架的时候,我总是夹在中间,如果他和他妈妈吵架,我也帮不上忙,因为我们直到最近才开始有所交流。

治疗师:对,我听到了,你不得不一个人面对所有事情,而且这样的情况已经有一段时间了,对吗?你必须为自己负责,而最后会感到无助?

父亲:我已经戒酒十年了,但直到现在,我还是需要每天克制自己喝酒的冲动。在这场家庭的混乱中,我已经承担了我这个角色的责任,在我儿子自杀后,我在所有人面前都退缩了,为此我已经向我的前妻和孩子们道歉过很多次。我无法面对这份痛苦和内疚,当然也无法面对爱丽丝,因为我知道她仍然把一切都归咎于我。

治疗师:你迈出了一大步,就像过去几周你所做的那样,你面对了你的家人。为了家人,你做了这样一件大事。这也是你想传达给雅各布的信息吗?传达给你的家人?你希望通过面对自己最大的恐惧,让一家人过得更好?(肯定,强化家长的意图)

父亲:嗯,我觉得是这样的,但有点晚了(停顿,然后哭着回应),晚了十年,而且我们的儿子是用我的枪自杀的。(整个房间寂静无声,爱丽丝和莱拉开始哭泣,雅各布向父亲靠近了一些)

治疗师:谈起你儿子和他的死,真的很难。我可以看到你的表情凝固了,然后你开始哭。爱丽丝,对你来说,只要提到你的儿子以及他是如何自杀的,就会立马让你泪流满面。

母亲：（哭泣）在过去的十年里，我和科特一直都当对方不存在。在我的大卫死去之后，和他交流实在是太痛苦了。听到他想为我们做一些对的事情，我感觉很好，但这掩盖不了我失去儿子的痛苦和害怕。我也对那天的事和之后处理这一切的方式感到非常内疚，当我仅有的两个孩子跟我争吵或者对我发火的时候，这真的是要了我的命。我刚刚才开始明白，跟任何一个孩子发生冲突都会让我陷入深深的恐惧之中。（她开始哭得更厉害了，然后深吸了一口气，抬头看着莱拉）那一天，我在去商店前和儿子吵了一架。我无比自责，因为在我把他独自留在家里之前，我没有及时把事情处理好，而现在，任何一次争吵都会让我崩溃。这就是为什么我在过去的十年都远离了科特，因为我无法再次面对另一次冲突了，所以我让他消失了。

治疗师：爱丽丝，我从你那里听到的是，那份痛苦并没有消失，而那种内疚也一直存在，无论过去了多久，你的痛苦都无法真正地消失，你失去儿子的方式太悲痛了。这是你和科特永远都会一起承担的，而现在，那份痛苦就出现在了这个房间里。（肯定，加强，聚焦当下）听起来，你和科特之间仍然不会有这样的交流，直到最近我们一起做治疗的时候你们才会。实际上，在上个星期之前，没有人有足够的安全感来谈论你们儿子发生的事。在这次丧失中，你们所有人都感到如此孤独。因为自杀而失去儿子是如此让人难以承受，但我听到的是，你们也在这次的家庭创伤中失去了彼此。在大卫离开的日子里，没人会和其他人交流或分享。大卫的死好像撕裂了家庭中的所有关系，没有人可以再依靠任何人，因为每个人的内心都破碎了。

母亲：（深吸一口气）我和他们的父亲已经尽了最大的努力来处理这个情况，最后我们还是离婚了。现在，我们需要把精力集中在雅各布和莱拉身上，因为如果他们不好，那我和科特连一年也熬不下去了。我受不了任何人争吵带来的压力，科特现在越来越多地参与了进来，这让我轻松了一些，但我还是很害怕。（泪珠顺着她的脸庞滚落，哭得喘不过气）

治疗师：作为他们的母亲，你不想忘记他们、也不想忘记他们的感受。现在，你想确保你和科特能陪伴他们，在之前，你们在大卫去世后是没办法陪伴在彼此身边的。我能从你的眼神中看到这对你来说有多重要，当你知道莱拉和雅各布在大卫自杀后感到如此孤独，你内心有很大一部分是非常痛苦的。这就是你今天来这里的原因，对吗？（反映家长的意图）你在这里迈出了重要的一步，你表现出了很大的勇气来谈论以前没有人说出口的事情。雅各布和莱拉，我能问问你们吗，听到你们的父母谈论大卫去世后的家庭生活，你们会有什么感受？

莱拉：（讽刺地、轻蔑地）没有人提他的名字！十年了，你们没有一个人说过他的名字！所以，坐在这里听到他们在沟通中都说了他的名字，感觉有点奇怪，就是这样，他们能相互感谢更是非常新鲜的事了。自从他们离婚后，甚至可以说自从大卫去世后，我父母简直就没有再见过面，也没有说过话。我们失去了弟弟，这已经够糟了，我肯定我们都为此感到内疚，但我们又一下子失去了所有人，这就更糟了。很痛苦、但也很明显的一点是，我们还没有放下他的死。我们对此都很生疏，然而，当我们有机会去交谈或者互相倾听的时候，我们又会把彼此拒之门外。没有人愿意打开那个盒子。

"没有人提他的名字"象征着这一创伤性丧失对这个家庭的冲击，也代表了他们后来努力地独自应对这份难以言表的丧失与哀伤。那一天的打击使这个家庭支离破碎，也打破了他们在过去的二十年来与彼此互动的方式。每个家庭成员都通过自我保护的策略来寻求维持情绪的稳定，以缓解因难以理解的丧失之痛、自杀以及无助和恐惧感带来的痛苦，这些痛苦一直在这个家庭中默默回荡着。正如约翰逊所指出的，创伤的余波就像"一种有吸力的内心状态，以及对应的一种与世界接触的方式，在这样的情况下，久而久之一切都会没入一种黑暗、无助和绝望的感觉中，没有任何东西可以逃出来"。这次会谈凸显出家庭在回避模式中的关系阻碍。他们的回避让整个家变得麻木，这种麻木是适应不良的，因为它阻碍了这个家获得新的信息与成长，也遏制了情感的投入。

在接下来的会谈中，治疗师用"沉默法则"来描述这个家庭的消极模式，把这种在多年来都控制了家庭的回避模式外化。首先，莱拉对自身的痛苦有了更多觉察，于是她带家人来参与治疗。她的角色被界定为：她邀请家人涉足这片情感的深水区，这是他们之前一直很抵制的事情。雅各布的酗酒被重新界定为一种麻痹自己的方式，麻痹那些让他感到可怕和无法忍受的事情，这也让他焦虑不安，不得不借酒消愁。治疗师将科特与爱丽丝的互相回避形容为减轻个人痛苦的方法，因为当他们有所接触时，他们会从对方的眼中看到自己的痛苦。

治疗师也就创伤的影响，尤其是自杀的影响对家庭进行了心理教育，这有助于对这个家庭目前的运作情况进行正常化与肯定，也能为他们的羞耻提供解毒剂。最后，治疗师给这个家庭带来了希望，他们的勇气和力量，以及他们的坦诚和共同倾诉的意愿都得到了认可。在会谈结束时，治疗师描绘了这样的画面：这个家将成为所有人的避风港。治疗师打算通过他们以后的共同交流来引领他们走进这个避风港。

在最初的几次家庭会谈之后，治疗师又安排了一次家长会谈，以及一次莱拉和雅各布的同胞会谈。在EFFT中，治疗师通常会在整个家庭出席的会谈之后安排评估性的会谈，以便就养育联盟、创伤经历以及两者之间的联系形成连贯一致的叙事。在同胞子系统中也会发生类似的过程。把家长和子女分开，可以让两个群体都在更自由的环境中进行对话，谈论棘手的议题，治疗师也可以与每个群体探讨他们的依恋恐惧和依恋渴望。这段更聚焦的时间也有助于加强治疗联盟，为治疗师创造更多的机会来评估家庭的安全性，在现有的基础上扩大优势，为未来的家庭会谈做好准备。

对科特和爱丽丝来说，家长会谈是极其艰难的，因为他们已经有十多年没有直接对话过了。在第一次会谈中，治疗师倾听了他们对两个孩子尤其是对雅各布的担忧。他们描述了自己因雅各布的酗酒而产生的无助感，在会谈中的一刻，爱丽丝大吼道："这是家族遗传。"科特对此沉默不语，背过身去。治疗师反映了会谈中的这一时刻，并询问他们现在坐在一起感觉如何。爱丽丝对治疗师感到很恼火，她说她来这里不是为了谈论这段已经成为过去的关系，"因为那是很久以前的事了"，她来是想讨论他们怎样才能帮到雅各布和莱拉。爱丽丝责怪自己太软弱，而且在一段糟糕的婚姻里待得太久了。治疗师为自己的失误道歉，并强调了家长双方放下分歧来陪伴孩子的力量。在这次会谈中，重要的是与爱丽丝和科特建立联盟，并对他们的羞耻感保持敏感，离婚以及两人的关系对孩子们的影响都让他们感到羞耻。治疗师通过介绍转介资源为雅各布提供了一些切实的帮助，父母双方都对此表示感谢。EFFT治疗师强调，他们与雅各布和莱拉的关系至关重要，作为孩子的父母，他们是不可替代的。即使已经成年，雅各布和莱拉仍然需要他们的父母，治疗师希望能帮助他们一起交流，打破"沉默法则"。爱丽丝和科特同意了这个治疗计划，并计划参加下一次会谈。

在接下来的这次会谈开始时，爱丽丝的注意力放到了科特身上，以及他对雅各布与莱拉做出的"酗酒加情感抛弃"。治疗师对爱丽丝对孩子们的关心予以支持，并反映了她的挫败感，她想知道失去了科特这个养育伴侣对爱丽丝来说是不是一次很大的困难。爱丽丝说得更多了，她讲述了她在大卫死后的体验，她说："当大卫用科特的枪自杀后，科特从打猎途中回到家，收起了他所有的武器，包括大卫用来射杀自己的那把枪，然后再也没有和我们中的任何一个人说过话。在那十年间，他就一直在外面种种花、喝喝酒，直到我和他离婚。"

治疗师继续肯定了爱丽丝曾经那种非常孤独的感受。那是她最脆弱、最受打击的时候，这种感受一定非常艰难。爱丽丝的态度开始缓和，她眼里浸满了泪水，她静静地说："他为离婚和大卫的死而自责，我也是，我们从来没有解决过这个问题，甚至都从来没有尝试过解决。"在爱丽丝说话时，科特仍然沉默着，但他的脸变得发红，而且他在椅子上不自在地晃动着。治疗师承认，对科特来说，听爱丽丝讲述大卫死后的那些年一定很难受，并邀请他来谈谈那段时间的他是什么样。科特说他"不太记得"那段时间的事情了，但爱丽丝通过离婚得到了她一直想要的东西。

EFFT治疗师跟随科特的情绪，肯定了他的愤怒，这让他能更直接地表达出他对自己的愤怒："我没有一天不在想我是如何杀死我儿子的。"治疗师接纳了科特极为强烈的羞耻感和负罪感，也看到他在如此痛苦的情况下还能保持清醒不酗酒，这是多么不可思议。科特忍不住开始抽泣，爱丽丝见状也开始流泪，她抱头痛哭。治疗师维持了这个空间，让两位家长可以继续哀伤，也向他们提供了支持，因为他们无法支持彼此。治疗师理解了他们的痛苦，也理解了他们在巨大的悲痛面前经常体验到的无助感，这种无助感让许多夫妻都容易走向离婚。治疗师通过明确科特好的意愿，即他通过回避来控制自己的痛苦，帮助科特看到了他回避的代价，这样做让他的家人们在独自面对痛苦。认识到这种消极的模式后，科特便有了动力去思考不同的对策。

治疗师为爱丽丝和科特安排了一次后续会谈，以进一步处理他们表达出的哀伤和羞耻，同时，也能借此更加了解创伤对他们两人的影响是如何传递到他们孩子身上的。科特对自己体验到的脆弱感到既惊讶又尴尬，也对他们之间发生的事情意味着什么感到困惑。治疗师反映了科特对自己的新定义，因为这与他作为父亲的角色有关。"你背负着对儿子大卫的哀伤，而且你能够这么清晰地把它向自己展示出来。你抓住了这个机会，因为这是你每天都要面对的，你这么做需要力量和巨大的勇气"。爱丽丝对科特的表露给予了支持，她说这有助于她更了解科特以及他们之间发生的事。她能够说起自己在大卫死后是如何"忙起来"的，她得坚强起来，还要在经济上支撑这个家。

　　她悲伤地吐露着她"从来都没能和任何人深入地处理过自己的真实感受"，因为她经常试着"不要那样"。

　　治疗师缓缓地进行探索，并让爱丽丝保持在这样的状态中，她表示她不能让剩下的孩子们像大卫那样失望，以及"我真的不配难过"。治疗师再次肯定并理解了爱丽丝的悔恨、内疚和羞耻，并将这些感受与她和家人的互动方式结合起来，帮助她认识到，当她"过度承担责任，努力让一切都过去并且变得更加积极"时，她想陪伴孩子们的策略却在不经意间让莱拉和雅各布在情感上很孤独。在这次会谈结束时，两位家长都能看到，在面对这次悲痛的丧失时，他们为了忍受巨大的痛苦与内疚而采取的做法，其实阻碍了他们对莱拉和雅各布在情感上的可及性与可亲性。治疗师鼓励他们抓住现在的这次机会以不同的方式陪伴孩子，他们现在是有可能做到的，因为他们已经证明了自己有能力打破"沉默法则"。

　　同胞会谈的重点是加强雅各布和莱拉之间的关系联结。他们俩说彼此"并不亲近"，因为他们有着不同的价值观和生活方式，用雅各布的话来说，他们俩"不太有关系"。治疗师追踪了他们的互动模式，同时也很好奇，从他们各自的角度来看，他们之间的距离是怎么出现的。雅各布说："大卫自杀以后，我们的整个家都消失了。我们失去的不只是弟弟，好像每个人都被谋杀了，而且没有一个人来谈论这件事。"听到哥哥这么说，莱拉明显地变得伤心起来，当治疗师去探索她的情绪时，她说，在大卫死去的那天，从她进到家里的那一刻起，她就变得"孑然一身"。雅各布和莱拉都有类似的负面体验，即"失去了和父母的联结感，而且在大卫死后，我们失去的是所有人，不仅仅是他"。对于他们之间的联结断裂，治疗师理解它是由大卫的死这一创伤事件所造成的，于是，莱拉不再在治疗中扮演推动家庭接受治疗的"案例管理员"，而是与哥哥分享了那天发生的事情。雅各布并不清楚当时有什么感受，他向妹妹道歉，因为他从未问过她还好不好，也从未真正地了解过那天发生的事实。治疗师对莱拉和雅各布间建立联结的对话提供了支持，并总结了他们取得的进展。

　　治疗师：你们俩真的有很多共同点，这份共同的哀伤，你们都独自背负着，都在用自己的方式来应对。但就在此时此地，你们正在做一件非常不一样的事，你们在让彼此走进这个一直被封闭着的空间。当你们失去大卫时，你们也失去了彼此和父母，整个家就像被推倒了一样。把这件事确定为这个家受到过的最大的伤害，好像非常重要，因为在弟弟的死所带来的感受中，你是自己熬过来的。我认为这里是

一个很好的地方，等大家都到齐了，我们就能开启一家人的工作了。莱拉，如果我们邀请你的父母来参加这次会谈，你会愿意以不同的方式和他们开启这次对话吗？

莱拉：这个想法让我很害怕！我们很久很久没有这样聊天了。不过，只要我妈妈没有立马让我闭嘴，并且雅各布待在我身边，我觉得我们可以那样。

在这些家庭会谈和子系统之间的会谈结束之后，治疗师认为这个家庭的负向模式已经得到了降级，家庭已经准备好进行第二阶段更深入的工作了。父母双方都表达了自己的愿望，而且对孩子们在情感上有了更多的可及性和回应性，同时也承认了阻碍他们情感投入的一些因素。所有家庭成员都更好地理解了他们相互回避的互动循环，以及大卫的去世是如何让家庭至今仍然缺乏安全性和安全感的。这个家庭有史以来第一次团结起来，想要改变情感联结断裂的模式。

阶段二：重建互动

接下来的家庭治疗会谈由父母和成年的子女共同参与。治疗师总结了大家在家长会谈、同胞会谈和之前的家庭会谈中所做的努力，并且将这个家庭付出的努力界定为是为了克服"沉默法则"，后者阻碍了家庭成员分享自己在哀伤中经历的失落和孤独。莱拉潸然泪下，因为这个家没有办法进行"真正的对话"，这对她年幼的孩子们产生了影响，让他们难以理解舅舅的死。面对莱拉激烈的反应，爱丽丝试图将她的注意力转移到家庭已经有的进步，以及她（莱拉）是如何成为孩子们的好妈妈。在这次互动中，母女之间的关系阻碍非常明显，母亲试图平息女儿的痛苦和抗议，而不是给她的脆弱留一些空间。EFT治疗师将焦点转移到了当下的过程，通过反映和肯定母亲的尝试，重新聚焦于大卫之死的重要性。

治疗师：（对爱丽丝说）爱丽丝，我看到你现在正努力地成为莱拉的好妈妈，我从你靠近她的方式里看到了这一点，但我也听到了一些不太一样的东西。我能在这里帮你一下吗？（对莱拉说）我此刻听到的是，莱拉，你真正渴望的是有机会来说一说你的体验，作为一个年轻的女孩，你经历了发现弟弟的创伤，你一个人承受了这种体验这么久，是什么感觉？

莱拉表示，她怀疑母亲是否真的想听她说话，她担心自己要说的对于母亲来说太过沉重，她不想给家里的任何人带来痛苦。她害怕母亲会崩溃，父亲会故态复萌，而且她知道哥哥也很挣扎。治疗师反映了莱拉的恐惧，将她的体验重新界定为一次邀请，邀请母亲展现出照料的意图，也为母亲和父亲寻找机会来回应莱拉的担忧。治疗师将莱拉的恐惧反映给父母时，父母都对女儿的恐惧表达了安慰，随后，治疗师邀请父母直接告诉莱拉。爱丽丝的回应是，她承认自己有变得积极的倾向，但她在这一刻认识到，她以一种新的方式在场有多重要，这是她过去无法做到的。科特自发地强化了这一信息，他说他知道自己当时不在女儿身边，看到自己让女儿失望了，这对他来说"太可怕了"。科特直接向莱拉保证，作为她的父母，他们一定能承受她要讲的事情。

治疗师：（对莱拉说）所以，我听到你妈妈说她想了解，我听到你爸爸说他也在这里，莱拉，你听到父母想以一种他们不曾用过的方式陪伴你，你是什么感觉？（EFT探戈的第一个舞步，镜映当下的过程）

莱拉：困惑，也不太舒服。我不确定我可不可以相信他们的话。

治疗师：看得出来。这是好事吗，还是说你不知道该怎么面对这个情况？

莱拉：是的，当然，我从来没有遇到过这种情况，而且我爸爸很少给过我拥抱。

治疗师：（轻柔地、缓慢地）对，这不是你当时的经历，这不是在二十年前所发生的情况，当你只身一人？（莱拉看起来很害怕，睁大了眼睛）

治疗师：这很难，很可怕，你非常勇敢，而且你的爸爸妈妈就在这里，你看到他们了吗？（提醒莱拉她在房间里是安全的，她看着父母，轻声地说"看到了"）

治疗师：你看，你现在并不孤单，但二十年前发生了一件很可怕、很糟糕的事情，当时还是小女孩的你真的感到不知所措、很难处理。你那时只有16岁。（EFT探戈的第二个舞步，情绪的组合与加深）

莱拉：我当时太害怕了，不知道该怎么办。（哭泣，用手捂着脸，开始颤抖）

治疗师：是的，肯定的，看到那一幕实在是太难受了，而现在，你在告诉我们它是多么可怕，你当时有多不知所措，任何人肯定都会那样。你能分享这一刻的感受和这段记忆，真的非常勇敢。你现在感觉如何？

莱拉：我觉得胃不舒服。我仍然能看到他的尸体躺在那里，我一进门就看到到处都是血，我吓坏了。我最开始以为他昏过去了。我真的以为是有人在抢劫我们家的时候伤害了我弟弟。这是我最初的念头，我好希望它是真的。（抽泣）当我冲过去看他时，我看到了他手里的枪，他已经面目全非，很显然，他用我爸爸的枪朝他自己的头开了一枪。到处都是血……我想拿床单盖在他身上，但我真的太害怕了，我开始尖叫着喊妈妈。我们去杂货店买东西的时候把他一个人留在家里了，我们走的时候对他很生气，因为他没有来帮我们。（莱拉瘫倒在自己的座位上，哭得更厉害了）

治疗师：（声音中流露出悲伤）是的，我现在能从你的眼睛里看到痛苦和害怕，我知道要分享这些，说出你看到了什么、经历了什么，真的非常难。我想让你知道，我就在你身边。（莱拉抬头看着治疗师，开始跟随她的呼吸，就像她之前和治疗师练习的那样。慢慢地，莱拉开始讲述那天发生的事情，而这是以前的她无法做到的）当你看到你弟弟开枪自杀时，你一定非常害怕，非常惊恐。你本来以为可以看到他的脸，结果却看到了血肉模糊的他，看到了枪伤。这真的很可怕吧？先是看到了血肉模糊的他，而且又是你一个人在面对，这真的太沉重了。对于一个16岁的孩子来说，这一切很难承受和应对。这就是你在这些年来独自承受的，你自己背负了那些画面、那些痛苦。你妈妈从未见过你所看到的一切，因为在她跑进来的时候，你已经把床单盖在他身上了。当大卫决定自杀时，你的整个世界、连同你在这个世界上与其他人的安全感，都被撕裂了。你不得不自己去试着理解这可怕的一幕，也要理解你弟弟自杀的原因，还要处理你自己的感受。失去弟弟已经够可怕的了，但以这种方式失去他，而且感到自己是孤身一人，你一定会觉得难以承受、无比害怕。（治疗师用一个总结性的陈述来反映和肯定她的体验，帮助她整理强烈的情绪）

莱拉：（摇摇头以便恢复镇静、止住眼泪）我妈妈很快就进来了，她以为我是因为那只狗才尖叫。所以，她走进他房间的时候就看到了那些血，还有他头上的床单。她一下子跪倒在地，开始尖叫。不知怎么地，她一看到枪就知道发生了什么。我不得不向她走过去，因为她已经快不行了，我试着和她说话，但她只是不停地说"打911，打911"，一遍又一遍地说。警察在几分钟内就赶来了，她被带走了，因为他们没办法让她平静下来。我一直在对自己说"这不是我的问题，我必须保护我妈妈"。这根本就不是我的问题，这不是我的错，我很害怕，很震惊，而且……如果我不振作起来，我还会失去我的妈妈，所以我保持平静，开始收拾弟弟的房间，把买回来的杂货放好。现在回想起来，我知道我当时备受惊吓。（现在，莱拉抬起头看向家人，似乎在告诉他们她在那天受到了惊吓，而且她想让他们知道这一点。她

一直看着父亲的眼睛，似乎想确定他有没有和她在一起。她注意到妈妈跟她没有眼神交流，于是又立马回头看向爸爸）

治疗师：对，难怪在这一刻，你甚至也在看他们有没有和你在一起，你把那天的感受放到了一旁，而今天的感受是不一样的。在那个时候，你走进去，看到发生了什么事……你不得不封闭所有的感受。当时没有任何人能帮助到你，当你妈妈进来的时候，她感到不知所措，快撑不住了。你知道你得保护她，得寻求帮助。你必须拨打911，替你弟弟和你妈妈寻求帮助，虽然你知道你们把他留在家里之后，他就走了，但你也不能因为害怕和痛苦就倒下或是尖叫。在那一刻，你无依无靠。

莱拉：（与母亲进行眼神交流）是的，那是我们最后一次谈论那一天我弟弟自杀的事。他已经走了二十年，今天是我第一次告诉他们，是我把床单盖在他头上的。我从来没有告诉过他们，他们都以为是他自己做的，他为了保护他们才这么做，但其实那个人是我。是我去盖床单的。我保护了你，妈妈，是我没让你看到他可怕的样子，但我没想到这会让我和这个创伤一起沉默了二十年。（莱拉提高了声音，当她回忆起这个细节时，她变得更加不安）

治疗师：是的，莱拉，你不是故意要把你感受到、看到的一切封闭二十年之久。你只能独自承受这一切，一个人想起你弟弟的遗体，这一定非常痛苦。然而，你现在正在谈论这件事，你真的特别勇敢。我在想，你现在能不能告诉你妈妈，你在那天到底经历了什么？你只是一个16岁的女孩，你的世界变得天翻地覆，你也应该得到关心，但你必须控制自己的感受，不让妈妈知道。她已经那么难过了，而且你不能告诉她你看到了什么，因为她已经从你身边被带走了，你告诉自己一定不能失控，在那一刻，没有人在情感上陪着你。（EFT探戈的第三个舞步——编排新舞步）

莱拉：（看着爱丽丝）我为你感到难过。我知道你比我更痛苦。我们走之前，你和他吵了一架，你说他"烦人"。我知道你再也不会和以前一样了，而且，如果相信他在用床单保护你是唯一能让你好过一点的事，那我就不会告诉你真相。

治疗师：（靠近莱拉，摸了摸她的膝盖，轻柔地说）莱拉，那你的痛苦呢，你能说说你在那天的痛苦吗？我们在今天来分享这些，感觉很重要。

莱拉：（抽泣）我也很内疚，妈妈，他告诉过我他遇到了麻烦，但我没想到他会自杀。我感觉非常糟糕，我好希望我能像对待我孩子一样多陪陪他。我每次离开他们时都会感到很恐慌，我每天都会被恐惧缠着，害怕我有哪里做错了。在家里，我总是担心不已，就好像我的身体知道有事情要发生。我总是很担心，尤其是如果那天早上上学前出了什么差错。

当莱拉转向母亲时，父母都向女儿伸出援手来安慰她。爱丽丝说自己感觉很懊悔、很愧疚，因为她没有看到莱拉所遭受的痛苦。父母用语言和身体接触来安慰她，肯定了她在表露这份痛苦时表现出的坚强和勇敢，并重申了他们会陪她一起面对这份痛苦。莱拉说，一家人能一起分享自己的体验是多么地不同，而且她现在知道了，她不必独自背负这整个故事。治疗师处理了莱拉的体验，她表达出自己想被安慰和保证的需要，也处理了家长对此的影响，他们对她的恐惧和痛苦做出了调谐的回应。雅各布和父母一起安抚了妹妹。他表达了对妹妹的骄傲，同时伸出手去握住她的手。有了身体的接触和共同的体验后，这个让家庭感受到羞耻和内疚的阴影开始消散，每个家庭成员都直接讲述了自己的哀伤，也讲述了自己如何挣扎着忍受了这次如此可怕的丧失。莱拉表示，知道家里的每个人都和她有同样的感受，这对她有很大的意义，而且现在的她不再觉得自己要一个人背负整个故事了。治疗师按照EFT探戈的舞步来处理这次新经验，并扩大其影响。

在本次会谈即将结束时，治疗师把焦点转移到了一家人在会谈中的共同努力所蕴含的意义上。治疗师反映了家庭成员在关系中做出的转变，他们面对了那些使一家人分崩离析的困难情绪，包括因大卫的死而感到的羞耻，以及他们之间由此产生的沉默。尽管每个人都需要来自家人的接触和关心，但他们之间孤立的状态让整个家陷入了疏远、情感失联的模式。

EFT探戈的第五步是对他们情感投入的积极影响做出整合与肯定，这也是EFT的最后一步。当他们在房间里和不同的人两两拥抱时，莱拉说："我相信这座大坝已经被打开了，我担心自己是否有足够的力量慢慢地把它放出来……我确实觉得我们向前迈进了一步，而且现在有可能谈论一些事情了。"终于，萦绕在她心头的弟弟之死能够被大家分担，而不是由她一个人承担。莱拉轻轻地笑了，因为在她说完后，父亲再次靠过来抱住了她。她心中的那张床单终于被揭开了，父母也终于可以毫无阻碍地向她靠近。

经过了额外的家庭会谈，莱拉能够直接向父母寻求安慰和支持，这个家也很快地开启了新的治愈性对话。这些会谈也关注了雅各布主动表达的相似的需求，他描述了自己的应对模式，包括靠喝酒来排解内心的伤痛与害怕，不敢和已经饱受摧残的父母分享自己的痛苦。他的回避模式导致了他对酒精的滥用和依赖，也让他觉得自己让父母很失望。雅各布在这些会谈中表示，他认为他在家里每个人的眼中都是"一个败家子"，他自己也是这么认为的。雅各布的脆弱给他的父母和妹妹提供了新的机会，让他们能够用爱来回应雅各布。于是，在现在这个对雅各布更可及、更安全的家庭环境里，他更能处理自己的恐惧，以及他对自我的负面看法。

阶段三：巩固

　　治疗的第三个阶段（巩固阶段）通常以家庭氛围的转变为标志，此时，一家人已经能够整合出自己与整个家庭的新的叙事。家庭也能够带着新的解决方法重新回顾以前的问题，更具体地说，就是能携手面对创伤这头怪兽。EFFT的目标是以脆弱的、有联结的体验取代那些导致联结破裂的负向互动模式，从而加强家庭的情感联结，促进健康的情感调节和家庭的耐挫力。在治疗初期，EFFT治疗师会评估创伤的余波及其对家庭成员之间关系的影响，也会评估每个人清晰地处理信息、调节自身情绪体验的能力。在第二阶段，一家人会共同面对创伤，并在这一过程中发现，创伤的余波并不一定会使他们疏远，它也可以让大家走到一起。现在，在第三阶段，家庭希望将这些新的反应和改变融入日常生活中。

　　几个月后，治疗师与这个家庭进行了最后一次随访会谈。一家人讲述了他们是怎么在一起纪念大卫逝世二十周年的，莱拉回忆道，虽然大卫的去世给他们带来的痛苦和创伤已经有所减轻，但大家对他的记忆以及他在家庭中的位置从未真的消失，"至少现在的我不用再藏起来，也不用再把自己的感受藏起来了"。莱拉描述了她在父母面前与儿子们谈论大卫的情景，并自豪地发现，她的儿子们在感到害怕时能够很信任她并接受她的安抚。家庭中的情绪氛围发生了转变，在所有家庭成员之间都有一丝轻松和开放的气息，爱丽丝和科特之间也变得更灵活，这让他们能够共同享受孩子们带来的快乐。

　　治疗师帮助这个家庭整合了他们在家庭中所处的不同位置，使他们之间有了更开放、更积极的互动。这个家庭还表示，当家里出现冲突时，他们更有可能去处理冲突本身，而不是对着彼此相互发泄，然后好几个月都不说话。随后，他们一起步入了有关大卫逝世的情感回忆和感受中。他们直面了彼此之间从未分享过的那部分故事，并对大卫去世后在家里发生的事情有了更集中的理解和深刻的感受。这些新出现的互动带给了他们活力与宽慰，并为他们的家创造了一种新的、有力量的叙事。现在，这一家人正一起面对着恐惧，纪念大卫的一生，并通过讲述他们的故事和情感隔离的危险，来致力于预防青少年自杀。莱拉在讲述弟弟死后她变成一个人的那段故事时，她开始对于那种熟悉的、奔涌而来的情感拥有了一些掌控感。一家人终于能齐心协力，共同承担起儿子和弟弟去世的痛苦，这让他们感觉自己在这个世界上有了更紧密的联结感，而且彼此之间的情感联结也变得更加深厚。

尾声

这一案例和越来越多的依恋理论文献均表明，在治疗创伤时，EFFT 似乎是一个很有前景的疗法。创伤造成的不良影响，如过度唤醒、易激惹、闪回、注意力不集中、回避、解离和孤立等都有一个共同的特征，即情感调节的困难。创伤幸存者会发现自己在交感神经系统的过度唤醒和副交感神经系统的麻木之间徘徊不定。帮助幸存者学会平复生理上的过度唤醒，调节情绪状态，对他们的康复与成长至关重要。

家庭纽带的社会支持为健康的情绪调节提供了一种自然环境上的保障。与重要他人密切的联结感在增强个人的创伤复原力时有重要作用，这意味着他们在事件发生之前能够更好地应对创伤的冲击，也能在遭遇创伤事件之后更快地恢复。如果家庭成员的照料者能对创伤幸存者做出情绪上的回应，那他们就能有效地面对创伤带来的恐惧、折磨和无助，并在这一过程中发现更多的真相、意义与联结。

参考文献

2011/12 National Survey of Children's Health. Child and Adolescent Health Measurement Initiative (CAHMI), "2011-2012 NSCH: Child Health Indicator and Subgroups SAS Codebook, Version 1.0" 2013, Data Resource Center for Child and Adolescent Health, sponsored by the Maternal and Child Health Bureau. www.childhealthdata.org.

Ainsworth, M. D. (1964). Patterns of attachment behavior shown by the infant in interaction with his mother. *Merrill-Palmer Quarterly, 10,* 51-58.

Allen, J. (2001). *Traumatic relationships and serious mental disorders*. Chichester, England: John Wiley.

Charuvastra, A., & Cloitre, M. (2008). Social bonds and posttraumatic stress disorder. *Annual Review of Psychology, 59,* 301-328.

Clothier, P., Manion, I., Gordon-Walker, J., & Johnson, S. M. (2002). Emotionally focused interventions for couples with chronically ill children: A two year follow-up. *Journal of Marital and Family Therapy, 28,* 391-398.

Couture-Lalande, M. E., Greenman, P. S., Naaman, S., & Johnson, S. M. (2007). Emotionally focused therapy (EFT) for couples with a female partner who suffers from breast cancer: an exploratory study. *Psycho-Oncologie, 1,* 257-264.

Crittenden, P. M. K., & Heller, M. B. (2017). The roots of chronic posttraumatic stress disorder: Childhood trauma, information processing, and self-protective strategies. *Chronic Stress, 1*. https://doi.org/10.1177/2470547016682965.

Denton, W. H., Wittenborn, A. K., & Golden, R. N. (2012). Augmenting antidepressant medication treatment of depressed women with emotionally focused therapy for couples: A randomized pilot study. *Journal of Marital and Family Therapy, 38,* 23-38.

Dessaulles, A., Johnson, S. M., & Denton, W. H. (2003). Emotion-focused therapy for couples in the treatment of depression: A pilot study. *The American Journal of Family Therapy, 31,* 345-353.

Dube, S. R., Anda, R. F., Felitti, V. J., Chapman, D. P., Williamson, D. F., & Giles, W. H. (2001). Childhood abuse, household dysfunction, and the risk of attempted suicide throughout the life span: Findings from the Adverse Childhood Experiences Study. *Journal of the American Medical Association, 286,* 3089-3096.

Dworkin, E. R., Ojalehto, H., Bedard-Gilligan, M. A., Cadigan, J. M., & Kaysen, D. (2018). Social support predicts reductions in PTSD symptoms when substances are not used to cope: A longitudinal study of sexual assault survivors. *Journal of Affective Disorders, 229,* 135-140.

Figley, C. R., & Figley, K. R. (2009). Stemming the tide of trauma systemically: The role of family therapy. *Australian & New Zealand Journal of Family Therapy, 30,* 173-183.

Goff, B. N., & Schwerdtfeger, K. L. (2013). The systemic impact of traumatized children. In D. R. Catherall (Ed.), *Handbook of stress, trauma, and the family* (pp. 179-202). New York, NY: Routledge.

Gordon-Walker, J., Manion, I., & Clothier, P. (1998). Emotionally focused intervention for couples with chronically ill children. A rwo-year follow-up. *Journal of Marital and Family Therapy, 28*, 391-399.

Greenman, P. S., & Johnson, S. M. (2012). United we stand: Emotionally focused therapy for couples in the treatment of posttraumatic stress disorder. *Journal of Clinical Psychology, 68, 5,* 561-569.

Hanson, R. F., Moreland, A. D., & Orengo-Aguayo, R. E. (2018). Treatment of trauma in children and adolescents. In *APA handbook of psychopathology: Child and adolescent psychopathology*, Vol. 2 (pp. 511-534). Washington, DC: American Psychological Association.

James, K., & MacKinnon, L. (2012). Integrating a trauma lens into a family therapy framework: Ten principles for family therapists. *Australian & New Zealand Journal of Family Therapy, 33,* 189-209.

Johnson, S. M. (2002). *Emotionally focused couple therapy with trauma survivors: Strengthening attachment bonds.* New York: Guilford Press.

Johnson, S. M. (2019). *Attachment theory in practice: Emotionally focused therapy with individuals, couples, and families.* New York: Guilford Press.

Johnson, S. M., & Faller, G. (2011). Dancing with the dragon of trauma: EFT with couples who stand in harm's way. *The emotionally focused casebook: New directions in treating couples* (pp. 165-192). New York: Routledge.

Johnson, S. M. & Rheem, K. (2012). Surviving trauma: Strengthening couples through Emotionally Focused Therapy. In P. Noller & G. Karantzas (Eds.), *The Wiley-Blackwell handbook of couple and family relationships: A Guide to contemporary research, theory, practice and policy* (pp. 333-343). Chichester: Blackwell.

Kilpatrick, D. G., Resnick, H. S., Milanak, M. E., Miller, M. W., Keyes, K. M., & Friedman, M. J. (2013). National estimates of exposure to traumatic events and PTSD prevalence using DSM-IV and DSM-5 criteria. *Journal of Traumatic Stress, 26,* 537-547.

MacIntosh, H. B., & Johnson, S. (2008). Emotionally focused therapy for couples and childhood sexual abuse survivors. *Journal of Marital and Family Therapy, 34,* 3, 298-315.

Mikulincer, M., Shaver, P. R., & Solomon, Z. (2015). An attachment perspective on traumatic and posttraumatic reactions. In M. P. Safir, H. S. Wallach, & A. "S." Rizzo (Eds.), *Future directions in post-traumatic stress disorder: Prevention, diagnosis, and treatment* (pp. 79-96). New York: Springer.

Olff, M. (2012). Bonding after trauma: On the role of social support and the oxytocin system in traumatic stress. *European Journal of Psychotraumatology, 3,* DOI: 10.3402/ejpt. v3i0.18597

Ozer, E. J., Best, S. R., Lipsey, T. L., & Weiss, D. S. (2003). Predictors of posttraumatic stress disorder and symptoms in adults: A meta-analysis. *Psychological Bulletin, 129,* 52-73.

Platt, J., Keyes, K., & Koenen, K. (2014). Size of the social network versus quality of social support: Which is more protective against PTSD? *Social Psychiatry & Psychiatric Epidemiology, 49,* 1279-1286.

Saltzman, W. R., Babayan, T., Lester, P., Beardslee, W. R., & Pynoos, R. (2008). Family-based treatment for child traumatic stress. In D. Brom, R. Pat-Horenczyk, & J. D. Ford (Eds.), *Treating traumatized children* (pp. 240-254). New York: Routledge.

Siegel, D. (1999). *The developing mind.* New York: Guilford Press.

Weissman, N., Batten, S. V., Rheem, K. D., Wiebe, S. A., Pasillas, R. M., Potts, W., ... & Dixon, L. B. (2018). The effectiveness of emotionally focused couples therapy with veterans with PTSD: A pilot study. *Journal of Couple & Relationship Therapy, 17,* 25-41.

▌后记

在过去的二十年里，我们都在努力回答这个简单的问题：EFT 在家庭治疗中是什么样的？这是一个重要的问题，因为情绪取向治疗的实践与过程是一种基于实证的干预手段，假设它能成功地促进伴侣从关系痛苦中获得改善与恢复，那么它对家庭关系也能带来类似的帮助。如果再考虑到依恋理论在亲子关系中的重要作用，那么这个方法就更加重要了。

自苏珊·约翰逊最初的构想开始，许多学者都持续地在探索如何将 EFT 应用于家庭治疗（e.g., Johnson, 1996、2004; Johnson, Maddeaux & Blouin, 1998; Johnson & Lee, 2000）。我们的目标并不是提出另一种家庭治疗的模型，也不是要提出另一个版本的情绪取向疗法，而是致力于系统地描述我们多年来将 EFT 应用于家庭的实践经验。因此，我们在本书中的观点主要来自于临床实践，并且建立在理论与经验的基础之上，这两者始终是 EFT 创新的推动力。本书为治疗师和研究者在 EFT 的家庭工作中提供了更为明确的实践指导方向。同时，这本著作为 EFT 在家庭治疗中的应用提供了下一步的发展方向，也为 EFT 未来的持续发展开启了新的篇章。

在总结我们工作的同时，我们归纳了自己在用 EFT 进行家庭治疗实践时得到的经验。

1.EFFT 会在三个层面进行干预，每个层面会用不同的技巧对情绪进行工作。

（1）家庭层面。EFT 治疗师通过追踪负向互动模式及其对依恋和照料过程的破坏性影响来加入到家庭中。EFFT 会接触和处理在家庭系统中导致不安全感的情绪现实，从而唤起家庭成员的情绪。这些情绪体验会被明确，并在关系层面被调动起来。当家庭体验中充满消极情绪时，这些情绪便会将家庭的情绪平衡状态转变为僵化的、不灵活的模式，这种模式暗含着一种持续的、负性的家庭认同。EFFT 需要与每个成员和整个家庭建立联盟，因而，治疗师必须能够在整个家庭系统中追踪互动并调动情绪体验。

（2）人际层面。与 EFCT 一样，EFT 治疗师主要关注的也是二元互动，在这样的互动中，治疗师可以通过依恋的意义和分离痛苦来深入理解个体在有需求的关键时刻所采取的僵化的互动位置。在 EFFT 中，治疗师会探索那些让家庭成员难以从依恋对象那里寻求关爱和联结，或是让回应这些需求的照料反应变得扭曲的关系阻碍。无论是与伴侣还是家庭进行工作，治疗师都会关注这些关系阻碍，以及它们是如何让个体对伴侣或整个家庭感到不安全的。要处理这些阻碍，治疗师就必须唤起与依恋相关的情绪和意义，并以此为基础建立新的关系模式。在会谈中，EFT 治疗师会使用唤起情绪的干预措施和过程处理的干预措施来处理这些关系阻碍。这些关系阻碍在会谈中是实时发生的，治疗师必须能够将这些时刻当作机会来创造新体验，而不是将它们视为妨碍。通过富于情感的现场演练技术，治疗师可以编排和调动新体验，从而对这些关系修复的机会有更深入的认识。

（3）内心层面。EFT会探索家长和孩子的期望，看他们对家庭系统中其他人的可亲性和支持性抱有怎样的预期。在家庭中，个体对他人或对自我的看法会影响家庭成员对家里出现的威胁、困难或挑战的反应。在痛苦或疏离的家庭中，个体的反应是由特定的依恋策略（如回避、焦虑）决定的，这些策略形成的互动往往会强化在伴侣系统或家庭系统中的不安全感。

家庭中的这些关系阻碍可以通过修正性情绪体验来改变，在这种体验中，个体能够体验到更强烈的感受到的安全感，从而重新审视自己对自我和对他人的模式。随着家庭获得更多的安全感，家庭成员之间的互动也会变得更加一致，对依恋需求和照料反应的交流也更加清晰。EFT治疗师深入处理情绪的能力给家庭成员带来了关于其自身和他人的新体验，从而使得家庭成员对家庭中的安全感和可亲性有了新的认识。同时，治疗师会组合并加深与依恋相关的情绪。治疗师的这一干预，对于促进、调动并整合那些在关系层面更安全的互动来说是至关重要的。

2.EFFT要求治疗师灵活地调动家庭系统的不同层面。

在系统地描述EFFT实践的过程中，我们面临的挑战之一是要考虑到在进行家庭治疗时所需的灵活性，因为这些家庭的构成和家庭面临的问题一样，都是各不相同的。在EFFT中，治疗师会在系统和子系统的层面关注家庭过程，并且会重点关注照料中的互动阻碍，这些阻碍通常被视为家庭困境的主要来源。EFFT治疗师会优先根据最痛苦的那对二元关系来组织治疗。

治疗师可能会在家庭中遇到不止一个关系阻碍，而且这些阻碍可能出现于不同的子系统中（例如亲子，伴侣）。但无论如何，治疗师都会将焦点放在家庭中最痛苦的二元互动上。然而，这并不意味着治疗师得将家庭拆分成一对对的二元互动，而是用这一焦点来指导治疗师在家庭会谈中的工作。例如，在双亲家庭中，治疗师可以通过伴侣的支持来提高家长的可亲性，与此同时仍然聚焦于可亲性受阻的那对特定的亲子关系。EFFT的决策框架通过预测治疗师在组织治疗时必须做出的选择，为治疗师提供了参考方向。EFFT要求治疗师在组织治疗时保持灵活，能够根据家庭动力、家庭构成及当前的问题而做出调整与改变。

3.EFFT 要求家长对改变持开放态度，这也是降级的作用之一。

降级是标志着 EFFT 第一阶段已经完成的主要变化事件。在 EFT 中，实现降级的方式是针对与当前问题相关的负向互动模式来降低其反应性。治疗师在向家庭成员明确勾勒出这种模式的同时，也会指出该模式对家庭的负面影响，并利用关系性的重新界定，将家庭的关注点从当前的问题转移到放大了家庭困境的负向模式上。在 EFFT 中，我们认识到整个家庭对这一模式的体验并不相同，这种体验在关系阻碍中最为强烈，并且通常会助长家庭成员的消极情感和分离痛苦，从而让负向模式不断上演。

EFT 治疗师会识别这些阻碍以及家庭成员为应对关系阻碍而采取的僵化的互动位置，通过接触、拓展这些体验，来帮助家庭成员承认那些被否认的或深层的依恋与照料的反应。这样一来，治疗师就能突出家庭中的分离痛苦，也能凸显出孩子在带着这些深刻的需求冒险靠近时，面临着怎样的挣扎。

家长的开放性对于进入 EFFT 模型的第二阶段至关重要，因为这一阶段要演练新的互动位置，治疗师必须接触、摊开和唤起孩子的脆弱感受。早在与家长商量治疗目标的过程中，治疗师就会开始关注家长的开放性。我们委婉地将建立联盟的这一方面称为让家长"买账"（buy in）。当孩子出现问题时，许多家长都会因为被建议做家庭治疗而隐隐地感到自己犯了错。家长的羞耻感往往是在孩子有了对立的行为或情绪上的困难后产生的，而家庭治疗的建议会让家长对此更为敏感。

EFT 治疗师会在家庭会谈和家长会谈中创造空间，让家庭的不同体验和不同"现实"得到表达。矛盾的是，尊重孩子的痛苦或脆弱也会激起家长被责备的感受，特别是家长对孩子的痛苦感到羞耻的时候。因此，治疗师要共情和同理家长想尽快解决孩子问题的意图，同时也要处理伴随这一特定问题而来的关系困境。在第一阶段的几个步骤中，治疗师会识别和肯定家长自身对关系阻碍的负面体验，从而接触并强化家长的照料意图。

对这些关系阻碍和家长意图的探索，往往会让人注意到家长自身的养育史和原生家庭经历。接触这些代际的经历，看到它们与家长自己在童年的被照料体验有何联系，可以让家长在提供照料时有更多的同理心。

4.关系阻碍代表着家庭的基础资源出现了问题。

由于家庭中的基本需求得不到满足，有效的依恋与照料反应的破裂会加剧家庭中的消极情绪，而试图纠正失灵的系统又会让照料反应和依恋交流变得扭曲。在亲子关系和伴侣关系中，照料是探索和成长的基础。比起成年人在浪漫关系中要相互亲密的目标，EFFT中的亲子关系目标是不同的，治疗师会重视家长身上独有的责任，因为他们要回应孩子对于安全性和安全感的需求。

EFFT过程会优先考虑家长的照料之责，先确保家长能带着开放的态度探索关系阻碍，然后再将焦点转移到加深孩子与依恋相关的情绪和需求上。与其他依恋相关的家庭治疗方法一样，在帮助孩子表达自己的依恋需求之前，治疗师要先处理家长在照料中的阻碍。家长是家庭系统中安全感的缔造者，这份独有的责任要优先于依恋关系的相互修复，这一点与EFT对伴侣进行的工作不同。虽然接触和修复伴侣的依恋反应及照料反应对于有效的EFT治疗至关重要，但在EFFT中，治疗师对家长的关注主要集中在照料方面，当治疗师聚焦于家长的照料联盟时，可能会考虑到更多伴侣之间的相互关注。

家长在照料方面的阻碍往往反映了自身的关系经历和代际经历。如前所述，一位家长的依恋史会影响其作为家长的可亲性。父亲或母亲对子女的期望、价值观和认识，可能与他们早年被养育的经历有关。此外，孩子的负面行为和相关后果也可能导致家长对孩子失去同理心，特别是当孩子的行为威胁到他人、违反道德价值观，以及特别具有控制性或"唯我独尊"时（Norris & Cacioppo，2007）。在EFT中，关系模式是由双方共同决定的，两人通常会使用不同的策略来应对"不安全感"这一共同的困境。在EFFT中，我们认识到亲子之间的互动也会产生相互的影响，从而加剧关系中的不安全感和负面情绪，但在家庭中，还有一些别的因素会产生不安全感，从而对照料形成阻碍。

在处理这些阻碍的过程中，治疗师需要意识到成年人的支持作为照料资源的重要作用。正如科巴克和曼德尔鲍姆（2003）所言："当一位照料者对另一个成年人的可亲性拥有更强的信心时，家庭的改变最有可能发生在这位照料者身上。"EFT模型提供了许多资源，可以提高可及性、回应性和情感的投入来加强一位家长的伴侣所带来的支持（Johnson，2019）。治疗师通过照料联盟来加强伴侣的支持，提升伴侣关系的安全感，便能促进家长的开放与探索。治疗师也为家长提供了重要的资源，尤其是当另一位照料者在物理上或情感上缺席的时候。我们也认识到，在EFFT中，照料联盟是一种亲情的联结，对于有的家庭来说，这种照料的情感联结并不局限于双亲家庭。

5.演练即修复。

这也许是EFFT最显而易见的一点，但也是最深刻的一点。孩子会在脆弱的状态下表达出与依恋相关的情绪和需求，家长则会在可亲的状态下做出调谐、有效的回应，这一过程便是对关系阻碍的修复。当照料和依恋的沟通协调一致时，家庭中发生的转变会给家庭成员带来感受到的安全感和信心，帮助家长和孩子维持持续的、安全的互动循环（Kobak，Zajac，Herres & Krauthamer Ewing，2015）。在整个治疗过程中，EFFT 始终将家庭关系作为治疗焦点，并促进家庭成员进行修复性的现场演练，以加强整个家庭的情感联结。治疗师也会鼓励家庭进行更深入的探索，因为更安全的情感联结会带来积极的情绪，这些情绪可以引发家庭进行新的探索并走近脆弱。随着家庭恢复信心和情绪平衡的状态，一段关系中修正性体验的影响力便会扩散到其他的关系中。当家庭摆脱了不安全感，不用再面对相互强化的自我保护策略连番带来的负面影响时，家庭就能朝着一连串的积极体验迈进，这些体验会强化感受到的安全感并促进探索，从而使家庭能够更好地让孩子独立，并在面对生活的逆境时保持灵活性和耐挫力。当家庭能够使联结与成长这两方面保持动态平衡时，就能得到最优的发展成果（Johnson，Maddeaux & Blouin，1998）。

对 EFT 治疗师来说，重建依恋和照料反应需要的不仅仅是沟通练习，也不仅仅是让家长对孩子的需求有情感层面的觉察和接纳。这些都是实现有效养育的重要资源，但它们都缺乏修复关系所需的情感联结。EFFT 治疗师会引导家庭在依恋和照料的互动中找到更深层的情感资源。作为一种以依恋为基础的疗法，EFT 注重个体内心体验和社会互动的相互影响（Bowlby，1977）。EFT 治疗师不仅能改善亲子之间的沟通，还能使家庭在与依恋相关的情绪中有更深的共同参与，把这些情绪视为适应性的资源。正是通过贴近并经历这些更脆弱的体验，家庭才能在情感层面有更深的联结、信任感和信心。我们在脆弱中的相遇最终会关系到我们的共同生活，杰克·康菲尔德（Jack Kornfield）总结了这一基本问题：

> 诗人里尔克说："归根到底，我们依赖的是我们的脆弱。"当我们还是婴儿时，我们依靠他人。当我们遇到红绿灯时，我们依靠别人在红灯前停下，这样我们才能在绿灯前通行。我们在诸多方面都交织在一起，我们都是脆弱的。但问题在于，我们如何容纳我们的脆弱？我们如何涉过眼泪的海洋，又如何驾驭生命的曼妙？我们如何容纳褒与贬、得与失、生与死、乐与哀？（Kornfield，2018）

主导家庭生活的情感联结提供了一种安全而牢固的联结，这种联结在充满不确定的时刻可以带来安全感，也是促进家庭成员成长和发展的坚实基础。矛盾的是，我们有效依赖他人的能力不仅能确保我们的幸福感，也能提升我们的自主性和最佳功能水平（Feeney，2007）。通过EFFT，治疗师引导家庭走向修正性的体验，将脆弱转为力量，将惧怕转为安心，将孤立转为联结。治疗师依据EFT的过程和实践，引导家庭穿越阻碍、找到新的资源，来修复那些最重要的关系。家庭对我们来说最重要的就是，它既能给我们归属感，又能鼓励我们不断成长为新的样子。

参考文献

Feeney, B. C. (2007). The dependency paradox in close relationships: Accepting dependence promotes independence. *Journal of Personality and Social Psychology,* 92, 268-285.

Johnson, S. M. (1996). *The practice of emotionally focused therapy: Creating connection.* New York: Brunner/Routledge.

Johnson, S. M. (2004). *The practice of emotionally focused therapy: Creating connection,* 2nd Ed. New York: Brunner/Routledge.

Johnson, S. M. (2009). Attachment theory and emotionally focused therapy for individuals and couples: Perfect partners. In J. H. Obegi & E. Berant (Eds.),*Attachment theory and research in clinical work with adults* (pp. 410-433).New York: Guilford Press.

Johnson, S. M. (2019). *Attachment theory in practice: Emotionally focused therapy with individuals, couples, and families.* New York: Guilford Press.

Johnson, S. M., & Lee, A. (2000). Emotionally focused family therapy: Restructuring attachment. In C. E. Bailey (Ed.), *Children in therapy: Using the family as resource* (pp. 112-136). New York: Guilford Press.

Johnson, S. M., Maddeaux, C. Blouin, J. (1998). Emotionally focused family therapy for bulimia: Changing attachment patterns. *Psychotherapy, 25,*238-247.

Kobak, R., & Mandelbaum, T. (2003). Caring for the caregiver: An attachment approach to assessment and treatment of child problems. In S. M. Johnson and V. E. Whiffen (Eds.), *Attachment processes in couple and family therapy* (pp. 144-164). New York: Guilford Press.

Kobak, R., Zajac, K., Herres, J., & Krauthamer Ewing, E. S. (2015). Attachment based treatments for adolescents: The secure cycle as a framework for assessment, treatment and evaluation. *Attachment & Human Development, 17,* 220-239.

Kornfield, J. (2018). What really heals and awakens. *Psychotherapy Networker, May/June.*

Norris, C. J., & Cacioppo, J. T. (2007). I know how you feel: Social and emotional information processing in the brain. *Social neuroscience: Integrating biological and psychological explanations of social behavior,* 84-105.

Emotionally Focused Family Therapy: Restoring Connection and Promoting Resilience

情 绪 取 向 家 庭 治 疗
恢 复 联 结 与 促 进 韧 性

附录
EFFT 的三阶段和九步骤

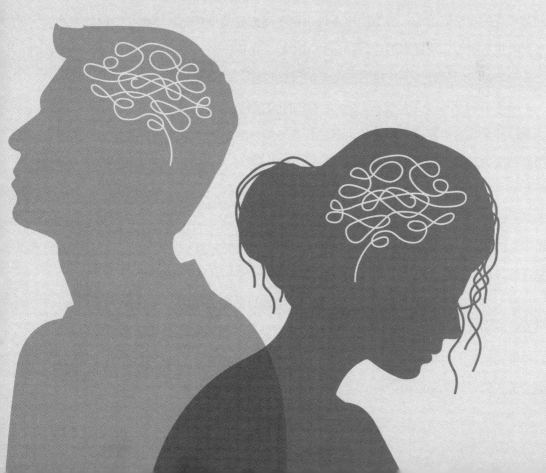

阶段一：降级和家长的参与

EFFT第一阶段的重点是为家庭提供一个安全可靠的环境，以探索当前的问题及其与负向互动模式之间的关系，这些模式不断加强，并且妨碍了家庭调动关系中的资源。通过接触和处理与消极模式和互动位置相关的深层情绪，家庭困境和反应性的回应便能得到降级。家长在做出照料反应时也会表现得更加开放和更加灵活，这是降级的另一表现。

步骤1. 建立治疗联盟并进行家庭评估

在第一步中，治疗师会承认和肯定每个个体在家庭中的体验，让家庭成员在治疗中得以表达自己，从而与每个家庭成员建立联盟。建立联盟的重点也包括要识别并优先考虑家长提出的倡议和治疗目标。在这一步，治疗师也会评估家庭的功能，包括相关的家庭子系统（例如家长、伴侣、同胞、问题表现者）。治疗师会根据安全性以及家庭成员与问题的关联程度来组织治疗过程。

步骤2. 识别维持了不安全依恋的负向互动模式

家庭对问题的体验会伴随着相应的互动模式，治疗师通过追踪这些模式来探索当前的问题和有关的家庭困境。追踪的焦点是识别不同家庭成员在应对导致了问题的互动模式带来的直接影响时，所拥有的行为、感知和体验。在这一步，治疗师会指出具体的关系阻碍，并勾勒出与问题有关的特定二元关系的困扰程度。

步骤3. 接触影响了互动位置/关系阻碍的深层情绪

治疗师会在这一步找到在家长可亲性和孩子脆弱性中的关系阻碍，并接触、拓展与这些阻碍相关的情绪体验。治疗师会聚焦于家长在可及性、回应性和情感投入方面的阻碍，并唤起家长与照料者这一角色相关的深层情绪。与此同时，治疗师也会唤起、拓展孩子对关系阻碍的体验，并接触与此相关的深层情绪。治疗师会重点关注孩子未被满足的依恋需求所带来的影响，以及孩子不愿意从依恋对象那里寻求安慰或支持的情况。家长会谈的重点是接触照料联盟中的阻碍，并探索伴侣间的痛苦对家长可亲性的影响。

步骤4. 从关系阻碍和负向互动模式的角度重新界定问题

在接触和处理了深层情绪之后，家庭的问题就会从负向互动模式的角度被重新界定。与这种模式相关的僵化的互动位置会从深层情绪的视角被理解，而关系阻碍也会被界定为家庭成员在面对依恋需求和照料回应时，难以实现有效沟通的阻碍。

阶段二：重建家庭的互动模式与互动位置

EFFT第二阶段的重点是针对依恋需求和有效的照料反应，促使家庭主动地参与到有情感投入的、安全的互动模式中。治疗师会帮助家庭觉察被否认的自我及他人的特点，这些特点会影响依恋需求和照料反应，进一步地，治疗师会促进家庭接纳这些体验，并对这些体验的重要性表示明确的支持，因为它们有助于家庭中产生更安全的回应。通过分享依恋需求并配以调谐的照料回应，治疗师便能推动家庭成员走向可以安全回应彼此的新的互动位置。

步骤5. 接触和加深孩子被否定的自我和依恋需求

在这一步，治疗会转而侧重于接触并拓展孩子被否认的依恋需求，也会关注孩子心中阻碍他们向家长求助的消极看法。加深孩子的脆弱性有利于贴近、肯定孩子与依恋相关的情绪，这些情绪通常是由失败的照料回应或关系创伤造成的。治疗师的重点是把这些情绪摊开，并让依恋需求有机会得到识别与表达。

步骤6. 促进家庭接纳孩子的新体验及与依恋相关的需求

治疗师会在这一步提升家长对孩子脆弱性的可及性、回应性以及情感的投入。治疗师会支持家长修通在可亲性上的阻碍，通过调动照料意图并在合适的时候引入照料联盟的支持，来增强家长提供可亲性的信心。通过处理家长的反应，治疗师就能协助家长组织自己对孩子依恋情绪和需求的回应。

步骤7. 重建家庭互动，注重依恋需求的分享和支持性照料回应的表达

在明确了孩子潜在的依恋需求和家长对此的接纳之后，治疗师会让家长和孩子对表达这些需求和提供照料回应的过程进行现场演练。治疗师在引导新的互动时会始终关注亲子双方在表达和回应孩子需求的过程中，双方共同体验到的脆弱情感，并在与家长和孩子进行现场演练时，强调在这些时刻出现的新体验和新的意义。治疗师会探索这些变化对家庭的影响，也会重新运用第二阶段的这几个步骤来处理其他可能存在的关系阻碍。

阶段三：巩固

在EFFT的第三阶段，加强家庭中有安全感的新模式成为了治疗的重点。治疗师的工

作包括帮助家庭用新的解法来处理过去的问题，这些解法是之前在有安全性和安全感的新环境中探索得来的。家庭能够构建出具有成长和联结感的新叙事，这样的叙事既包含家庭已经做出的改变，也包括未来为了增强这些具有联结和关怀的新模式而要采取的措施。

步骤8.从更安全的互动位置出发，探索旧问题的新解法

治疗师会利用重建后的关系模式所带来的积极经验，让家庭对感受到的安全感拥有更多的信心。在此基础上，治疗师会引导家庭从有安全感的新的互动位置出发去探索过去的问题。在此过程中，家庭新掌握的灵活性和情绪平衡会被调动起来，以处理与养育和家庭功能相关的现实问题。

步骤9.巩固新的互动位置，并加强正向的互动模式

EFFT的最后一步侧重于塑造意义，并继续巩固家庭一起建立的新的安全模式。治疗师会强调家庭成员能够参与新的安全模式的方法，尤其是家庭再一次被旧问题和负面经历所触发时。会谈的重点是帮助家庭将过去的模式与新的互动和体验进行对比。这样一来，家庭就会形成属于自己的新故事，在这个故事中，家是大家未来获得成长、迎接挑战的坚实后盾。